19. Wissenschaftliche Plenarsitzung

Räumliche Planung in der Bewährung

CIP-Kurztitelaufnahme der Deutschen Bibliothek

Räumliche Planung in der Bewährung: Referate und Diskussionsberichte anläßlich der Wissenschaftlichen Plenarsitzung 1980 in
Osnabrück. – Hannover: Vincentz, 1982.

    (Veröffentlichungen der Akademie für Raumforschung und Lan-
    desplanung: Forschungs- und Sitzungsberichte; Bd. 139: Wissen-
    schaftliche Plenarsitzung; 19)
    ISBN 3-87870-500-X

NE: Akademie für Raumforschung und Landesplanung (Hannover):
Veröffentlichungen der Akademie für Raumforschung und Landesplanung / Forschungs- und Sitzungsberichte / Wissenschaftliche

Best.-Nr. 500
ISBN 3-87870-500-X
ISSN 0344-0311

VERÖFFENTLICHUNGEN
DER AKADEMIE FÜR RAUMFORSCHUNG UND LANDESPLANUNG

Forschungs- und Sitzungsberichte
Band 139
19. Wissenschaftliche Plenarsitzung

Räumliche Planung in der Bewährung

Referate und Diskussionsberichte
anläßlich der Wissenschaftlichen Plenarsitzung 1980
in Osnabrück

CURT R. VINCENTZ VERLAG · HANNOVER · 1982

INHALTSVERZEICHNIS

Zum Geleit

Seit mehr als 30 Jahren sind Raumordnung und Landesplanung in der Bundesrepublik Deutschland tätig, und vor mehr als 15 Jahren ist das Bundesraumordnungsgesetz in Kraft getreten. Innerhalb dieser Zeitspannen haben sich gravierende Veränderungen, insbesondere der ökonomischen und demographischen Verhältnisse, im Bundesgebiet vollzogen. Hat sich auch hinsichtlich der Notwendigkeit von Raumordnung und Landesplanung bis heute nichts geändert, so haben sich ihre Aufgaben – den jeweiligen aktuellen Problemen entsprechend – vielfach gewandelt.

Die AKADEMIE FÜR RAUMFORSCHUNG UND LANDESPLANUNG hat sich in den vergangenen 25 Jahren wiederholt bemüht, die Konsequenzen dieser Wandlungen sowie den planerischen Regelungsbedarf aufzuzeigen und den Standort von Raumordnung und Landesplanung jeweils neu zu definieren. Anlaß und Rahmen gaben hierfür stets die Wissenschaftlichen Plenarsitzungen der Akademie, durch welche eine breitere Öffentlichkeit angesprochen wurde. Auf die entsprechenden Veröffentlichungen in der Reihe Forschungs- und Sitzungsberichte der Akademie sei hier verwiesen

- Band XIX   Grundlegende Raumaspekte der Gegenwart (1961)
- Band XXXI Tendenzen der Raumentwicklung in unserer Zeit (1964)
- Band 46   Die Auswirkungen technischer Fortschritte auf Raumordnung und Stadtplanung (1968)
- Band 78   Aufgaben und Möglichkeiten der Raumplanung in unserer Zeit (1971)
- Band 108   Planung unter veränderten Verhältnissen (1975)
- Band 119   Standort und Stellenwert der Raumordnung (1976)
- Band 123   Entwicklungsmöglichkeiten künftiger Siedlungsstrukturen (1977)

Inzwischen existieren für alle Länder und Regionen Entwicklungspläne. Das Wirtschaftswachstum hat sich verlangsamt, und die Bevölkerungsentwicklung im Bundesgebiet verläuft bereits negativ. Trotzdem sind derzeit noch immer steigende Ansprüche an die Fläche festzustellen.

Die mit diesen neueren Entwicklungen verbundenen Wandlungen der gesellschaftlichen Wertvorstellungen waren Anlaß, in Osnabrück unter dem Titel „Räumliche Planung in der Bewährung" über die Raumentwicklung und die Aufgaben der verschiedenen Fachressorts, insbesondere der regionalen Wirtschaftspolitik, und damit über das Zusammenwirken zwischen den räumlichen Fachplanungen und der Raumordnung nachzudenken.

Die Grundlagen für diese Reflexionen legten die vier Hauptreferate der Herren Minister Professor Dr. JOCHIMSEN (Nordrhein-Westfalen), Dr. WESTPHAL (Schleswig-Holstein) und Dr. MÖCKLINGHOFF (Niedersachsen) und von Herrn Ministerialdirektor Dr. HINRICHS (Bundesministerium für Raumordnung, Bauwesen und Städtebau). Darauf baute die anschließende Arbeit der Sektionen auf, die das Verhältnis zwischen verschiedenen Fachplanungen und der Raumordnung im Detail betrachtete.

Die Leitthemen

- Verkehrspolitik und Raumordnung

- Regionale Wirtschaftspolitik und Raumordnung

- Agrarpolitik und Raumordnung

- Wohnungspolitik und Raumordnung

wurden in Form von Kurzreferaten und Diskussionen abgehandelt und die Ergebnisse dem Plenum vorgetragen. Die Akademie hat daraus eine Fülle von Denkanstößen für ihre weitere wissenschaftliche Tätigkeit erhalten.

Allen, die zu diesen Arbeitsergebnissen beigetragen haben, sei an dieser Stelle gedankt, insbesondere aber allen Referenten, deren Vorträge die Ausgangspunkte für anschließende fruchtbare Diskussionen waren.

Der gastfreundlichen Stadt Osnabrück sowie dem Land Niedersachsen gebührt ebenfalls der Dank der Akademie für die Hilfe bei der Ausgestaltung des Rahmens der Plenarsitzung.

Eröffnung und Begrüßung durch den Präsidenten der Akademie für Raumforschung und Landesplanung, Ministerialdirigent a. D. Dr. Klaus Mayer

Meine Damen und Herren,

ich eröffne die 19. Wissenschaftliche Plenarsitzung der AKADEMIE FÜR RAUMFORSCHUNG UND LANDESPLANUNG und begrüße Sie sehr herzlich.

Die Akademie ist sehr befriedigt, hier in so großer Zahl Experten aus Politik, Verwaltung und Wissenschaft zu einem Gespräch über das Thema ,,Räumliche Planung in der Bewährung" vereinigt zu sehen. Wir danken Ihnen allen für Ihr Erscheinen.

Die so erfreulich große Zahl der Teilnehmer macht es allerdings schwierig, einzelne Persönlichkeiten oder Institutionen in der Begrüßung hervorzuheben. Ich bitte um Ihr Verständnis, daß ich mich auf einige wenige besondere Gäste beschränke. So begrüße ich

den Vertreter der Landesregierung Niedersachsens, Herrn Minister Dr. MÖCKLINGHOFF, der einer der Referenten des heutigen Vormittags ist, aber auch gleichzeitig für das Sitzland Niedersachsen die Staatsaufsicht über die Akademie führt. Ich benutze diese Gelegenheit, Ihnen, Herr Minister, für die bisherige Förderung der Akademie zu danken.

Zum weiteren begrüße ich die anderen Referenten des heutigen Vormittags:

Herrn Minister Professor Dr. JOCHIMSEN, Minister für Wirtschaft, Mittelstand und Verkehr des Landes Nordrhein-Westfalen,

Herrn Minister Dr. WESTPHAL, Minister für Wirtschaft und Verkehr des Landes Schleswig-Holstein,

Herrn Dr. HINRICHS, Ministerialdirektor im Bundesministerium für Raumordnung, Bauwesen und Städtebau, der Herrn Staatssekretär Dr. SCHMID vertritt. Herr Dr. SCHMID hat leider nicht rechtzeitig von der Konferenz der europäischen Raumordnungsminister in London zurückkommen können.

Ein weiterer Gruß gilt den Repräsentanten der gastgebenden Stadt Osnabrück: Herrn Oberbürgermeister WEBER und Herrn Oberstadtdirektor Dr. WIMMER.

Wir danken Ihnen sehr für die uns erwiesene Gastfreundschaft und die Hilfe bei der Vorbereitung und der Durchführung dieser Tagung in der so vorzüglichen neuen Kongreßhalle Ihrer Stadt.

Schließlich begrüße ich sehr herzlich die hier anwesenden Mitglieder des Bundestages und einiger Landtage. Ich begrüße den Präsidenten des Niedersächsischen Landesrechnungshofes, den Regierungsvizepräsidenten MEYER von der Bezirksregierung Weser-Ems und den Regierungspräsidenten SCHLEBERGER aus Münster sowie den Rektor der Universität Osnabrück.

Mit Freude ist festzustellen, daß auch in diesem Jahr etliche Mitglieder und Gäste aus dem Ausland unter uns sind, so aus Frankreich, den Niederlanden, aus Luxemburg, Spanien, der Schweiz, Österreich, Jugoslawien, Polen, Dänemark und sogar aus Südafrika. Wir freuen uns außerdem, zahlreiche Vertreter der Presse begrüßen zu können.

Zum weiteren geben uns die Ehre der Teilnahme hervorragende Persönlichkeiten aus Kammern und Verbänden, aus Gemeinden, Städten, Kreisen, aus vielen wissenschaftlichen Institutionen, aus zahlreichen Behörden. Sie alle seien herzlich willkommen zu unserer Tagung.

Ein Blick in das Ihnen ausgehändigte Verzeichnis der Teilnehmer dieser Tagung wird Ihnen sicher deutlich machen, wie schwer es mir fällt, an dieser Stelle die Begrüßung abzuschließen.

Der Gegenstand unserer Wissenschaftlichen Plenarsitzung: Das Verhältnis zwischen den Fachplanungen einerseits und der Raumordnung und Landesplanung andererseits ist eines der zentralen Themen jeglicher räumlicher Planung und damit der staatlichen Verwaltung. Ohne eine gegenseitige Zusammenarbeit können weder die Raumordnung noch die Fachressorts in unserem Lande gedeihen.

Nun sind Raumordnung und Landesplanung nichts Neues. Mehr als 30 Jahre Landesplanung in den Ländern und rund 15 Jahre Raumordnung auf Bundesebene berechtigen zu der Frage, ob denn bisher alles zufriedenstellend verlaufen ist, oder ob mehr oder weniger große Mängel erkennbar geworden sind und schließlich, ob die bisherigen Ziele und Instrumente den veränderten Rahmenbedingungen noch entsprechen. Auf diese Fragen erhoffen wir mit unserer diesjährigen Wissenschaftlichen Plenarsitzung Antworten. Und wir erhoffen uns darüber hinaus Denkanstöße für Verbesserungen.

Am heutigen Vormittag werden wir die angekündigten Referate hören. Am Nachmittag und am morgigen Vormittag werden die vier Sektionen der Akademie wichtige Teilaspekte des Rahmenthemas vertieft behandeln. Heute abend geben die Niedersächsische Landesregierung und die Stadt Osnabrück den Teilnehmern der Plenarsitzung einen Empfang in diesem Saal. Wir danken schon jetzt für diese Möglichkeit der Begegnung. Wir werden hierbei auch Grußworte des Landes und der Stadt entgegennehmen.

Das Präsidium der Akademie hofft auf einen ertragreichen Verlauf der Wissenschaftlichen Plenarsitzung 1980 in Osnabrück.

Referat Professor Dr. Reimut Jochimsen
Minister für Wirtschaft, Mittelstand und Verkehr
des Landes Nordrhein-Westfalen

Regionalpolitik und Raumordnung – über die Verwirklichung als politische Aufgabe

Herr Präsident,
meine sehr verehrten Damen und Herren,

zunächst darf ich Ihnen, Herr Präsident, und den Mitgliedern der Akademie herzlich für die ehrenvolle Berufung danken, die Sie mir haben zuteil werden lassen. Die Einladung zu diesem Vortrag habe ich zu einem Zeitpunkt angenommen, als ich noch Minister für Wissenschaft und Forschung des Landes Nordrhein-Westfalen war und deshalb ganz unverdächtig neben dem Wirtschaftsminister meines Heimatlandes und dem Innenminister des gastgebenden Landes sprechen konnte. Aber nach einer Rücksprache mit dem Präsidenten haben wir uns dahin verständigt, daß ich auch als Minister für Wirtschaft, Mittelstand und Verkehr Gelegenheit nehmen sollte, zu versuchen, ,,Räumliche Planung in der Bewährung: Integrationsaufgaben, Verwirklichung und Perspektiven" in einen Kontext zu stellen, der einerseits verschiedene Stationen meiner Biographie reflektiert, aber andererseits selbstverständlich auch vom nordrhein-westfälischen Wirtschaftspolitiker verantwortet wird.

I.

Wem das Herz voll ist, dem läuft der Mund über. Ich würde heute viel lieber über Stahl reden, aber mir ist ein anderes Thema gestellt. Bei dem Versuch, mich redlich daran zu halten, habe ich es erst einmal etwas umformuliert oder, um es höflich zu sagen, noch mit einer Unterzeile versehen: ,,Von den Schwierigkeiten der Deutschen mit der politischen Kategorie Raum" oder ,,Vom deutschen Leid mit der politischen Kategorie Raum". Regionalpolitik und Raumordnungspolitik für die 80er Jahre, Zukunftsperspektiven und Integrationsaufgaben, das heißt, die Vergangenheit zu reflektieren, es heißt zu sehen, daß die heutige Zeit nicht die Zeit der großen neuen Würfe ist, sondern ein Zeitpunkt für kritische Reflektion und begrenzte Reform. Dies ist nicht mißzuverstehen im Sinne jenes abgemagerten Politikbegriffs, der sich allein in der Reduktion auf das sogenannte Machbare definiert. Die Zufälligkeit, daß wir jetzt in diesem Jahr erstmals eine 8 vor das neue Jahrzehnt dieses 20. Jahrhunderts schreiben können, und die bemerkenswerte politische Aufmerksamkeit, die diese Zäsur, so wird sie ja von manchen empfunden, findet, gibt uns die Gelegenheit zu einer weiterführenden Reflektion, ohne daß uns Kriege oder Währungsschnitte oder Zusammenbrüche als Zäsuren dazu anhalten. Materiell haben wir keine Krisensituation, wohl aber haben wir in den Köpfen manches, das uns das so empfinden läßt. Diese Chance zur Reflektion sollten wir nutzen, auch und gerade in unserem raumbezogenen Politikbereich.

II.

Deshalb lassen Sie mich zunächst einen Blick zurückwerfen in die Vergangenheit der Raumordnung und Landesplanung, der regionalen Wirtschafts- und Strukturpolitik in der Bundesrepublik Deutschland. Hier kann man ja sagen, daß die alte überkommene Raum- und Bodenknappheit, die gerade das 19. Jahrhundert bei uns gekennzeichnet hat, mit der ,,Bodensperre" und der Forderung nach ,,Bodenreform" tot ist; aber es leben die neuen Knappheiten, die ,,Standort- und Umweltsperren" für Industrie und Verkehr. Was macht diese Knappheiten heute aus? Wenn ich den Unterschied einmal in einer kurzen Formel ausdrücke, so sind wir vom ,Volk ohne Raum' zu einem ,Volk ohne SO_2-Freiraum' geworden.

Die Kategorie des Raumes, seine Relevanz heute, hat sich in der Politik erheblich verändert; es geht nicht mehr um bäuerlichen Siedlungsraum und Sicherung der Ernährung, sondern es geht um die Vereinbarkeit von industrieller Produktion im großtechnischen Maßstab, ob in der Energiewirtschaft oder der Chemie oder im Verkehr, mit den Umweltanforderungen und um die ökologischen Grundlagen der Wasser-, der Luft- und der Landschaftsbelastung. Wir müssen diese Veränderungen aufnehmen in die Elemente unserer Raumpolitik, die heute anders wirkt und anderes bewirkt, als dieses über lange Jahre wie vorgeschrieben und gegeben hinzunehmen war.

III.

Die Epoche zwischen den Weltkriegen schien, was unseren Arbeitsbereich angeht, noch unverändert wie vor dem Ersten Weltkrieg und im ausgehenden 19. Jahrhundert gekennzeichnet zu sein durch Begriffe wie Landflucht, Industrialisierung, Verstädterung, Proletariat, Autarkiestreben und mitteleuropäische Großraumwirtschaft, aber durchaus als „Raumordnung" für eine sich selbst versorgende Nationalökonomie oder Volkswirtschaft gedacht, die sozusagen mit sich und in sich selber „auskommen" muß. Dabei klammere ich eine Rückblende auf die Geschichte der Nationalstaatswerdung, der Industrialisierung, der inneren und der äußeren Kolonialisierung, der Urbanisierung, der Ausprägung des Bildungswesens, der Demokratisierung aus, wo Deutschland sich selbst stets als „Spätling" empfand und es objektiv in der Tat auch war, zwischen Westen und Osten und einem eigenen Verständnis als Mittler, Mittelmacht, Kulturnation und Zentrum Europas hin und her geworfen als Preußendeutschland, weltweit mit der größten Zahl angrenzender Nationen und zugleich mit „Griff nach der Weltmacht".

Wir haben in der Zeit nach dem Zweiten Weltkrieg, so möchte ich vorschlagen, drei Epochen erlebt, die ich mehr oder weniger willkürlich abgrenze. Wir wollen sie uns in die Erinnerung zurückrufen und jeweils reflektieren, welche Rolle dabei die raumbezogene Politik innegehabt hat[1]).

IV.

Von 1945/1949 bis 1957/1961 lege ich die erste Dekade. 1945/1949 als Startpunkt leuchtet jedermann ein; das sind die beiden Eckdaten zwischen dem politischen Zusammenbruch des Dritten Reiches und dem Neubeginn unserer staatlichen Ordnung durch die Gründung der Bundesrepublik Deutschland. Die Jahre 1957/1961 sind gekennzeichnet durch das Erreichen der Vollbeschäftigung, durch den Abschluß eines Wiederaufbaus der Rekonstruktion und durch den Bau der Berliner Mauer, der einen wichtigen demographischen Zustrom an Bürgern gleicher Sprache und Kultur, gleicher hochstehender Qualifikation, abrupt zum Abschluß brachte, was in der zweiten dann folgenden Periode ja den Zustrom an Gastarbeitern ausgelöst hat. In der Epoche bis 1961 gab es in der räumlichen Politik, gerade hinsichtlich der strukturschwachen Räume, eine Vielzahl von möglichen Ansatzpunkten wegen des rapiden Strukturwandels der Wirtschaft. In der raumbezogenen Politik stellte sich als hauptsächliche Herausforderung nach der Teilung unseres Landes: die ganze verkehrsgeographische Lage, die ganze geopolitische Orientierung aus einem Ost-West-System in ein Nord-Süd-System umzuwandeln. Das Bundesgebiet hat ja die Form eines Schlauches, der sich von Norden nach Süden streckt und überall mehr als dreimal so lang ist wie an der engsten Stelle breit. Ein erstes Erfordernis war also, auf diese Wirkung des Eisernen Vorhangs die Politik auszurichten. 1945 gab es als Landbrücke für ganz Skandinavien, Schleswig-Holstein und Hamburg nur einen einzigen funktionsfähigen Elbübergang, die Elbbrücken in Hamburg. Es gab kaum eine Eisenbahnverbindung Nord-Süd, die ausreichend ausgebaut war. Alle Telekommunikationswege nach Skandinavien führten über das geteilte Berlin. Wir haben einen

---

[1]) Siehe zum folgenden auch Jochimsen, R./Luther, K.: Historical Aspects of Regional Planning and Policy in the Federal Republic of Germany: A Survey, in: Buhr W., W./Friedrich, P. (eds.), Lectures of Regional Stagnation, Baden-Baden 1980, S. 245–270.

Zustrom von Menschen aus dem Osten erlebt, allein 12 Millionen Heimatvertriebene und Flüchtlinge, die bis 1950 zu den 39 Millionen Bewohnern des Bundesgebiets hinzukamen. Wir haben den Wiederaufbau einer kriegszerstörten und demontierten Industrie erlebt: auf den Strukturen, die bekannt waren, mit den Technologien, die bekannt waren, mit der Chance jeweils, die modernste Produktionsapparatur neu anzuschaffen, und mit der Orientierung auf eine liberale Öffnung zum Welthandel hin, weil die Investitionsgüter, mit denen man Waffen herstellen kann, auch Investitionsgüter sind, mit denen man Exportprodukte erzeugen kann. Raumbezogen war diese Phase gekennzeichnet durch Rekonstruktion, manche sagen auch Restauration. Sie war gekennzeichnet davon, daß Raumpolitik gefordert war, zu konservieren, die Folgen der Spaltung Deutschlands und Europas zu mildern, die Kriegsfolgen zu lindern, das Zonenrandgebiet, die Notstandsgebiete – ich erinnere an den IMNOS ab 1950 – zu sanieren. Also Maßnahmen zum Stopfen der größten Lücken zu tätigen, die Umsiedlung von Flüchtlingen, die höchst ungleich verteilt waren, zu leisten, Finanzausgleich zwischen den neugeschnittenen Ländern und zwischen dem neugeschaffenen Bund und den schon etablierten Ländern aufzubauen, also das Staatswesen in den Grundstrukturen zu ordnen.

V.

Ab 1957 bis 1961, spätestens nach dem Mauerbau, kam eine Periode, die nach meiner Analyse bis 1973/1975 reicht. Das Jahr 1973 kennzeichnet die erste Ölpreisexplosion; bis dahin dauerte die Periode des zwar langsameren, aber nachhaltigen Wachstums an, d. h. der ständigen Verbesserung der realen Kaufkraft aus den Außenhandelsbeziehungen. Die realen Austauschverhältnisse haben sich ja in den 60er Jahren für die deutsche Außenwirtschaft in einem Maße zu unseren Gunsten verändert, das außerordentlich bedeutsame Differentialrenten für uns brachte und erleichternd wirkte für die Produktivitätsentwicklung, die Reallohnsteigerungen, aber auch die stabilitätsorientierte Geld- und Finanzpolitik von Staat und Bundesbank. Dies war Realeinkommens- und Stabilitätsimport. Es war, verzeihen Sie das monströse Wort, leistungsbilanzüberschußsteigernd. Heute ist dies alles umgekehrt dramatisch verschlechtert. Die Umkehr erfolgte durch die plötzlich weltweite Wirksamkeit des OPEC-Kartells, das bereits 1960 gegründet worden war, nach dem Jom-Kippur-Krieg 1973. Es folgten die Weltwirtschaftskrisen 1974/75 mit den Umstellungserscheinungen und Schwierigkeiten. Warum nehme ich das Jahr 1975? Das Jahr 1975 markiert eine dramatische Trendwende in der demographischen Entwicklung, und zwar in einem doppelten Sinne: Einerseits stagniert die deutsche Bevölkerung – ein völlig neues Phänomen –, andererseits wächst erstmals seit eineinhalb Jahrzehnten wieder die Zahl der deutschen Erwerbspersonen. Zwischen 1960 und 1975 hat die Zahl der deutschen Erwerbstätigen um 1,8 Millionen abgenommen; man nannte das damals den „Rentenberg”. Mitte der 70er Jahre übersteigt erstmals die Zahl der Jungen, der in den Arbeitsmarkt Eintretenden, wieder die Zahl der aus Altersgründen Ausscheidenden; ab dann wird dieser Überschuß bis Mitte der 80er Jahre erst fortlaufend zunehmen (+ 1,1 Mio 1977/87 insgesamt), es handelt sich um die starken und beruflich qualifizierten Jahrgänge, dann langsam abnehmen. Die ausländischen Gastarbeiter – in der Spitze 1973 2,6 Millionen – sind hineingekommen ins Land, sie haben ihre Familienangehörigen im wesentlichen in der zweiten Hälfte der 70er Jahre nachgezogen, so daß uns viele der Probleme der Versorgung der Gastarbeiter heute sehr viel stärker bedrängen, als das in den 60er Jahren der Fall gewesen ist. Zugleich mündet die Gesamtbevölkerungsentwicklung bei etwa 60 Mio etwa 1975, erstmals seit über 150 Jahren, in eine Quasi-Stagnation ein mit erstmals in der Volksgeschichte ohne Kriege und Pestilenz langsam abnehmender Bevölkerung, vor allem in den Großstädten.

Wodurch waren diese 60er Jahre und die erste Hälfte der 70er Jahre gekennzeichnet? Schrumpfung der Landwirtschaft; im großen Maßstab wird der Gemeinsame Markt von Brüssel aus aufgebaut, hier war die große Zahl der Abwanderer, hier war das große Problem der Entleerung der ländlichen Räume. Zugleich hat der Gastarbeiterstrom bedeutet, daß die

7

alten Standortstrukturen erhalten bleiben konnten, ohne daß die Sozialkosten schon erkannt oder gar anerkannt wurden, die dieser heute in zunehmendem Maße dort verursacht. Die ländliche Industrialisierungspolitik hat dadurch einen argen Rückschlag erlitten, den viele Politiker und Planer viele Jahre nicht einmal bemerkt haben, die entsprechend auch nicht merkten, daß die regionalpolitischen und raumordnerischen Instrumente stumpf geworden waren, jedenfalls kaum eine Wirkung mehr zeigten und wenig positive Entwicklung brachten. Die bereits erwähnten permanent sich verbessernden realen Austauschverhältnisse blieben damals trotzdem mit einer permanenten Unterbewertung der Mark verbunden. Dies bedeutete, daß die Industrie, die weitere Industrialisierung an den hergekommenen Standorten und gerade die Exportwirtschaft in einer außerordentlichen Weise gefordert und gefördert wurden, so wie dies übrigens auch der deutschen Gründungsabsicht bei der Europäischen Wirtschaftsgemeinschaft entsprach. Man kann diese chronische Unterbewertung etwas salopp als politische Folge des sog. ,,Abs-Syndroms" bezeichnen: Deutsche Bank und Bundesbank waren seinerzeit der Auffassung, daß Westdeutschland, das so schwach und so geschwächt aus Krieg und Teilung hervorgegangen war, erstmal wieder seine Exportstellung aufbauen mußte und daß dazu permanente Exportüberschüsse ideal waren. Ein gewaltiger Ausfuhrüberschuß, verbunden mit einem enormen Leistungsbilanzüberschuß, war so das Charakteristikum fast dreier Jahrzehnte. Zugleich bedeutete dies, daß ein erheblicher realer Ressourcentransfer ins Ausland stattfand, trotz der billiger werdenden Energie und Rohstoffe. Zugleich hatte dies die Wirkung, daß der heimische Infrastrukturausbau, besonders in Bildung, Wissenschaft, Gesundheit, Verkehr, zurückblieb, hinterherhinkte, für den ,,Spätling" der Industrialisierung und den ,,Spätling" der Demokratisierung in dieser Epoche als ,,Problemstau" beim Staat und Defizit an inneren Reformen begriffen und aufgegriffen. Diese Jahre bis 1973/75 sind ferner dadurch gekennzeichnet, daß zum ersten Mal alte, besonders monostrukturierte Industriegebiete zu Problemgebieten werden. Die Kohle erlebt ihre erste anhaltende Krise. Die Umstellung und Modernisierung der Wirtschaftsstrukturen wird zum Problem, aber dies wird noch keineswegs voll erkannt. Es kommt hinzu, daß die Innenstädte veröden, daß Suburbia blüht, daß das Einfamilienhaus und das Automobil ihren Siegeszug gemeinsam antreten und damit eine Verkehrung größten Umfanges bei der bisherigen Verkehrs- und Versorgungsinfrastruktur auslösen. Der Niedergang, ja Zusammenbruch des öffentlichen Personenverkehrs (bei Eisenbahn, Straßenbahn- und Omnibusnetzen, insbesondere beim Nahverkehr) wird dadurch programmiert. Der Siegeszug der Elektrizität vollendet sich, das Heizöl zieht nach. Die Zersiedelung der Landschaft im Gefolge des Niedergangs der Zahl der landwirtschaftlichen Produktionsstätten, das enorme Flächenwachstum der Städte, aber vor allem auch der gewerblich-industriellen und der Dienstleistungs-Produktionsstätten, und andere Stichworte sind hier zu nennen. In dieser Periode wird immer deutlicher, daß es eine Art Problemstau gibt, was die Unterversorgung mit infrastrukturellen Angeboten und die notwendigen Problemlösungen für staatliche Politik angeht, die in der Rekonstruktion, der Hereinnahme von Gastarbeitern und der Konzentration auf Exportüberschuß, Kapitalausfuhr und Industrieausbau zu kurz kommen mußten: Bildung, Ausbildung, Wissenschaft und Technologie, Modernisierung der Volkswirtschaft, Infrastrukturausbau bei krisensicheren Energieträgern, im Verkehrs- und Kommunikationswesen, aber auch Demokratisierung, Partizipation und Liberalisierung in der Innenpolitik.

VI.

So löst die erste Rezession der Nachkriegszeit, die den Namen verdient, den Regierungswechsel zur großen Koalition aus, der 1969 die sozialliberale Regierung der inneren Reformen folgt. Aber bevor der Problemstau aufgelöst und der Primat des Infrastrukturausbaus eingelöst werden konnten, verändern der Vietnam-Krieg der USA und andere weltwirtschaftliche Daten die Lage vollständig.

Die drastische Aufwertung der Deutschen Mark im Gefolge des Überganges zum Floating im März 1973 löst eine völlige und anhaltende Veränderung der Orientierungsdaten für die gesamte Industrie aus. Der erste Ölpreisschock löst dann im Herbst 1973 eine dramatische Umkehr in den realen Austauschverhältnissen bei Öl und Rohstoffen und damit für den Außenhandel insgesamt aus, die unverändert anhält und deren Ende noch nicht abzusehen ist. Die Weltwirtschaftskrise ist begleitet von einer Stagnationsfurcht, die zum Einrollen des Planungshorizontes der Politik als gestaltender Politik führt, sozusagen zum bloßen Festhalten an dem, was man erreicht hat. Heinz Kühn formuliert in der Regierungserklärung 1975: ,,Die Bewahrung des Erreichten ist das Maximum des Erreichbaren." Manche nennen dies auch ,,Tendenzwende". Anderen wird bewußt, oft erstmals durch den ,,Club of Rome", daß ,,die Grenzen des Wachstums" erreicht sind, daß alle gemeinsam im Raumschiff Erde dem raschen Ende der erschöpflichen Ressourcen entgegenrasen und die bisherigen scheinbar sicheren Differentialrenten und Begünstigungen sich gegen uns kehren. Was übrig bleibt, ist ein massiver struktureller Anpassungsdruck, der ja heute noch z. B. die gegenwärtige Konjunktur mitträgt, nämlich die Einstellung auf die neuen Preisrelationen und damit verbunden die Umwertung der Standorte, wenn diese einerseits kostenmäßig eben nicht mehr den Industriezugang zum Export wegen immer günstigerer Wechselkurse gewährleisten und die Standorte andererseits unseren Importbedarf strukturell stark vorgeben, also die Preiselastizität der meisten Einfuhren gering ist. 1980 brauchen wir 19% der Ausfuhren, um unsere Öleinfuhren begleichen zu können. Japan braucht dazu zwar mehr als 60% seiner Ausfuhren, aber wegen der geringeren Außenwirtschaftsabhängigkeit (9% statt 27% des Bruttoinlandsprodukts werden exportiert) ist sein Leistungsbilanzdefizit doch kleiner als unseres. Gleichzeitig entwickeln unsere Bürger ökologisches Bewußtsein, das bloße quantitative Wachstum gerät in eine kulturpolitische Krise, die Überlegungen dazu, die Umwertungen dessen, was Erwartungshaltungen an das Gemeinwesen sind, setzen drastisch ein. Die Glaubwürdigkeitskrisen bei langfristigen staatlichen Handlungsplanungen und der Fortschrittsorientierung von Politik, Wissenschaft und Technik, nicht nur bei der Kernenergie, sondern auch beim Bundesfernstraßenbedarfsplan, sind geläufig. Ganze Planungssysteme brechen gewissermaßen über Nacht weg. Wenn man etwa die Ereignisse zwischen Wyhl im Herbst 1975 und Brokdorf im November 1976 nimmt, dann sind das solche Vorgänge. In den enorm ausgefeilten Entscheidungs- und Begründungsstrukturen, auf die man sich 10 bis 20 Jahre lang berufen hatte, hatte man das stets neu per Akklamation gemacht, man war sich einig, der Deutsche Bundestag beschließt noch im Mai 1976 – also nach Wyhl – fast einstimmig mit ganz wenigen Gegenstimmen, daß die Kernenergie der Leichtwasserreaktorlinien so ,,durchmarschieren" soll. Heute hingegen hat keine Landesregierung seit 3 Jahren einen neuen Antrag auf Errichtung eines Kernkraftwerkes an die Bundesregierung weitergegeben, weil sich dort Fragen stellen, deren Aufarbeitung versäumt, ja regelrecht beiseite gedrängt worden ist. Und ich stelle fest, daß diese Fragen noch heute nicht voll aufgearbeitet sind, weil nämlich das Vertrauen auf die Lösung der Entsorgung durch die chemische Industrie sich als trügerisch erwiesen hat und weil die Bürger mißtrauisch geworden sind gegenüber zeitlichen Verschiebebahnhöfen, die in Jahrzehnten und Jahrhunderten rechnen, wofür die Verantwortung und die Verantwortlichkeit der handelnden Politiker der jetzigen Generation weder staatsrechtlich noch demokratiekritisch festgemacht werden kann.

VII.

Was läuft parallel zu diesen drei Epochen der Nachkriegsentwicklung in der Wissenschaft und in der Politik von der Raumgestaltung ab? Lag da wirklich volle Parallelität vor, oder haben wir es nicht vielmehr mit einer zeitlichen Verzögerung zu tun? Was hatten wir denn am Ende des Krieges an Erklärungsmustern, die gültig waren, eigentlich vorgefunden, sozusagen von Johann Heinrich Thünen bis Alfred Weber, August Heckscher, Bertil Ohlin, Andreas Predöhl, Walter Christaller und August Lösch? Das waren Erklärungen, Ansätze für partielle Strategien. Ich habe schon vom Löcherstopfen, von den ,,stop gap measures" gesprochen, die der IMNOS machte, machen mußte. Wir haben Prognosemuster gehabt. Colin Clark und Jean Fourastié sagten, der primäre Sektor schrumpft, der sekundäre Sektor, der hat die großen Produktivitätssteigerungen; der tertiäre Sektor, das ist so ein parasitärer Sektor, der wächst auf der Beschäftigungsseite ohne echtes Produktivitätswachstum, aber er kann keine Exportbasis abgeben. Die basic/non basic-Überlegungen der Regionalplanung basieren ja darauf. Meine These lautet heute: es gibt heute Bereiche des tertiären Sektors, die haben Basis-Charakter, wir müssen sie ganz bewußt auch so nutzen und gestalten. Zugleich aber gilt auch, daß die enormen technologischen Steigerungsmöglichkeiten der Arbeitsproduktivität nicht auf Industrie- und Gewerbeproduktion beschränkt sind, sondern auch Büro und Verwaltung, ob öffentlich oder privat, erreichen und von daher die bisher vorausgesagte Balance von Freisetzungen und Neueinstellungen im Gefolge des Strukturwandels und der innerbetrieblichen Rationalisierung gefährden.

Der Handlungsrahmen für die Politik war gekennzeichnet, wenn ich dieses mal nur so glossierend sagen darf, zwischen dem Groß-Berlin-Gesetz und der Gründung des Ruhrsiedlungsverbandes 1920, gewaltigen Leistungen, um regionale Probleme aufzuarbeiten, und dem Groß-Hamburg-Gesetz 1937 auf der einen Seite, der Reichsstelle für Raumordnung auf der anderen Seite, die ja in einem gewissen Sinne Vorläufer auch dieser Akademie ist. Die Vier-Jahr-Plan-Maschinerie arbeitete für Autarkie und Rüstungswirtschaft. Es ging um eine geschlossene volkswirtschaftliche Versorgung mit Blick auf einen europäischen Großraum, aber gewiß nicht mit weltweitem Blick. Damals wurden mit Wolfsburg, Leuna, Salzgitter synthetische Stadtgründungen in den End-30er, Anfang-40er Jahren durchgeführt, aber eigentlich war der Raum knapp. GRIMM's Wort vom ,,Volk ohne Raum" war damals eine der beherrschenden Grundlagen für die Überlegungen auch des ,,Dranges nach Osten": Wie wird man dieser Knappheit Herr, wie kann die Bodennutzung neu geordnet werden? Diese Herausforderungen werden naturgemäß im geteilten Deutschland noch sehr verstärkt.

VIII.

In der unmittelbaren Nachkriegsepoche, so meine ich, ging es darum, die blanke Not zu wenden. Hier wurden Umsiedlungsmaßnahmen durchgeführt. Interessant ist, wenn man sich die Größenordnung vor Augen führt, daß 300 000 Bürger umgesiedelt werden, darunter 150 000 allein aus Schleswig-Holstein, aber insgesamt 12 Millionen sind zugewandert. Damals führten, der Bonner Student durfte es erleben, ,,Gastarbeiterzüge" heim nach Schleswig-Holstein oder zurück in den Kohlen-Pott am Wochenende oder in die Ferien. Die Nachkriegszeit hat ohnehin Wanderungen in großem Umfange gebracht. Rückkehr der Evakuierten und Ausgebombten etwa. Dieses ist aber eigentlich nicht gesteuert gewesen. Es ging darum, den Status quo ante zurückzugewinnen, ihn aufrechtzuhalten, die Teilungsfolgen zu mildern und die Lage des geteilten Landes so fortzuführen, bis eines Tages der Tag dann kommt. Es war also eine dauerhafte Umorientierung gar nicht erwünscht. Dies ändert sich dann im Verlaufe der 50er und 60er Jahre. Die Diskussion über aktive kontra passive Sanierung, die Entleerung des ländlichen Raumes, die Gefährdung der infrastrukturellen Versorgung durch das Unterschreiten der Mindesttragfähigkeit, solche und ähnliche Fragen spielten hier eine zentrale Rolle. Auf der Grundlage des Basis-Nicht-Basis-Konzeptes wird eine erste Förderungspolitik bei der Industrieansiedlung entwickelt. Aber im wesentlichen wird das hierarchische System der zentralen Orte als die ordnende Kategorie empfunden. Aber es wird eigentlich nicht erkannt, daß weite Teile etwa des Ruhrgebiets schon zu einer Megalopolis geworden waren; daß die Hierarchie der zentralen Orte, die für Süddeutschland historisch belegt ist, dort also im historischen Wachstum mittelalterlicher und nachmittelalterlicher Städte sich ausprägte, hier eigentlich keine volle Anwendung finden kann. Es wird erkannt, daß Infrastruktur eine zentrale Kategorie des raumbezogenen Handelns ist, daß die öffentliche Hand sie schaffen bzw. entwickeln muß, wirtschaftsnahe Infrastruktur, Verkehrsinfrastruktur, im Gesundheitswesen und in der Verwaltung. Parallel zu diesen Fragen entwickelt sich der Gedanke der Raumordnung. Das Bundesraumordnungsgesetz wird 1964 nach langen Kämpfen erlassen. Man lese einmal nach, was damals im Bundestag der junge Abgeordnete KONRAD PORZNER, Studienrat der deutschen Sprache, bei der Verabschiedung dieses Rahmengesetzes über Leerformeln ausgeführt hat und über deren Operationalität: Es kommen die Raumordnungsberichte ab 1963. 1969 wird der Exekutive auf eigenen Wunsch vom Bundestag das Bundesraumordnungsprogramm verschrieben. Dies wird bis 1975 ausgearbeitet, es folgt dem Grundsatz von Flächendeckung und Einräumigkeit. Zu beidem stellen sich große Fragezeichen, ob Bundesraumordnung ihre Antworten so formulieren kann. Aber das war ja auch die Zeit der Gebietsreform, der erneuten Herstellung von Deckungsgleichheit kommunaler Grenzen und funktionaler Grenzen, von Arbeitsmarktregion und politischen Einzugsbereichen. Dies alles sind die Stichworte, die die Maßstabsvergrößerung in den alltäglichen Lebens- und Wirtschaftsbeziehungen, die die revolutionäre Umwälzung der Siedlungsstruktur und im Gefolge oder als Motor unseres Transportnetzes mit sich brachte. „Siegeszug des Autos" bedeutete ja mit einem Mal, daß eine halbe Stunde Einzugsbereich, wie sie in der Fläche von PETER TREUNER und mir 1966 als zumutbare Grenze bestimmt worden war, in der geographischen Reichweite enorm wuchs. Unser Vorschlag löste damals bei ISBARY eine völlig negative Reaktion aus. Es hieß, daß 8000 Einwohner im Einzugsbereich, sozusagen in Fußgängerentfernung oder mit dichtem Busnetz, die Obergrenze bei der Mindestgröße eines zentralen Ortes (Unterzentrum) sein bzw. bleiben müsse.

TREUNER und ich hatten damals gesagt, mindestens 20 000 Einwohner, und wir hatten seinerzeit nachgewiesen, daß dies für das nördliche Schleswig-Holstein und die südliche Eifel dennoch bei der vorhandenen Bevölkerungs- und Siedlungsdichte zur Vollversorgung mit Infrastruktur ausreiche. Aber kurz darauf kam der DIHT und sagte nein, 50 000 oder besser gar 80 000 Bewohner im Einzugsbereich, wobei für die Industrie- und Handelskammern mehr die Mindestgröße für Industrieansiedlungen als die volle Versorgung der Bürger mit dem erforderlichen modernisierten Infrastrukturangebot in zumutbarer Entfernung der Wohn-, Arbeits-, Ausbildungs-, Heilungs- etc.-Plätze im Vordergrund stand. Ich will dies jetzt nicht in den Einzelheiten in die Erinnerung rufen, weil mich das damals sehr beschäftigt hat, sondern weil damals in den Ansätzen ein Kategoriensystem geschaffen worden ist, auf das sich „Regionstypen" beziehen ließen, in denen funktionale „Regionsabgrenzungen" möglich wurden, in denen „Raumwirksamkeit" als Prüfungs- und Entscheidungskategorie für die politische Koordinierung aller raumwirksamen Planungen und Maßnahmen angelegt werden konnte. Wozu gemäß § 4 des Raumordnungsgesetzes erst einmal eine sog. zusammenfassende Darstellung vorgeschrieben wurde. Das war zweifellos ein wichtiger Programmsatz für die Raumordnung, den es nun galt, in praktische Politik umzusetzen. Raumordnung ist damals zu Recht als eine neue Dimension, also die eigentliche Aufgabe der politischen Organisation verstanden worden; sie hat sich oftmals als eine Art Überpolitik gefühlt, die jetzt endlich die Antworten formuliert. Ich will gern gestehen, daß das Stichwort „Bundesentwicklungsplan", das ich 1968/69 auf Fragen, die stets und ständig aufgeworfen, aber nie beantwortet wurden, in die Diskussion geworfen habe, ebenfalls eher noch dazu beigetragen hat, die Anforderungen eher zu hoch zu schrauben.

IX.

Im Übergang von den 60er zu den 70er Jahren wird klar erkennbar, daß Raumordnung nicht *die* Antwort ist, daß auch die Formeln von früher wie Reaktionsstrategien wirken. Man muß das schon geschlossen angehen, so war Ende der 60er Jahre die Einschätzung. Notwendig ist eine regionale Strukturpolitik. Es wird ein neuer Anlauf unternommen mit der Gemeinschaftsaufgabe Verbesserung der regionalen Wirtschaftsstruktur (1969 ins Grundgesetz eingefügt).

Damals „wußte" man, was „Wachstumsbranchen" sind und was nicht. Man „wußte", was „zukunftssichere" Wirtschaftszweige sind und was nicht. Und man konnte in das Gesetz hineinschreiben, nur wenn „Dauerarbeitsplätze" geschaffen werden, wird gefördert,

11

und die Dauer war nicht nach Monaten bemessen. Die Frage, wie das wirtschaftliche Wachstum, die sozioökonomische Entwicklung, die Rationalisierung eigentlich weitergeht und wie die Produktivitätssteigerung, erschien vor dem Hintergrund der Demographie (Expansion) auf der einen Seite und der Unterbewertung der DM auf der anderen Seite~ von der Marktseite her eigentlich stets sicher zu sein. Es kam nur darauf an, Wachstumsengpässe zu beseitigen, nicht aber Entwicklungsprobleme zu lösen. Nur sollte dies in einem Konzept erfolgen. Dieses ist damals zu einem guten Teil in jener modernisierten Landesplanung geleistet worden, die parallel ausgebaut wurde nicht nur zur Raumordnung auf Bundesebene, sondern zur Landesplanung mit ihrer langen Tradition mit dem Ausweis von Schwerpunktorten, von Entwicklungsachsen, der Ausrichtung des Infrastrukturausbaus. Aber ich hatte schon auf die kritischen Punkte aufmerksam gemacht: das eine ist die Feststellung, daß die Hierarchie der zentralen Orte als Erklärungsmuster allein nicht (mehr) ausreicht; daß die Erklärung, die PROGNOS sozusagen als prototypisch darstellt, nämlich die shift-share-Analyse, daß wir wissen, wo welche Standort- und welche Struktureffekte vorliegen und wo welche zukunftssicheren Arbeitsplätze zu schaffen sein werden, daß dieses Axiom erschüttert wurde, ist das andere. Es kommt als dritter Punkt hinzu, daß wir uns eine ungute Aufteilung bei den Aspekten leisten zwischen den Fragen der wirtschaftsnahen Infrastruktur und der Industrieansiedlung auf der einen Seite und der bürgernahen Versorgungsinfrastruktur auf der anderen Seite. Hier hat sich ein Dualismus etabliert, der nach Überwindung schreit, und dort liegt meiner Ansicht nach heute eine der wichtigsten Integrationsaufgaben für raumbezogene Politik. Es kommt hinzu, daß die Klammer zwischen diesen beiden Aspekten ja häufig der tertiäre Sektor ist. Stellt eine Hochschule nun Versorgungsinfrastruktur einer Region dar oder ist sie Exportbasis für die Region, die damit zur wirtschaftlichen und gesellschaftlichen Entwicklung insgesamt beiträgt und dem Studium, der Forschung und der Vermehrung des Wissens dient? Ich will es mir ersparen, das Nähere auszuführen; aber, was eine Messe bedeutet für einen Standort wie Düsseldorf, Hannover oder Köln, das ist eben nicht der alte von der gewerblichen Produktion abgeleitete Bereich, sondern das ist wirklich Basis für internationale, für weltweite Bindungen, und so könnte man das für Flughäfen und anderes fortsetzen.

X.

Ich will eine Zwischenbilanz ziehen. Erstens: Raumordnung und Landesplanung auf der einen Seite und regionale Wirtschaftspolitik und Strukturverbesserung auf der anderen Seite liegen quer zueinander. Sie sind nicht deckungsgleich, sie dürfen nicht deckungsgleich sein und können dazu auch nicht gebracht werden. Auch nicht in eine (verbundene) Parallelität. Sie liegen quer zueinander in dem Sinne, das sei meine These, daß der regionalen Wirtschafts- und Strukturpolitik als Teil der Gesamtwirtschaftspolitik Aufgaben gestellt sind, nämlich die auf Veränderung zielende Beeinflussung der Wirtschaftstätigkeit nach den Zielen Beschäftigung, Wachstum, Innovation, Energiesicherung, Qualifikationspotential, bei deren Verwirklichung Raumordnung die Rolle einer Voraussetzung oder notwendigen Nebenbedingung hat. Aber ist Raumordnung hierbei schon hinreichend? Umfaßt Raumordnung auch schon Ökologie, Umweltschutz und Humanisierung der Arbeits- und Berufswelt und alle anderen ebenso notwendigen Nebenbedingungen? Müssen nicht vielmehr weitere Nebenbedingungen zur Umwelt und Ökologie formuliert werden, die Raumordnung gar nicht vollständig aufgreifen kann?

Zweitens: Raumordnung und Landesplanung müssen sich wie die regionale Wirtschafts- und Strukturpolitik in das System der Regierungsaufgaben einfügen. Dabei unterscheide ich folgende Ansatzpunkte für die Erledigung von permanenten Regierungsaufgaben: 1. *Fachplanungen* für Aufgaben, die institutionell vernünftig und technisch funktionsfähig organisiert werden müssen (beim Typus Straßenverkehrsplanung handelt es sich ja um die Arbeit einer hochtechnischen Behörde; auch die Wirtschaftspolitik würde ich in diesem Rahmen als Fachplanung ansehen). 2. *Querschnittsplanungen* oder fach- bzw. ressortübergreifende

12

Aspektkoordinierungen müssen im Regierungsgefüge bewußt angelegt werden. Ich identifiziere als solche Querschnittsplanungen die Beschaffung der Finanzen und der übrigen Ressourcen, die Prüfung der Rechtmäßigkeit der staatlichen Tätigkeit. Dort identifiziere ich Raumordnung und Landesentwicklung: Wie können die konkurrierenden Ansprüche an den Raum gegeneinander abgewogen und in einen Ausgleich gebracht werden? Es handelt sich dabei um eine Ordnungsaufgabe, die ja immer eher statisch ist, vorsorgend die Dynamik des sozialen und wirtschaftlichen Geschehens einfängt. Ordnung sagt hier eher, was geht und was nicht geht, sozusagen im Verbot stärker als im Gebot oder in der Zielbestimmung dessen, was eigentlich Platz greifen soll. Raumordnung und Landesplanung bewirkt in Wohngebieten, daß keine Gewerbesiedlung mehr zugelassen wird, Mischgebiete aufzulösen sind. Dabei hat der Siegeszug der Landesplanung, mit seiner Verrechtlichung von Planungsinstrumenten, dazu geführt, daß sich ein flächendeckendes, vollständiges hierarchisches System von Landesentwicklungsplänen, Gebietsentwicklungsplänen, Flächennutzungsplänen, Bauleitplanungen entwickelt hat. Aufbauend auf diesem geschlossenen System tritt jetzt eine Wirkung ein, die wir kritisch reflektieren müssen. In der Phase, in der Landesplanung erstmals entwickelt wird, entfaltet sie eine ganz wichtige Wirkung, bildet Bewußtsein, identifiziert Probleme, ermöglicht Lösungen. In dem Augenblick jedoch, in dem sie fix und fertig ausgeprägt und ausformuliert ist, *hat* sie Besitzansprüche verteilt. Man *ist* dann entweder Oberzentrum geworden oder eben nicht, Entwicklungsachse I. Ordnung oder nicht, und man lehnt sich deshalb entweder zurück und ist befriedigt, oder man wartet auf die nächste inflatorische Aufwertung des gesamten Bewertungszusammenhanges, genannt Fortschreibung. Am einmal erworbenen Besitzstand wird erbittert festgehalten.

Dasselbe gilt ja im übrigen auch für die Gemeinschaftsaufgabe regionale Wirtschaftsförderung. Das gilt für alle Gebiete, die ausgewiesen sind, und alle, die nicht unter die Gemeinschaftsaufgabe fallen, müssen auf Dauer außen vorbleiben. Denn das hat man fest in der Hand. Neuerungen finden demgegenüber nur wenig Anklang, deshalb hält man auch lieber an der alten, veralteten und inaktuellen Datenbasis fest. Die Verrechtlichung, die differenzierte, methodisch raffinierte Ausarbeitung dieser Dinge am Anfang führt gleichzeitig dazu, daß am Ende nur Immobilismus produziert wird; denn mehr als 100 v. H. läßt sich – logisch – nicht verteilen. Darüber hinaus wirft dies die Frage auf, ob und inwieweit man nicht eigentlich sagen muß, daß der Inhalt der Raumordnungspolitik und der Regionalpolitik über die Jahre nicht konstant geblieben ist, sondern sich laufend erheblich wandelt und ja auch Wirkungen hervorruft, Erfolge ermöglicht, die es als wahrscheinlich erscheinen lassen, daß sich auch die Statuszuweisungen verändert haben müssen. Die *erstmalige* Festlegung von Fördergebieten und Fördersätzen erscheint als ein Kinderspiel gegenüber dem, das einmal Fixierte wieder zu ändern. Aber es muß trotzdem gemacht werden, und dabei darf man die positive Wirkung, die von der Schaffung des Bewußtseins und der Koordination der erforderlichen Lösungsmuster, die einem bestimmten historischen Anspruch genügt haben, ausgegangen ist, nicht in Zweifel ziehen. Man darf dies jedoch nicht mißverstehen als einen Blankoscheck darüber, daß das in alle Ewigkeit schon das Richtige ist. Im Gegenteil, ich möchte die These vertreten, daß die List der Vernunft es leider nicht zufällig so bewirkt hat, daß die Instrumente, die für die 60er Jahre entwickelt worden sind, auch heute zu Beginn der 80er Jahre noch die richtigen, angemessenen und wirksamsten sind. Meine These lautet, daß die Aufgaben der Gemeinschaftsaufgabe regionale Wirtschaftsförderung im wesentlichen auf dem Hintergrund der Probleme der 60er Jahre entwickelt worden sind und dafür auch funktioniert haben, daß sie aber nicht mehr für die 80er Jahre geeignet sind. Wenn doch aus Besitzstandsdenken heraus daran festgehalten wird, muß man fragen: Nicht die Instrumente sind also der Wirklichkeit anzupassen, sondern die Wirklichkeit den Instrumenten? Heute haben wir ein Übermaß an Förderkonkurrenz. Wir haben tendenziell eine politisch versuchte Überkompensation bei jenen Standortfaktoren, die wir heute produzieren können, ohne jene genügend zu beachten, die ihren ubiquitären Charakter verloren haben, deren Nutzung steigende Kosten verursacht.

13

XI.

Denn bei den Standortfaktoren hat sich ja eine wichtige Wandlung ergeben, die wir reflektieren müssen. Alte Ubiquitäten werden neue begrenzende Standortfaktoren. Ich habe schon vom SO_2-Freiraum gesprochen. Wenn heute an manchen Stellen im Ruhrgebiet eine neue Industrieansiedlung betrieben wird, dann muß man dort erst ein altes Industriewerk wegräumen, man muß die Kraftwerke modernisieren, damit genügend Umweltraum frei bleibt für jenes Maß zusätzlicher Luftverschmutzung, das diese neue Produktion hervorruft. Wir verzeichnen das Abtreten der *alten* Ubiquitäten Wasser, Luft, Boden, Erholungslandschaft, die gewissermaßen für jedermann verfügbar und praktisch überall vorhanden waren, zumindest relativ kostengünstig beschafft werden konnten. Das alles sind heute wirtschaftliche Faktoren, sie alle müssen wir heute produzieren, und zwar zu erheblichen und zumeist steigenden Grenzkosten. Manche stellen sich auch als absolut unvermehrbar bzw. zu unvertretbaren Grenzkosten zu beschaffen dar. Auf der anderen Seite verfügen wir über *neue* Ubiquitäten. War früher der Stamm der erfahrenen, in einer Branche über Generationen ausgebildeten Facharbeiter etwa für die Textil- oder die Schereindustrie geradezu sprichwörtlich, so liegt hier heute ein Faktor vor, der zumindestens in einer Generationenspanne auch vielerorts verfügbar gemacht werden kann. Solche neuen Ubiquitäten liegen z. B. darin, daß wir heute die Qualifikation eines Jahrganges junger Menschen, die nachwachsen, nicht mehr sozusagen als ein Faktum hinnehmen müssen. Heute werden in Deutschland von 100 Jugendlichen mehr als 92 Jungen und Mädchen mindestens drei Jahre über die Pflichtschuljahre hinaus beruflich qualifiziert. Ob in einer Region „tumbe oder weniger tumbe" Leute wohnen, ob sie qualifiziert sind oder nicht, das wird mehr und mehr zur historischen Frage. Dies haben wir mit dem Bildungssystem geleistet. Das bedeutet nun aber auch, daß heute Standorte miteinander konkurrieren können, die früher gar nicht miteinander konkurrierten bzw. konkurrieren konnten. Während früher die „Gewichtsverlustmaterialien" der Grundstoffindustrien von Alfred Weber, die Industrieerfahrung der Arbeiterschaft, aber auch die historische (irreversible) Infrastruktur der Städte weithin alleinbestimmende Faktoren waren, so heißt es heute regionalpolitisch, daß die „Beliebigkeit" der Standorte enorm zugenommen hat, selbstverständlich auch wegen der immens zunehmenden horizontalen und vertikalen Arbeitsteilung. D. h. hier Arbeitszerlegung, und die Zunahme nicht standortgebundener oder standortspezifischer Produktionen (Abnahme des Rohstoffeinsatzes, Zunahme des Wertschöpfungsanteils, reale Senkung der Transportkosten). Die Versuchung für die Politik, die Standorte beliebig zu „steuern", zu vermehren, hat ebenfalls zugenommen, und das alles kostet immenses Geld, die universelle Produktion vermehrbarer Standortfaktoren stößt damit an klare Grenzen.

XII.

In diesem Kontext zeichnet sich ein Ende des pauschalen Vorganges der Anpassung der ländlichen strukturschwachen Räume und des Zonenrandgebietes ab. Bei den Problemen, die andernorts heute vorliegen, auch in Teilen des Zonenrandgebietes, steht heute eine Reihe von Gebieten vergleichsweise gut da. Nordrhein-Westfalen wäre froh, wenn es Vergleichbares wie in allen jenen Bereichen aufzuweisen hätte, die nicht in die Gemeinschaftsaufgabe aufgenommen worden sind. Deshalb sind die Kriterien, nach denen diese Räume ausgewiesen und Fördermaßnahmen festgelegt werden, kritisch zu reflektieren. Die Infrastruktur als räumlich differenzierendes Kriterium ist dabei stark zurückgetreten, weil wir durch den enormen Infrastrukturausbau der letzten Jahre überall weithin wesentliche Unterschiede zwischen den Regionen ausgeglichen haben. Das wird beim Fernstraßenbau besonders deutlich, wo allerdings die intraregionale Standortdifferenzierung unverändert an einem nahen und bequemen Anschluß an das Netz orientiert ist.

Zur Frage der regionalen Unterschiede im Einkommensniveau wundere ich mich immer mehr darüber, mit welcher Selbstverständlichkeit die monetären Größen als die wahren Indikatoren genommen werden. Das Ansteigen des Freizeitbereichs für alle unsere Mitbürger hat ja dazu geführt, daß das Zweitheim oder das Segelwochenende oder wie immer man das nennen will, unvergleichlich viel höher registriert wird. Man merkt das, wenn man mal jemanden z. B. nach Düsseldorf berufen will. Der sagt dann: ,,Also ein bißchen müßt Ihr uns schon bieten, damit wir überhaupt hinkommen." Als Hochschulminister habe ich das erfahren, daß es nicht das monetäre Einkommen ist, auf das es ankommt; es kommt auf ganz andere Dinge an: Ambiente, Esprit, kurz Agglomerationsvorteile, Kontakte, Sport- und Erholungsmöglichkeiten. Eine Einkommensdifferenzierung gemäß dem monetären Sozialprodukt, real umgerechnet, stellt heute keine Größe mehr dar, mit der man tatsächlich sinnvolle regionale Orientierungen für unterstützende Strukturpolitik in Deutschland machen sollte. Ich will's nicht weglegen, ich bin aber der Auffassung, daß das Einkommensniveau gleich Lebensstandard heute durch die Dimension Lebensqualität ergänzt werden muß.

Das Arbeitskräftepotential muß eine stärkere Rolle spielen; denn wir stehen ja vor einem demographischen Abschwung. Wir haben jetzt noch die geburtenstarken Jahrgänge, die hineindrängen. Das wird sich gegen Ende der 80er Jahre ändern. Wir werden auch nicht weitere Ausländer hineinlassen, wir werden diese Ausländer, die bei uns leben und arbeiten, integrieren, was eine Aufgabe ist, die uns noch genügend abfordern wird. Es läßt sich also nicht an Arbeitslosenindikatoren ablesen, es gehört auch das Arbeitskräftepotential dazu. Da stellt sich die Frage, wieviel junge Menschen werden in den einzelnen Regionen – und da gibt es ja noch große Unterschiede – beruflich qualifiziert werden? Welche Maßnahmen müssen zusätzlich ergriffen werden, damit Problemgruppen, die einen immer höheren Anteil an der Arbeitslosenzahl ausmachen, Behinderte, Un- und Angelernte, Frauen, Teilzeitarbeitsuchende, nun tatsächlich aufgenommen werden können? Hier wird die Qualifikationspolitik eine bewußte Berücksichtigung im Rahmen der regionalen Wirtschafts- und Strukturpolitik finden müssen. Ich begrüße es, daß jetzt Wirtschaftsunternehmen anfangen, die Anwerbung ihrer Erwerbstätigen über eigene Qualifizierungsstrategien ganz systematisch zum Bestandteil ihrer Industriesicherungspolitik zu machen. Die Frage, wo wollen sie denn hingehen und was gibt den Ausschlag, hängt heute weitgehend davon ab, ob ein solcher Zugang gewährleistet werden kann.

Diese Zwischenbilanz wollen wir nicht abschließen, ohne auf einen sehr bedrückenden Tatbestand hinzuweisen. Die Frage der Kriterien für die Gebietsabgrenzung wird gegenwärtig in der Bundesrepublik anhand einer veralteten Datenbasis erörtert, einerseits die Fakten von 1970, andererseits von 1974. Dies ist schlimm, so sagt mir meine wissenschaftliche Herkunft, aber auch meine politische Einsicht. Aktuelle Daten sind eine der ganz wesentlichen Sachen, auf die es wirklich jeweils ankommt. Dies habe ich in der Bildungspolitik bitter lernen müssen. Als ich 1973 in die Bildungspolitik überwechselte, waren die aktuellsten Bildungsstatistiken 6 Jahre alt; die amtlichen Zahlen für 1966 lagen gerade vor, als wir 1973 anfingen, Bildungspolitik zu machen. Ich bin tief betrübt darüber, daß die Volkszählung jetzt vielleicht nur als eine Taschenausgabe kommt und daß sie als zu teuer angesehen wird. Ich halte das für einen Fehlgriff erster Ordnung. Ich appelliere an den Gesetzgeber, jetzt zu handeln. Nur mit einer aktuellen und systematisch umfassenden Datenbasis auf der Grundlage einer Totalerhebung, die wir wirklich alle 10 Jahre brauchen, können wir vernünftige raumbezogene Politik verantwortlich fundieren. Wenn die Daten verkommen, dann kann man auch von der Wissenschaft nicht erwarten, daß sie Leistungen bringt. Empirisch orientierte Wissenschaft muß hier *ihre* Grundlagen finden können. Das Leben in der statistischen Nische, lassen Sie mich es einmal so sagen, läßt sich eine Weile ganz schön einrichten mit veralteten Daten. In der aktuellen ,,Wohnungsnot" sieht das dann allerdings anders aus. Vielleicht geht es um mehr. Vielleicht steckt dahinter auch die Angst der Gesellschaft vor ihrer eigenen zeitnahen Wirklichkeit. Raumordnung, aber ohne zeitnahe Wirklichkeit, ohne aktuelle Datenbasis braucht sich nicht zu wundern, wenn sie ihre Basis und ihre Relevanz verliert.

15

Raumordnung und Landesplanung begreife ich als eine Querschnittsaufgabe der Regierungsarbeit, als wesentliches Element einer Regierungspolitik, das ressortmäßig systematisch verankert sein muß. Ich begreife regionale Wirtschafts- und Strukturpolitik als eine Fachaufgabe, die gleichfalls ressortmäßig klar verankert werden muß. Sie sind weder identisch noch parallel, weder einander untergeordnet noch übergeordnet, sondern sie liegen quer zueinander. Sie müssen beide miteinander koordiniert werden in ihren Raumaspekten. Im Raumordnungsgesetz steht die Raumordnungsklausel, ,,es muß alles mit der Raumordnung abgestimmt werden". Ich halte dies für richtig. Nur reicht dieses allein noch nicht. Es gibt eben keine Organisation des politischen Prozesses, die eine solche Aufgabe der Koordinierung vollständig leistet. Da reicht nicht der bloße Hinweis auf die Verantwortung der Regierung als Kabinett, des Regierungschefs als Richtlinieninhaber für die Koordinierung der Politik insgesamt. Es ist dies keine abstrakte Aufgabe, alles mit jedem zu jeder Zeit unter jedem Aspekt zu koordinieren. Die Beamten leisten das immer, das ist völlig klar, zumindest in einem förmlichen Sinne. Die Mitzeichnungen kriegt man alle, da läßt sich die sog. Mitzeichnungslatte notfalls noch einmal sehr verlängern, und es dauert ein paar Monate länger. Der entscheidende politische Punkt liegt aber darin, ob es gelingt, die Aufmerksamkeit zu lenken auf die wesentlichen politischen Aufgaben, die jeweils in dem Zeitraum, der vor einem liegt, gelöst werden müssen. Das ist die politische Führungsaufgabe, der sich die Politiker verantwortlich selbst stellen müssen, bei der Problemanalyse wie der Lösung. Die beste Aufbau- und Ablauforganisation der Regierung und Verwaltung wird dies fördern, aber nicht ersetzen können.

Diese Aufgaben sind in den 80er Jahren andere, als sie es in den 70er und in den 60er Jahren waren, weil sich die Welt enorm gewandelt hat. Unser Feld für die Wirtschaft ist heute die Welt. Wir sind Teil der Weltwirtschaft, wir sind weltweit wirtschaftlich verflochten. Das Wort von den ,,Interdependenzen zwischen den Volkswirtschaften" stellt sich hierzu heute als begrifflicher Fehlgriff dar, so wie auch, was KARL SCHILLER in seiner Zeit als Bundeswirtschaftsminister sagte, ,,die offene Flanke unserer Volkswirtschaft" die Außenwirtschaft ist. Das ist heute keine Flanke mehr, die offen ist. Seinerzeit war es eine offene Flanke, als man noch die Grenzen zumachen konnte, als man den Wechselkurs kontrollieren konnte und Importe und Exporte kontrollieren konnte: mengenmäßig, zollmäßig, devisenmäßig, administrativ, wenigstens noch theoretisch. Heute sind wir integriert in Europa, wir sind im GATT, wir haben über das Europäische Währungssystem hinaus frei schwankende Wechselkurse und damit zugleich sehr enge Grenzen für eigenständige Zinspolitik.

Wir wissen, daß wir unsere wirtschaftliche Basis, Existenz und Wohlfahrt, nur sichern können, wenn wir uns dieser weltwirtschaftlichen Verflechtung wirklich stellen, rundum, im Handel, bei den Dienstleistungen, im Kapitalverkehr. Das heißt auch für immer mehr der kleinen und mittleren Gewerbeunternehmen, ihr Feld ist heute die Welt, nicht der lokale Markt. Von daher sind viele unserer Metaphern, mit denen wir uns über unsere wirtschaftliche Lage und die Möglichkeiten ihrer politischen Gestaltung verständigt haben, heute neu einzuschätzen.

XIV.

Lassen Sie mich schließlich nüchtern feststellen, daß meiner Ansicht nach die Neugliederungsdebatte der Bundesländer jetzt zum Abschluß gekommen ist. Endgültig, auch was das Grundgesetz angeht, was die Buchführung in der Verfassung angeht. Die Länder sind stark geworden, nicht zuletzt auch durch die Machtbalance zwischen Bundesregierung und gesetzgebenden Körperschaften im Bund während der sozial-liberalen Koalition seit 1969. Die Landespolitik in den Grenzen des einzelnen Landes hat heute ein höheres Gewicht als in den 50er und 60er Jahren erhalten. Hier ist eine verfassungspolitisch sehr kontrovers verlaufende

16

Entwicklung zu einem gewissen Abschluß gekommen. Gleichzeitig aber, und diese realen Vorgänge sollten nicht aus den Augen verloren werden, sind auch die großen flächendeckenden Wachstumsraten, die rasante Bevölkerungszunahme, die tiefgreifende Umverlagerung, auch bei der Industrieneuansiedlung, zu einem gewissen Abschluß gekommen. Die absoluten Bevölkerungsbewegungen, seien es Veränderungsraten oder Wanderungen, geben das z. Zt. nicht her. Die Infrastrukturausstattung ist nicht mehr so unterschiedlich. In Bildung, Verkehr, Gesundheit und Kultur ist hier auch ein Teil des Problemstaus und Reformdruckes aufgearbeitet worden. Wir sind in der Frage, was Einheitlichkeit der Lebensverhältnisse oder Gleichwertigkeit der Lebensverhältnisse angeht, heute überdies etwas nachdenklicher geworden. Beim Begriff des Einkommens, des monetären und des nichtmonetären Einkommens, habe ich schon versucht, dies zu beschreiben. Einheitlichkeit im Sinne eines gleichen verfügbaren Nettoeinkommens je Erwerbstätigen ist sicherlich überhaupt keine Zielgröße, von der man ausgehen kann. Ich glaube, daß die Kraft, dies zu reflektieren, in unserem Lande gewachsen ist. Daß wir stärker auf tatsächliche Gleichwertigkeit und nicht auf schlichte Einheitlichkeit setzen. Das ist nun keine Absage an das Gebot, im Bundesgebiet, ja auch europaweit, diese Fragen in einem Kontext zu sehen und zu lösen, das bedeutet keine Aufgabe dieser Zielkategorie. Ich meine, man muß diese Kategorie neu reflektieren, nicht schematisch formal gleichmacherisch, sondern differenzierend, bewertend im Sinne sozio-kultureller, sozio-ökonomischer, ökologisch verantworteter Bewertung der räumlichen Entwicklung von Wirtschaft, Gesellschaft und Staat.

XV.

Welchem Problem müssen wir uns jetzt zuwenden? Was wird das kommende Jahrzehnt charakterisieren? Ich will es mal in zwei Begriffen sagen: Wir haben heute *Mikroprobleme* zu lösen, viele Umweltprobleme, viele Probleme einer verkorksten Situation, wo etwas mißglückt ist, sei es nun in der Gebietsreform oder in anderen Fragen. Aber gleichzeitig müssen wir uns dabei stets dem *Weltmaßstab* stellen. Es ist nicht die Idylle der Bundesrepublik allein, die hier Antworten formulieren kann. Wir müssen auch die großräumigen Funktionen unserer Regierung im Weltzusammenhang stärker in den Vordergrund schieben, d. h. der Nord-Süd-Dialog, die Probleme mit den OPEC-Staaten, die Frage der Verteuerung der Energie und Rohstoffe, alles dieses schlägt jetzt *überall voll* durch. Es gibt bei diesen Wirkungen der Veränderung der Lage für die 80er Jahre keine Selektion, in der man sagen kann, der eine oder andere Raum bleibt verschont. Es trifft jetzt tendenziell alle, manche vielleicht etwas stärker. Im Ruhrgebiet erleben wir diese Umwertung besonders eindringlich. Die Renaissance der Kohle hat aus der sozialpolitischen Aufgabe der Versorgung der Bergarbeiter und der Schrumpfung eines viel zu teuren Wirtschaftszweiges jetzt wieder eine energiepolitische Aufgabe gemacht, dankenswerterweise mit Unterstützung der ganzen Republik. Was dieses an Standortumwertungen, an Raumfaktorumwertung für das Ruhrgebiet bedeutet, das erfahre ich täglich. Das Ruhrprogramm ist eine Antwort darauf, wie man als Bündelungspolitik verschiedene Ansätze zusammenführen kann, wie bei aller Sicherung des Montansektors mit seiner abnehmenden Dominanz die industrielle Basis durch Modernisierung und Diversifizierung gerade auf der Seite der kleinen und mittleren Unternehmen gestärkt werden kann.

Hinkt auch hier wissenschaftliches Denken nicht naturnotwendig in mancherlei Beziehung hinterher, was die Instrumente angeht? Wir müssen zu neuen Ufern kommen. Die Gemeinschaftsaufgabe regionaler Wirtschaftsstrukturverbesserung ist nach meiner Einschätzung weithin zu einem reinen Geldverteilungsinstrument verkommen, bei gleichzeitig geringer werdenden Summen und schrumpfender Effizienz.

17

XVI.

Ich möchte schließen mit einem Wort der Warnung vor raumbezogenem Defätismus. Ich meine, daß hier alte Industriegebiete zu neuen Kulturlandschaften werden können und werden sollten. Hier stellen sich Aufgaben, bei denen man im Ruhrgebiet heute schon sehen kann, was in Berlin gestern der Fall war und vielleicht morgen in München, Hamburg und Stuttgart auch der Fall sein kann. Eine Vielfalt, eine Differenzierung, die wirklich die Menschen außerhalb des Ruhrgebietes noch nicht voll zur Kenntnis genommen haben. Aber wer dort lebt, ist davon fasziniert, was es dort heute schon gibt. Hier spielt die Frage der produzierbaren Standortfaktoren hinein. Ich meine, daß hier die Hochschulgründungen noch stärker genutzt werden müssen, daß sie die Brücke sind, um Forschung und Technologie, Innovation und Qualifikation in die kleinen und mittleren Unternehmen hineinzubringen, in die Kommunen, in die Aufgabenlösung vor Ort, auf welcher Ebene immer.

Ich befürchte, daß heute die alten Industriegebiete und – ich füge hinzu – die alten Dienstleistungszentren zu den Problemgebieten der Zukunft zu werden drohen. Denn im Dienstleistungsbereich steht uns ja noch eine technische Revolution bevor, deren Ausmaß man heute erst in Ansätzen erkennen kann. Die These ist widerlegt, daß die Produktivität des tertiären Bereichs weder sinkt noch steigt, sondern daß sie konstant ist. Heute haben wir Bereiche, da kann die Produktivität, ob ich sie in Arbeitsproduktivität oder in Kapitalproduktivität messe, nur als ständig steigend angesehen werden. Ich meine die revolutionäre Verbilligung des Mikroprozessors, ja der ganzen Datenverarbeitungsmöglichkeiten. Das bringt auch neue Infrastrukturaufgaben in den Bereichen Telekommunikation und Informationssysteme, um diese universal sich entfaltende und auswirkende Basisinnovation zu nutzen. Das stellt auch der sektoralen Industriepolitik neue Aufgaben.

XVII.

Zusammengefaßt kann man sagen, nicht mehr die Defizitanalyse der vergangenen Jahre, sozusagen die Ausstattungsunterschiede zwischen Regionen, kann die Meßlatte sein, auch nicht die direkte Kontrolle, sozusagen Anordnung, Subordination, Hoheitsstaat, sondern vielmehr indirekte Beeinflussung und Angebote. Subsidien sind da begrenzt, weil der Haushalt sie nicht hergibt in beliebigem Umfang, wenn die Standortfaktoren beliebig vermehrbar bzw. beliebig produzierbar werden. Wir müssen uns auf Chancenstärkung, auf Anreize konzentrieren, müssen dabei beachten, daß Ziele nur operationalisiert werden können, wenn Instrumente und Maßnahmen auch verfügbar sind. Wir haben es nicht mehr mit Maßnahmen zu tun, die auf einen geschlossenen Raum wirken, wo die Raumwirksamkeit an der Grenze haltmacht, sondern wir beobachten eine Entgrenzung der Raumwirksamkeit unserer Politik. Das, was in Niedersachsen oder in Nordrhein-Westfalen geschieht, wirkt auch in die Niederlande hinein. In Nordrhein-Westfalen wohnen heute schon 140 000 Niederländer. Hier hat also jene Entgrenzung schon Platz gegriffen, die wir noch nicht voll im Bewußtsein aufgenommen haben.

Lassen Sie mich schließen. Die Koordinationsaufgabe raumbezogener Politik zwischen Raumordnung und Landesplanung einerseits und regionaler Wirtschafts- und Strukturpolitik andererseits ist nicht technokratisch zu lösen, sie ist eine politische Integrationsaufgabe erster Ordnung, sie muß Kulturpolitik einschließen, sie muß die Bewußtseinslage, die Bewertungsmuster, die die jungen Menschen heute an uns legen, mit berücksichtigen. Ich sehe große Chancen darin, daß wir von dem Größensyndrom, der großtechnischen Lösung aller Probleme herunterkommen, wenn wir es schaffen, die Kraft zu gewinnen, die neue Technik auch als das zu begreifen, was sie wirklich ist, nämlich als Chance. So wie der Elektromotor seinerzeit das Handwerk vor der Marx'schen Kapitalakkumulation gerettet hat, so wird die Mikroelektronik oder der Mikroprozessor heute für die kleinen und mittleren Unternehmen, aber auch für den einzelnen Bürger einen Freiheitsraum absichern helfen können, zur Existenzsicherheit und sozialen Vielfalt beitragen können, Faktoren, die nicht zu unterschätzen sind. Ich appelliere an alle, die es angeht, und das sind nicht nur die Raumordner und Landesplaner, nicht nur die Wirtschaftspolitiker, sondern eben auch die Bildungspolitiker, die Wissenschaftler, die Techniker, daß wir eine Anstrengung machen, diese gewaltigen Chancen einer dezentralisierenden Lebens-, Wirtschafts- und Arbeitsweise verstärkt zu nutzen. Dies ist also wohl nicht die Zeit der großen Strategien, sondern der vielen verschiedenen, intelligent zu nutzenden Ansatzpunkte, wo Dinge zu machen sind, die nicht in erster Linie Geld kosten, sondern die den Grips fordern. Und die sind nicht a priori etwa nach Branchen oder Betriebsgrößen zu sortieren, sondern hier zählt nur das unternehmerische Produktionsprogramm, die Managementleistung im Mitbestimmungskonsens.

Die Qualifikation, die unser Volk inzwischen erreicht hat, die Wissenschaft und Forschung in Grundlagen und Anwendung ebenso wie die neue Durchmischung von Unternehmen und Betrieben ganz unterschiedlicher Größe stellen hier eine günstige Ausgangslage dar. Anpassungsfähigkeit und Flexibilität unserer Wirtschaft und Gesellschaft sind unter Beweis gestellt worden, das Problem der Heimatvertriebenen und der wirtschaftlichen Teilung unseres Landes zu überwinden, die Gastarbeiter aufzunehmen. Diese Tugenden sollten auch die neuen Herausforderungen für die räumliche Politik in Chancen ummünzen.

Referat Dr. Jürgen Westphal
Minister für Wirtschaft und Verkehr des Landes Schleswig-Holstein

Landesentwicklung durch Regionalpolitik

Seit dem Überwinden der Rezession von 1973–1975 sind regionalpolitische Grundsatzfragen wieder Gegenstand vielfältiger öffentlicher Diskussionen geworden. Ich freue mich, daß ich zu diesem Thema vor Ihnen sprechen kann, denn Ihre Akademie ist immer ein Treffpunkt für einen regen Meinungsaustausch außerhalb der parteipolitischen Auseinandersetzungen gewesen. Ich glaube, wir brauchen das, auch wir, die wir als Politiker zu Ihnen sprechen und damit natürlich bestimmte politische Grundsätze vertreten.

1. Anschließend an die Ausführungen von Herrn Kollegen JOCHIMSEN möchte ich zunächst etwas zur *wirtschaftspolitischen Aufgabenteilung zwischen Bund und Ländern* sagen. Ich halte das für nötig, weil die Tatbestände der Mischfinanzierungen mehr noch als die Gemeinschaftsaufgabe selbst dazu geführt haben, daß man eigentlich nicht mehr weiß, wo die originäre Zuständigkeit des einen oder des anderen liegt. Wir erleben etwas Ähnliches auch im Verhältnis zwischen Ländern und Gemeinden.

Die wirtschaftspolitische Arbeitsteilung in der Bundesrepublik ergibt sich letztlich aus dem Grundgesetz. Konjunkturpolitik, Wachstums- und Sektoralpolitik liegen in der Verantwortung der Bundesregierung, die regionale Wirtschaftspolitik und die Raumordnung liegen in der Verantwortung der Länder. Erst 20 Jahre nach Inkrafttreten des Grundgesetzes und immer noch einige Jahre nach dem Bundesraumordnungsgesetz wurde die wirtschaftspolitische Arbeitsteilung durch Gesetze fixiert, und zwar durch das Gemeinschaftsaufgabengesetz und das Investitionszulagengesetz von 1969 sowie durch das Zonenrandförderungsgesetz von 1971.

In der Wirklichkeit ist die zunächst sauber erscheinende Aufgabenteilung zwischen Bund und Ländern nie streng eingehalten worden. Faktisch hat es immer eine *Vermischung der Aufgaben* gegeben. Interessant ist, daß trotz der Diskussion über die Mischfinanzierung die Mischfinanzierungstatbestände in den letzten Jahren umfangreicher geworden sind und wir gerade im letzten Jahr eine Fülle von neuen Mischfinanzierungen, diesmal von seiten des Bundes, erlebt haben. Auf der anderen Seite begann eine ganze Anzahl von Ländern einen generellen Kampf gegen die Mischfinanzierungen. Die heutige Vermischung der Zuständigkeiten ist sicher zum Teil unnötig, zum Teil ist sie aber nur Ausdruck der Verflechtung zwischen Bund und Ländern, die in einem einheitlichen Wirtschafts- und Währungsgebiet unvermeidlich ist.

Bei der Gemeinschaftsaufgabe „Verbesserung der regionalen Wirtschaftsstruktur" wird mit dem Bund zusammen geplant, und der Bund stellt die Hälfte der Haushaltsmittel bereit. Bei den Konjunkturprogrammen, um ein Gegenbeispiel aus dem kurzfristigen Bereich zu nennen, ist der Bund Träger und Veranlasser. Aber auch hier wirken die Länder und die Gemeinden im erheblichen Maße mit. Beim sogenannten 16-Milliarden-Programm haben die Länder 22 v. H. der Gesamtkosten und die Gemeinden immerhin 13 v. H. der Gesamtkosten getragen. Hier wird also eine Aufgabe, die eigentlich dem Bund zukommt, nicht nur in der Durchführung, was notwendig ist, sondern auch in der Finanzierung mit Ländern und Gemeinden geteilt, ein Zeichen dafür, wie Sondersituationen dazu führen, daß an sich anerkannte Grundsätze nicht beachtet werden.

Wir müssen aber festhalten, daß *die Länder verantwortlich* sind *für die regionalen wirtschaftlichen Verhältnisse.* Die Entwicklungsperspektiven müssen in den Ländern so zugeschnitten und verwirklicht werden, daß die Lebens- und Arbeitsbedingungen für die Bevölkerung gleichwertig in der ganzen Bundesrepublik sind. Dieses Wort „gleichwertig" schließt eine Menge von den Dingen ein, die Herr Kollege JOCHIMSEN erwähnt hat, auch die Freizeit und die Wohnbedingungen.

Für die heutige Ausprägung der Regionalpolitik waren die Erfahrungen der ersten Rezession der Jahre 1966 und 1967 unmittelbar wichtig. Die konjunkturpolitische Antwort war die Neuformulierung des Art. 109 des Grundgesetzes, womit die Konjunkturprogramme begründet wurden. *Die regionalpolitische Antwort* war die Einfügung des Art. 91a in das Grundgesetz mit der Schaffung der Gemeinschaftsaufgaben. Die schon erwähnte Gesetzgebung brachte die ganze Regionalpolitik von Bund und Ländern unter ein einheitliches Dach. Man kann natürlich fragen, ob die Gesetze, die die Antwort auf Probleme der 60er Jahre waren, auch richtig für die Zukunft sind. Schon in den 70er Jahren ist dies zweifelhaft geworden.

Ich möchte aber festhalten: Grundsätzlich sind die damals geschaffenen Instrumente auch noch heute brauchbar. Schwierigkeiten sollte man dabei nicht verschweigen, vor allem diejenigen nicht, die von vornherein in die Regionalpolitik eingebaut worden sind. Ich meine die Gleichbehandlung von zurückgebliebenen Gebieten einerseits und von Gebieten, die vom Strukturwandel besonders bedroht und betroffen sind, andererseits. Damit ist ein Dualismus in die Gemeinschaftsaufgabe hineingekommen, der uns bis heute beschäftigt.

2. Der *Raumordnung und Landesplanung* kommt das Verdienst zu, die regionale Wirtschaftspolitik durch das Bundesraumordnungsgesetz eingeleitet und vorbereitet zu haben. Es hat sich damit aber zwischen der Landesplanung, die auf feste Vorgaben angewiesen ist, und der regionalen Wirtschaftspolitik, die sich stark nach den Marktverhältnissen richten muß, ein gewisses Spannungsverhältnis ergeben. Die Landesplanung braucht für die Genehmigung von Flächennutzungsplänen Angaben über die Arbeitsplätze für 10 bis 15 Jahre. Unsere Landesplanung wundert sich immer sehr, wenn ich dazu sage, daß ich nicht in der Lage bin, derartige Angaben zu machen, und sie meint, dies läge an den unzureichenden Prognosemöglichkeiten meines Hauses. So langfristige regionale Arbeitsplatzangaben sind aber sehr unzuverlässig, und deshalb können sie besonders gefährlich sein.

Im allgemeinen jedoch funktioniert die *Zusammenarbeit* mit der Landesplanung recht gut. Man darf darüber hinaus auch einmal erwähnen, daß die Abgrenzung und das Konzept der regionalen Arbeitsmärkte, Herr Professor KLEMMER, eigentlich von der Regionalplanung entwickelt und in die Regionalpolitik hineingebracht worden sind. Auch die Bestimmung der Schwerpunkte im Rahmen der Gemeinschaftsaufgabe ist in der Regel in Abstimmung mit den jeweiligen Landesplanungen geschehen, wobei höchstens bei der Präferenzhöhe, die ja immer ein umstrittenes Thema sein wird, abweichende Einschätzungen festzustellen sind. Vielleicht könnte auch einmal die Raumordnung Dinge übernehmen, die die Regionalpolitik vorgedacht hat. Ich könnte mir vorstellen, daß die Ergebnisse der Neuabgrenzung für die Bildung der Schwerpunkträume in das fortzuschreibende Bundesraumordnungsprogramm übernommen werden. Zwei bisher unterschiedliche Gebietszuschnitte würde man damit zusammenbringen und gleichzeitig an einem wichtigen Punkt im Bundesraumordnungsprogramm klarstellen, daß die raumbezogene Politik in erster Linie Sache der Länder ist.

3. Ich möchte nun die Frage stellen, *wie weit eigentlich die Hoffnungen verwirklicht worden sind,* die man mit den eben genannten Gesetzen, insbesondere dem für die Gemeinschaftsaufgabe, verbunden hat. Zunächst hatte die Gemeinschaftsaufgabe einen verheißungsvollen Anfang. Sie hatte das Glück, daß ihr Start in die günstige Konjunktur zu Beginn der 70er Jahre hineinfiel. Die weitere Entwicklung hat zwar zu Enttäuschungen geführt, aber es sind doch ein Standard für den regionalen Wettbewerb, einigermaßen einheitliche Förderungsregelungen und damit Konkurrenzschutz für die finanziell schwächeren Länder geschaffen worden. Die Wettbewerbsbedingungen sind zwar immer wieder verletzt worden, aber völliges Freibeutertum würde doch sehr viel weitergehen. Die Gemeinschaftsauf-

gabe hat außerdem durch die Komplementärfinanzierung des Bundes erreicht, daß der Mittelaufwand für die regionale Wirtschaftsförderung gestiegen ist. Insgesamt ist eine Transparenz im Verhältnis zum Bund und vor allem zwischen den Ländern geschaffen worden wie für kaum ein anderes Gebiet der Politik. Den Nutzen davon haben alle: Verwaltungen, Parlamente und auch die Wirtschaft, die Hauptadressat dieser Leistungen ist.

Unter das Dach der Gemeinschaftsaufgabe ist aus bundespolitischen Gründen das *Zonenrandgebiet* als gesetzlich festgelegter Bestandteil der gemeinsamen Förderung gekommen. Das hätte man auch anders machen können. Man hätte neben eine wirtschaftliche eine rein politische Förderung stellen können, nur hätte es dann zwei Organisationsformen und möglicherweise zwei sich überlappende Arten von Förderung gegeben. Ich glaube, daß der jetzt gefundene einheitliche Förderungsrahmen besser ist. Wenn jemand zweifelnd fragt, ob denn eigentlich der ganze Zonenrandstreifen Fördergebiet sein muß, dann möchte ich darauf verweisen, daß die Länder bei der Auswahl der Schwerpunkte, aber auch bei der Verteilung der Mittel die Möglichkeit haben, innerhalb des Zonenrandgebietes zu differenzieren und die Förderung den regional unterschiedlichen Problemen anzupassen.

Die Einbeziehung der *Investitionszulage* in die Gemeinschaftsaufgabenförderung hat sich in den meisten Fällen als praktikabel und erfolgreich erwiesen. Sicher ist das wieder eine Mischfinanzierung. Ich weiß auch, daß der Erfolg der Investitionszulage kritisch beurteilt wird, aber mir ist kein System bekannt, das die Basisförderung besser bietet als sie.

4. Kann nun als *Ergebnis der Förderung* gesagt werden, daß es zu einem Ausgleich der regionalen Unterschiede in der Bundesrepublik gekommen ist?

Den Zahlen nach läßt sich das nicht behaupten. Aber wer vermag schon die Frage zu beantworten, ob und wie sich die Unterschiede vergrößert hätten, wenn man die regionale Wirtschaftsförderung nicht gehabt hätte? Es fehlt an den Maßstäben einer effizienten *Erfolgskontrolle*, da es bisher nicht gelungen ist, wissenschaftliche Erkenntnisse in die Verwaltungspraxis umzusetzen. Wenn man jetzt über Neuabgrenzung und Neuverteilung der Fördermittel spricht, sollte man aber auch die bisherigen Förderungsmaßnahmen einer Prüfung unterziehen.

Die bisherigen *Veränderungen der Fördergebiete* haben sich wohl auch wegen der Unsicherheit, die Gemeinschaftsaufgabe richtig beurteilen zu können, in Grenzen gehalten. 1975 gab es im wesentlichen nur Zuwächse bei Nordrhein-Westfalen und Verluste in Niedersachsen. Sonst veränderte sich bei der damaligen Neuabgrenzung relativ wenig. 1978 hat es dann auch – und ich sage das mit aller Vorsicht – eine nicht ganz systemgetreue Ausnahme durch die weitere Einbeziehung von Gebieten in Nordrhein-Westfalen gegeben.

Wenn man sich das *Mittelvolumen* ansieht, das für die gemeinsame Regionalpolitik normalerweise zur Verfügung steht, kann es einen nicht wundern, daß sie ihre Ziele nicht schon in den ersten 10 Jahren erreicht hat. Mit rd. 1,6 Mrd. DM Programmitteln und Investitionszulage zusammen kann am Sozialprodukt der Bundesrepublik Deutschland nicht viel bewegt werden. Damit lassen sich nicht einige hunderttausend Arbeitsplätze in den Fördergebieten neu schaffen, zumal ein erheblicher Teil der Programmittel in die Infrastrukturförderung geht.

Ich möchte hier, ohne das sehr zu vertiefen, einige Bemerkungen über die *Arbeitsplatzziele* in den Rahmenplänen einschieben. Zwischen den Zielvorgaben und dem, was durch die Förderung schließlich erreicht wird, besteht eine Differenz, die deutlich macht, daß man mit den schönsten Rahmenplänen eben nicht die Marktbedingungen in der Wirtschaft verändern kann. Man darf aber auch nicht folgern, daß die Gemeinschaftsaufgabe nicht zu gebrauchen ist, weil sie die Arbeitsplatzziele zahlenmäßig nicht erreicht. *Gesamtwirtschaftliche Einflüsse* überdecken die Förderung, Konjunkturprogramme sind häufig stärker. Dabei kann es leicht zu regionalen Effekten kommen, die den Zielen der Gemeinschaftsaufgabe entgegengerichtet sind. Die Wirkung der Gemeinschaftsaufgabe kann nicht isoliert betrachtet werden. Man weiß nicht genau, welche anderen Politiken gegenläufige oder verstärkende Wirkung ausüben. Hierzu gehört auch die *Verkehrspolitik*. In Schleswig-Holstein gibt es keine elektrifizierte Bundesbahnstrecke, und das vergleiche man mit Baden-Württemberg oder Nordrhein-Westfalen. Aber es gibt noch andere Fragen: die Energiepreise, die nach wie vor zwischen den Regionen sehr unterschiedlich sind, die Förderung des öffentlichen Personennahverkehrs und die Forschungsförderung. Allein in der Forschungsförderung werden jährlich über 2 Mrd. DM verteilt, und zwar regional sehr unterschiedlich.

5. Aber alle Hinweise auf Probleme, die von anderen Bereichen ausgehen, dürfen uns nicht von dem Versuch abhalten, die *Schwächen der Gemeinschaftsaufgabe* zu *beseitigen*. Nach Auffassung aller Länder ist die *Stellung des Bundes* zu stark. Ich habe mir sagen lassen, daß eine ähnliche Auffassung auch in den Planungsausschüssen der beiden anderen Gemeinschaftsaufgaben ,,Agrarstruktur'' und ,,Hochschulbau'' vertreten wird. Sie wissen, daß der Bund 11 von 22 Stimmen hat. Er kann jede Initiative der Länder unterbinden. Im Grunde kann nichts ohne ihn gemacht werden. Das Stimmenverhältnis entspricht zwar den Finanzierungsverhältnissen, aber ob das angesichts der verfassungsmäßigen Länderzuständigkeit die richtige Gewichtung ist, erscheint mir mehr als fraglich.

Eine weitere Schwäche der Gemeinschaftsaufgabe liegt darin, daß *zwei verschiedene Gebietskategorien* einbezogen sind. Sie selbst haben sich in der Juni-Tagung Ihrer Sektion II mit den strukturschwachen, zurückgebliebenen ländlichen Gebieten auf der einen Seite und denjenigen Gebieten auf der anderen Seite befaßt, die vom Strukturwandel betroffen oder bedroht sind. Diese zweite Gebietskategorie ist eigentlich von der Logik her für eine regionale Förderung kaum brauchbar, denn wo gäbe es keinen Strukturwandel? In der Regel handelt es sich um sektorale Probleme, die durch *Sondermaßnahmen* überwunden werden müssen, wie sie u. a. auch im Ruhrprogramm vorgesehen sind. Hier sind andere Probleme als im ländlichen Raum zu bewältigen, und darum müssen auch die Programme darauf zugeschnitten werden.

Wenn innerhalb eines Förderungssystems an einem Standort im *Ruhrgebiet* eine maximale Förderung von 15 % gegeben werden kann, dann sind natürlich Standorte im Bayerischen Wald, im Landesteil Schleswig und in Ostfriesland mit gleicher Maximalpräferenz überhaupt nicht mehr im Wettbewerb, weil die alten Industriegebiete Vorteile bieten können, die in ländlichen Räumen nicht vorhanden sind. Hier müßte getrennt werden, zumal es in den eigentlichen strukturschwachen Gebieten in den nächsten Jahren eine besonders große Erwerbspersonenzunahme geben wird. Die alten Industriegebiete haben mit dieser Frage in viel geringerem Maße zu tun.

Zusammenfassend möchte ich nach 10 Jahren gemeinsamer Regionalpolitik sagen: Die Erfolge sind nicht so eingetreten, wie ihre Väter es sich vorgestellt hatten. Die Tatsache aber, daß Bund und Länder zusammenarbeiten und sich nach wie vor gemeinsame Wettbewerbsbedingungen halten, rechtfertigt es, an der Gemeinschaftsaufgabe weiter zu bauen. Wir haben ein im großen und ganzen zwischen Bund und Ländern funktionierendes Instrument. Wir sind gut beraten, es nicht aus der Hand zu geben, auch wenn es nur mittelmäßig funktioniert, weil immer zu überlegen ist, was an seine Stelle treten würde. Es würde wahrscheinlich wieder der Zustand getrennter Länderförderungen wie vor der Gemeinschaftsaufgabe eintreten. Ich glaube nicht, daß dies für die Erreichung gleichwertiger Lebensverhältnisse in der Bundesrepublik nützlich und vernünftig wäre.

6. Bei den Lösungsvorschlägen gab es im vergangenen Jahr die *Initiative Niedersachsens* zur Änderung des Gemeinschaftsaufgabengesetzes. Wenn auch an einzelnen Punkten kritische Bemerkungen anzubringen sind, halte ich die Initiative im Grunde für berechtigt. Aber es muß jetzt zwischen den Ländern eingehend erörtert werden, was eigentlich in der schwer veränderbaren Form des Gesetzes geregelt werden muß und was den jeweiligen Rahmenplä-

nen überlassen werden kann. Dabei darf es nicht zu einer schrittweisen Abschaffung der Gemeinschaftsaufgabe kommen.

Die Idee der Trennung von sektoraler und regionaler Politik, die hinter der niedersächsischen Initiative stand, kann in der Praxis nicht immer sauber durchgeführt werden. Die Werftprobleme der Küstenländer oder die Kohleprobleme Nordrhein-Westfalens sind zwar sektorale Probleme, sie werfen aber zugleich regionale Fragen auf. Eine Grenze läßt sich schlecht durch ein Gesetz ziehen. Man sollte vielmehr auch im Rahmen der Regionalpolitik für die Bewältigung sektoraler Probleme mit Hilfe von Sondermaßnahmen Raum lassen.

Wenn der Handlungsspielraum der Länder erweitert wird, sollte es dabei bleiben, daß die Auswahl der Fördergebiete sowie Umfang und Verteilung der Fördermittel gemeinsam mit dem Bund beschlossen werden. Ich halte es aber nicht für notwendig, daß jede einzelne Präferenz gemeinsam festgelegt wird.

Herr Kollege JOCHIMSEN, ich bin nicht mit Ihnen der Meinung, daß in den letzten 10 Jahren die *Stellung der Länder im Verhältnis zum Bund* stärker geworden ist. Es mag optisch so scheinen durch die unterschiedliche politische Konstellation im Bundestag und im Bundesrat. Wenn Sie sich aber ansehen, in wie starkem Maße unsere Haushalte durch Mitfinanzierungsmittel des Bundes bestimmt werden und wie gering die Spielräume für eigene Initiativen sind, dann wird Ihnen deutlich werden, daß durch die immer stärkere Bindung der Länder an die Politik des Bundes unsere eigenen Kompetenzen laufend eingeengt worden sind. Ich glaube nicht, daß dies in unserer Welt, die der Vielfalt bedarf und sich laufend auf neue Probleme einstellen muß, die richtige Lösung ist.

Nur mit Vorsicht stelle ich hier, wenn ich über die *Reform der Gemeinschaftsaufgabe* spreche, die Frage, ob nicht die Mittel erhöht werden müßten. Zur Vorsicht bei dieser Frage zwingt einfach die Finanzlage aller öffentlichen Haushalte. Ich wäre schon froh, wenn es gelänge, die Kürzungen nicht ausgerechnet bei der Gemeinschaftsaufgabe einsetzen zu lassen. Die Länder haben dies zum Teil durch ihre eigene Kritik gefährdet. Selbstkritik ist ganz gut. Aber sie führt dazu, daß alle anderen, die weniger selbstkritisch waren, wahrscheinlich eine bessere Ausgangsposition beim Verhandeln mit den Finanzministern haben als diejenigen, die über die Verbesserung ihrer Politik nachgedacht haben.

Aus meiner siebenjährigen Praxis habe ich Ihnen einige Probleme erläutert, die die Gemeinschaftsaufgabe hat und die wir bewältigen wollen. Ich halte sie für ein brauchbares Instrument, das wir in verbesserter Form beibehalten sollten. Für diese Reformen sind Diskussionen, wie hier vor Ihrer Akademie, nützlich. Vielleicht regen sie Überlegungen an, die wir für unsere Arbeit gebrauchen können.

Referat Dr. Egbert Möcklinghoff
Minister des Innern des Landes Niedersachsen

Perspektiven räumlicher Planungen – Zusammenarbeit zwischen der Landesplanung und den Fachplanungen

Die Raumordnung befindet sich in einer Diskussion, an deren Ende wohl ein anderes Bild ihrer Inhalte und Instrumente und andere gesetzliche Regelungen stehen dürften, als wir sie heute noch vor uns sehen. Bevor einige Perspektiven künftiger räumlicher Planung aufzuzeigen sind, ist der Frage nachzugehen,

– wie sich dies alles entwickelt hat,

– welche Formen der Zusammenarbeit zwischen Landesplanung und Fachplanungen entstanden sind,

– warum sie so und nicht anders sich entwickelten, um so – rückwärtsblickend – eben doch vorwärtszuschauen.

Es scheint das Kennzeichen der historischen Entwicklung der Fachplanungen zu sein, daß an ihrem Beginn vorwiegend die Engpaß- und Mängelbeseitigung im Vordergrund stand. Obwohl die einzelnen fachlichen Maßnahmen für die Zukunft geplant wurden, wurden wichtige Nebenwirkungen auf andere Fachplanungen und langfristige Konsequenzen für die gesamte Raumentwicklung nur selten in die einzelplanerischen Überlegungen einbezogen. Das Beispiel der Entstehung der Bergarbeitersiedlungen und der Aufschüttung der Halden in unmittelbarer Nachbarschaft ist repräsentativ für ein fachbezogenes Planen und Handeln, das im wesentlichen nur von e i n e m , nämlich in diesem Fall von dem Anliegen nach räumlicher Nähe zu den Zechen geprägt worden ist.

Fehlende Koordinierung mit anderen Faktoren – in dem konkreten Falle z. B. mit einer umweltverbessernden Grünflächenplanung – führte dazu, daß Konflikte des vielfältigen fachlichen Wirkens untereinander nicht rechtzeitig sichtbar gemacht wurden. Um so unvermittelter traten die Nutzungskonflikte auf, die durch dieses unkoordinierte Nebeneinander, durch die ausgeprägte Eigensicht der Fachplanungen entstanden waren.

Hier nun lag einer der wesentlichen Ansatzpunkte der Raumordnung. Es leuchtet ein, daß sie in denjenigen Räumen ihren Anfang nahm, in denen die Nutzungskonkurrenzen am größten und daher das Koordinationsbedürfnis am dringendsten war. Das waren die stark verdichteten Räume, wie z. B. das Ruhrgebiet. Hier stellten vor allem die industrielle Entwicklung, die notwendige verkehrsmäßige Erschließung, die intensive Wohnbautätigkeit unterschiedliche, sich zum Teil gegenseitig ausschließende Ansprüche an den Raum. Diese Ansprüche auszugleichen und sie so in einer Gesamtkonzeption zusammenzuführen, daß einerseits das Wohl des Ganzen gewahrt blieb, andererseits die Funktionsfähigkeit der einzelnen Fachplanungen sichergestellt werden konnte, das waren die Aufgaben, die man fortan der neuen, fachübergreifenden Landesplanung zuerkannte.

Die so verstandene Landesplanung konnte wiederum nur erfolgreich sein, wenn sie auf der Einsicht aller mit der öffentlichen Planung befaßten Stellen aufbaute. Landesplanung konnte daher keine eigenständige Planung sein, sondern sie war das Ergebnis der Bemühungen aller am Raumgeschehen Beteiligter um eine funktionsfähige, lebenswerte Umwelt. Der Landesplaner war damit weder Erster noch Gleicher unter Gleichen. Seine Position war die des „empfehlenden Schiedsmannes"; die konkret im Raum handelnden Akteure waren die Fachplanungen.

Der Landesplaner war gehalten, die Ziele der Raumordnung und Landesplanung weitgehend mit dem „Mittel der Überzeugung" durchzusetzen. Allein durch ein weitreichendes Einvernehmen mit den Fachplanungen konnte erreicht werden, daß die Fachplanungen die von ihnen allen, unter „Federführung" des Landesplaners, erarbeitete Gesamtkonzeption auch mittrugen und ihre Verwirklichung anstrebten.

Die darauf angelegten Instrumente und Verfahren der Landesplanung waren jedoch nur solange erfolgreich, wie die Konkurrenten in den Nutzungsansprüchen willig der Regelungskompetenz der Landesplanung folgten. Besonders die nach dem Zweiten Weltkrieg einsetzende raumstrukturelle Entwicklung forderte auch neue Wege zu einer ausgewogenen Landesentwicklung. Ein geradezu explosiver Wirtschaftsaufschwung, der immense Flüchtlingszustrom, die gewaltige Wohnbautätigkeit, der verstärkte Zustrom der Menschen in die traditionellen Ballungsräume, die erhöhte Mobilität der Bevölkerung, die Zunahme des Kraftverkehrs, die erheblich ausgeweitete Freizeit, diese und weitere Faktoren führten zu einem generellen Anstieg der Nutzungsansprüche und verstärkten gleichzeitig die raumstrukturellen Unterschiede in der Bundesrepublik.

Die Notwendigkeit einer einheitlichen Grundlage für die in den einzelnen Bundesländern sehr unterschiedlich entwickelte Landesplanung wurde offensichtlich. Das Inkrafttreten des Bundesraumordnungsgesetzes stellt einen ersten Höhepunkt der Landesplanung dar, mit dem erstmalig eine bundeseinheitliche Kodifizierung und Institutionalisierung von Raumordnung und Landesplanung gelungen war.

Damit war der Weg frei für eine Verankerung der raumordnerischen Ziele in verbindlichen Raumordnungsprogrammen und -plänen, die über entsprechend ausgebildete Instrumente verwirklicht werden sollten. Alle raumbedeutsamen Planungen und Maßnahmen sollten in ein umfassendes und differenziertes Planungssystem integriert werden, das sich nicht mehr auf die bloße Koordination der Raumansprüche beschränken sollte.

Landesplanung als fachübergreifende Aufgabe, die mit eigenständigen Zielen die räumliche Entwicklung des Landes selbst beeinflußt, dieses Aufgabenverständnis sollte fortan der Landesplanung die Richtung weisen. Gleichwertigkeit der Lebensbedingungen, Abbau großräumiger Disparitäten, größere Wirksamkeit durch gezielten Einsatz der öffentlichen Mittel, diese und weitere Ziele machen das Anspruchsniveau deutlich, das geweckt wurde. Es herrschte eine nahezu euphorische Aufbruchstimmung für die „Planung", als stünde ein neues Zeitalter der Raumordnung und Landesplanung bevor, das den Schlüssel zur Lösung aller anstehenden räumlichen Probleme bereithielte. Dieser Anspruch mußte – weil überhöht und somit nicht erfüllbar – dann auch Ansatz für die bald einsetzende Kritik an den zur Perfektion neigenden Programmen und Plänen der Landesplanung werden.

Diese kurz umrissene historische Entwicklung hat eine bemerkenswerte Unterscheidung von Landesplanung zu Fachplanungen offenbart! Dem gut ausgebauten Planungssystem der Landesplanung stand zwar ein leistungsfähiges Durchführungsinstrumentarium der Fachplanungen gegenüber, was ihm aber fehlte, waren großräumige und insbesondere langfristige Konzeptionen sowie entsprechende Planungsverfahren, die die Einbindung der Fachplanungen in die Gesamtentwicklung sicherstellten.

Dieses Planungsdefizit ist im Laufe der Zeit in vielen wichtigen Fachgebieten abgebaut worden. In zahlreichen Fachgesetzen wurden speziell-fachliche Planungsinstrumente sowie die dazu erforderlichen Aufstellungs- und Abstimmungsverfahren – dies übrigens oft in Anlehnung an die raumordnungsrechtlichen Regelungen – einschließlich der Durchführungsmaßnahmen geregelt, und zwar umfassender und weitergehender, als dieses in einem rahmensetzenden Raumordnungsplan je geschehen könnte. Als Beispiele solcher „förmlicher" Fachplanungen können Verkehrspläne des Bundes und der Länder, Wasserwirtschaftliche Pläne, Krankenhausbedarfsplanung, Abfallbeseitigungspläne, Forstliche Rahmenpläne, Schulentwicklungspläne, Landschaftsrahmenpläne u. a. m. genannt werden.

Art und Umfang der Verbindlichkeit dieser gesetzlichen Fachplanungen ist durchaus unterschiedlich. Soweit Planfeststellungsverfahren durchgeführt werden (etwa bei Fernstraßenplanungen), sind die Ergebnisse allen gegenüber verbindlich und erzeugen Rechtswirkungen auch gegenüber den Bürgern. Anderen Planungen wird nur eine begrenzte Außenwirkung beigelegt, so z. B. den Abfallbeseitigungsplänen, in denen geeignete Standorte für die Abfallbeseitigungsanlagen festzulegen sind. Diese Festlegungen können für verbindlich erklärt werden, jedoch nur „für die Beseitigungspflichtigen". Und schließlich gibt es Planungen, die nur eine behördeninterne Bindung haben, wie beispielsweise die Landschaftsplanung. Sie sind als reine Fachpläne zu charakterisieren, die die Grundlage für die Tätigkeit und Beurteilung von Einzelvorhaben durch die zuständigen Fachbehörden bilden, denen jedoch keine weitergehende Verbindlichkeit zugestanden wird.

Dieses aus landesplanerischer Sicht zunächst begrüßenswerte Entstehen „verbesserter" Fachplanungen wirft jedoch für die Landesplanung neue Probleme auf:

– Schon die nunmehr differenzierten analytischen, prognostischen und maßnahmebezogenen Aussagen einzelner Fachplanungen erhöhen den Koordinationsaufwand beträchtlich.

– Darüber hinaus fördern die detaillierten Fachpläne und davon ausgehende Bindungen das Eigenleben der Fachplanungen, und dieses Eigenleben gestaltet die landesplanerische Koordinierung zunehmend schwieriger. Es erweist sich für die landesplanerische Koordinierung insbesondere dann als Nachteil, wenn die jeweilige Fachplanung sich plötzlich einer geänderten politischen Bewertung ausgesetzt sieht. Hierfür bietet sich als Beispiel die veränderte Konzeption beim Neubau von Fernstraßen an, dessen frühere, fast uneingeschränkte Priorität im Rahmen neuer politischer Rahmenbedingungen zurücktreten muß.

– Eine weitere Schwierigkeit für die landesplanerische Koordinierung geht von solchen Fachplanungen aus, die auf Grund ihres eigenen, voll entwickelten Planungs- und Durchführungsinstrumentariums versuchen, zur Landesplanung „auf Distanz" zu gehen, um sich dem „lästigen" Abwägungsprozeß zu entziehen, den die Landesplanung als Klammer ihnen auferlegt; denn Koordination bedeutet in den meisten Fällen auch Kompromiß, also Abstriche von originären fachlichen Zielen.

Anders als bei diesen gesetzlich abgesicherten Fachplanungen (man könnte sie auch als die traditionellen bezeichnen) gestaltet sich das Verhältnis der Raumordnung zu den sogenannten nichtförmlichen Fachplanungen, Fachplanungen, die im allgemeinen noch nicht oder nur in Teilbereichen kodifiziert sind. Sie beziehen sich oftmals auf Aufgaben, die eine hohe Aktualität haben oder relativ kurzfristig begonnen und bewältigt werden müssen. Beispiele dafür sind die zahlreichen Förderprogramme der einzelnen Länder, in Niedersachsen beispielsweise das „Fremdenverkehrsprogramm", oder andere Aufgabenplanungen wie „Freizeit und Erholung" oder die „Rohstoffsicherung". Nun sind diese Fachplanungen, denen als Grundlage für Investitionssteuerungen erhebliche faktische Bedeutung zukommen kann, mangels eigener Planverfahren und Rechtsverbindlichkeit eher bereit, ihre Planungen im Zuge des Aufstellungsverfahrens der Raumordnungsprogramme und -pläne in den Abwägungsprozeß einzubringen, um an der Bindungswirkung dieser Programme teilhaben zu können.

Der Landesplanung wiederum bietet sich die Chance, die vorhandene Bereitschaft zur Einordnung solcher Fachplanungen zu nutzen, um deren Einzelbelange so einzubinden, wie es eine Beurteilung erfordert, die sich an der Gesamtentwicklung zu orientieren hat. Allerdings besteht bei einigen dieser „jungen" Fachplanungen das Verlangen nach einer sehr weitgehenden Übernahme in die Raumordnungsprogramme und -pläne. Das könnte leicht zu einem Übergewicht solcher Fachplanungen in diesen Programmen führen, was mit einer auf Ausgleich der verschiedenen, also aller Rauminteressen bedachten Landesplanung nicht vereinbar wäre und daher unter Hinweis auf eine Ausgewogenheit der Fachplanungen untereinander möglichst abgewehrt werden sollte.

Diese Ausgewogenheit kann auch durch solche Fachplanungen bzw. raumwirksamen Förderprogramme gefährdet werden,
- denen eine hohe politische Bedeutung zugrunde liegt,
- denen der vorhandene eingespielte Mechanismus der Mittelverteilung ein besonderes Eigengewicht gibt oder
- die binnen kurzem eine hohe Raumwirksamkeit entfalten können.

Schließlich besteht bei den nichtförmlichen Fachplanungen die Tendenz, daß ihr Drang zur Übernahme in die landesplanerische Gesamtkonzeption dann abnimmt, wenn sie ihr eigenes planerisches und rechtliches Instrumentarium ausgebaut haben. Eine ,,Koordinationsbereitschaft nur auf Zeit'' steht jedoch dem Anspruch der Raumordnung als einer langfristigen und zusammenfassenden Planung entgegen. Aufgabe der Landesplanung ist es, diese – vielleicht zeitlich befristete – Koordinationsbereitschaft so zu nutzen, daß die betroffene Fachplanung in Erkennung des Vorteils an dieser Bereitschaft festhält.

Eine besonders schwierige Aufgabe stellt sich für die Landesplanung bei solchen Fachplanungen, die inhaltlich noch nicht ausdiskutiert sind, deren politischer Stellenwert daher auch noch nicht eindeutig bestimmt ist, so etwa der Bereich Ökologie. Neben dem Wunsch nach Teilhabe an rechtlicher Ausgestaltung der Raumordnung kommt hierbei insbesondere auf die Raumordnung die Notwendigkeit zu, den noch ungeklärten Stellenwert bei der Eingliederung solcher Fachplanungen in das Gesamtgefüge raumbedeutsamer Planungen festzulegen. Dies stellt sich als eine Art ,,Probelauf'' dar, bei dem die Fachplanung zwar gewinnen, die Landesplanung aber unter Umständen Schaden nehmen kann, nämlich dann, wenn sich eines Tages die Grundlagen der Planung als nicht ausreichend stabil erweisen.

Aus dieser Analyse der Fachplanungen können für die künftige Zusammenarbeit mit der Landesplanung folgende Schlußfolgerungen gezogen werden:

- Bei ausgereiften Fachplanungssystemen und der teilweise daraus entstandenen stärkeren Eigengesetzlichkeit steht die Forderung nach mehr Aufgeschlossenheit, nach mehr Veränderbarkeit der Fachplanungsziele im Vordergrund. Dazu sollten die Einwirkungsmöglichkeiten der Landesplanung schon bei wesentlichen fachplanerischen Grundsatzentscheidungen und schon während des Fachplanungsprozesses durch frühzeitige Kontakte verbessert werden.

- Bei Fachplanungen, die auf kurz- oder mittelfristige Realisierung angelegt sind, kann es langfristig gesehen zweckmäßig sein, in Raumordnungsprogrammen weitergehende Festsetzungen zu treffen. So können beispielsweise die Planungen für solche Bundesfernstraßen, die vom Bund z. Z. nicht favorisiert werden, durch entsprechende Trassenausweisungen zu sichern sein, weil sie aus der Sicht der Gesamtentwicklung auf lange Sicht für notwendig erachtet werden.

- Auch Fachplanungen, die sich noch im Aufbau befinden, sollten in die Raumordnungsprogramme integriert werden. Die bei der Landesplanung gebündelten Informationen über die Raumentwicklung sollten die Landesplanung dazu befähigen, Anstöße für zukünftige Konzeptionen einzelner Fachplanungen zu geben.

- Andererseits kann in der wirkungsvollen Berücksichtigung der nicht gesetzlich geregelten Fachplanungen in den Plänen oder Programmen der Raumordnung nicht nur die Chance gesehen werden, den Staat vor einer Flut perfekter, alles umfassender Fachplanungsgesetze zu bewahren. Auch ein zunehmend dichter werdendes Netz kodifizierter Fachplanungssysteme, mit dem de facto bald der Zustand eines flächendeckenden Planungsperfektionismus auf uns zukäme, könnte auf diese Weise vermieden werden.

Nach diesen speziellen Anforderungen an die Zusammenarbeit zwischen Landesplanung und Fachplanungen sind dazu noch einige grundsätzliche Fragen anzusprechen.

Der Begriff Fachplanung suggeriert einen fest umrissenen, kompakten, in seiner Struktur möglichst homogenen Fachplanungsbereich. Dies trifft aber nicht zu. Die technische, wirtschaftliche, die gesellschaftliche Entwicklung – weitere Ursachen sind denkbar – führen aber zu einer zunehmenden Differenzierung innerhalb dieser Fachplanungsbereiche. Dies möge ein Beispiel belegen.

Wenn heute von einem attraktiven Erholungsangebot gesprochen wird, so fallen darunter sowohl gut erschlossene Campingplätze als auch unbeeinträchtigte, abwechslungsreiche Landschaften oder einerseits hochwertige Erholungsinfrastruktur und andererseits Möglichkeiten zur ruhigen, naturnahen Erholung. Soll die daraus entstehende Differenzierung der Nutzungsansprüche in einer entsprechenden Kategorienvielfalt in den Raumordnungsprogrammen ihr Abbild finden?

Diese Frage ist um so dringender, als zu erwarten ist, daß in Zukunft immer wieder neue Bereiche innerhalb der Fachplanungen an Aktualität gewinnen. Vor 10 Jahren konnte man noch auf die Ausweisung von Vorrangstandorten für Großkraftwerke oder für großindustrielle Anlagen verzichten, deren Notwendigkeit heute unbestritten ist. So können in Zukunft kurzfristig andere Bereiche einen raumpolitischen Stellenwert erreichen, der entsprechende raumordnerische Zielaussagen und Festsetzungen erfordert. Welche Lösungsmöglichkeiten bestehen hier?

Die Aufgabe der Raumordnung und Landesplanung, Nutzungsansprüche der Fachplanungen zu koordinieren, abzuwägen und auszugleichen, macht es nicht erforderlich, daß sie die Detaillierung der Fachplanungen (bis auf wenige begründete Ausnahmen) nachvollzieht. Zwar ist heute weit verbreitet, von einem Bedeutungsverlust der Landesplanung zu sprechen. Die Rückbesinnung von Raumordnung und Landesplanung auf ihre eigentlichen Koordinierungsaufgaben und der rahmensetzende Charakter der Raumordnungspläne entsprechen mehr ihrem Wesen und werden daher auch zu ihrer Anerkennung beitragen. Keinesfalls werden Raumordnungspläne dadurch zu einem leeren Gerüst werden.

Ergebnis dieser Koordination muß ein rahmensetzendes Konzept sein, das einen konfliktfreien Vollzug der untereinander abgestimmten Fachplanungen im Raum ermöglichen soll, nicht aber zwingend erfordert. Eine so verstandene Rahmenplanung wird zur Leitlinie für die zukünftige Entwicklung, nicht aber unbedingt Zwang zur Erfüllung. Rahmenplanung bedeutet Verzicht auf eine Hierarchie der einzelnen Fachplanungen. Rahmenplanung bedeutet Offenhalten für neue Entwicklungen. Dazu ist es erforderlich, bei aller Unterschiedlichkeit der Fachplanungen und ihrer Raumansprüche sowie ihrer Raumauswirkungen, eine Ausgewogenheit der Fachplanungen zu erreichen.

In einen solchen Rahmen läßt sich dann auch eine Aufgabe einordnen, deren Bedeutung mit Recht immer mehr Aufmerksamkeit und Gewicht zuerkannt wird: der Schutz der Umwelt. Sie ist auf jeden Fall als fachübergreifende Aufgabe zu verstehen und bedarf, sofern es Methodik und Instrumentarium der Raumordnung betrifft, keines neuen und eigenständigen Instruments. Die gesamtplanerischen Vorteile der landesplanerischen Koordination lassen geradezu erwarten, daß Aspekte der Umweltverträglichkeit in die bewährten Verfahren wesentlich stärker als bisher einfließen müssen. Hier werden alle raumbedeutsamen Planungen zusammengeführt, hier werden alle Raum- und Umweltanforderungen und -auswirkungen sichtbar und damit überprüfbar gemacht.

Grundlage der landesplanerischen Koordination bleibt das Ziel der Verbesserung oder Wahrung der Lebensbedingungen. Neben diesem langfristig gesteckten Ziel nach genereller Verbesserung der Lebensbedingungen muß die Raumordnung und Landesplanung aber auch kurzfristig sich einstellenden Veränderungen Rechnung tragen. Das heißt nicht, daß jede neue Planungspräferenz in den Vordergrund gerückt wird. Waren es vorgestern die erhöhte Siedlungsverdichtung, gestern die strukturschwachen Räume, heute die innovationsorientierte Regionalpolitik, so könnte es morgen wieder etwas Neues sein. Jede dieser einzelnen Entwicklungsvorstellungen kann ein wichtiger Bestandteil der Raumordnungspolitik sein. Nur kann man sich oftmals des Eindrucks nicht erwehren, daß Raumordnung, mangels abgeklärter Position, versuchte, vom Aufwind aktueller Aufgabenstellungen zu profitieren. Dies ist so lange legitim, wie nicht andere für die Raumentwicklung gleichbedeutende Planungsbereiche im Gesamtgefüge der Raumordnung ungerechtfertigt geschmälert werden. Ein treffendes Beispiel dazu ist die Diskussion um den sogenannten „Ländlichen Raum". Diese intensive Diskussion, die in Niedersachsen dazu geführt hat, daß im Entwurf des LROP dazu eigene Ziele entwickelt worden sind, darf nicht dazu verleiten, die besonderen raumordnerischen Aufgaben der Ordnungsräume zu vernachlässigen.

Innerhalb der Raumordnung darf es keine dominante Kategorie oder Idee geben. Zu sehr in zu kurzen Abständen haben sich diese dominanten Ideen gewandelt, was der Glaubwürdigkeit der Raumordnung nicht immer gut tat.

Landesplanung muß auch noch aus einem anderen entscheidenden Grund Rahmenplanung bleiben. Die in zurückliegender Zeit stark ausgeprägte Überzeugung vieler Planer, aber auch so mancher Politiker, die meisten Lebensbereiche seien auch langfristig planbar, erweckte beim Bürger den Eindruck, daß seine Initiative nicht sonderlich hoch im Kurs stand, weil der Staat ihm – teilweise sehr detailliert – vorschrieb, was gut und was schlecht für ihn sei. Die Unzufriedenheit des Bürgers artikulierte sich sehr nachhaltig. Die große Zahl der Bürgerinitiativen ist nur ein Beweis dafür. Hier kann die Landesplanung, anstatt Zielscheibe der Kritik am Staat zu sein, eine Hilfe anbieten. Als rahmensetzende Planung ist sie in der Lage, auf Grund ihrer zusammenfassenden Darstellung einzelner Fachplanungen deren Zusammenhänge deutlich zu machen; Zusammenhänge, die bei isolierter Darstellung der jeweiligen Fachplanungen womöglich zu kurz kommen.

Inwieweit bei der landesplanerischen Koordination der Bürger selbst angesprochen werden kann, ist hier nicht das Thema. Vielmehr sollten die Fachplanungen dann aufgerufen werden, angesichts der fortschreitenden Intensivierung der Diskussion mit dem Bürger, z. B. diese oder jene Standortentscheidung nicht nur im fachplanerischen, sondern auch im gesamtplanerischen Rahmen darzustellen.

Allerdings gewinnt das Verhältnis von Landesplanung und Fachplanung zum Bürger dann eine zusätzliche Dimension, wenn in diese Betrachtung die Rücksicht auf die eigene Planungsbeweglichkeit der Gemeinden hineingenommen wird. Erweiterung dieses Handlungsspielraumes, das sollte ein wesentliches Anliegen der Landesplanung insbesondere bei der Koordination der Fachplanungen sein.

Die Überschaubarkeit der Gemeindeebene bietet dem Bürger am ehesten die vielfältigsten Möglichkeiten, an der Gestaltung seines Lebensraumes aktiv mitzuwirken. Der Bürger kann die Planungen und Maßnahmen, die seinen unmittelbaren Lebensraum betreffen, sicherlich besser nachvollziehen, als die Entscheidungen, die auf den übergeordneten Ebenen getroffen werden. Weil auf der Ebene der Gemeinde m. E. der Bürger aus unmittelbarer Nähe die Gründe und Anlässe zu den Entscheidungen erkennen kann, ist die Gemeinde für den Bürger der nächstgelegene und damit erste Gesprächspartner. Sie ist Gesprächspartner für seine Anliegen, die er gegenüber der öffentlichen Hand, dem Staat, vorbringt. Andererseits ist die Gemeinde die Institution, die gegenüber dem Bürger unmittelbar das staatliche Gesamtinteresse darlegen kann.

Dieses für das Funktionieren unserer demokratischen Staatsform so wichtige Verhältnis zu stärken, ist eine Aufgabe, zu der auch die Landesplanung beitragen sollte.

Die Zusammenarbeit zwischen der Landesplanung und den Gemeinden beruht auf einer Wechselwirkung, auch Gegenstromprinzip genannt. Einerseits legt die Landesplanung den Gemeinden die zukünftige räumliche Entwicklung dar, wie sie auf Grund der landesplanerischen Koordination von allen an der Landesentwicklung beteiligten Planungsträgern angestrebt wird. Andererseits vertritt die Gemeinde ihre Zielvorstellungen zur räumlichen Entwicklung, wie sie – vertreten durch den Rat – von ihren Bürgern artikuliert worden sind.

Diese Zusammenarbeit hat zum einen für die Gemeinde den großen Vorteil, daß sie mit untereinander abgestimmten Planungen und nicht mit – möglicherweise widersprüchlichen – Partikularinteressen konfrontiert wird. Zum anderen besteht bei einem abgestimmten gesamträumlichen Konzept nicht die Gefahr, daß das Gesamtinteresse des Landes an einer ausgewogenen räumlichen Entwicklung dadurch unterlaufen wird, daß die Gemeinde sich aus isolierten Einzelplanungen nur diejenigen heraussucht, die ihr gerade zusagen, und andere Fachplanungen, die für die Gesamtentwicklung mindestens gleich wichtig sind, vernachlässigt.

Die von Seiten der Gemeinden bisher vorgebrachte Kritik an überörtlicher Planung bezog sich zumeist auf zu enge Festlegungen. Begreiflich auch, daß der Hauptadressat dieser Kritik hauptsächlich die Landesplanung war, angesichts der durch sie zusammengefaßten Darstellung aller raumbedeutsamen Fachplanungen. Gleichwohl war die Landesplanung nicht immer betroffen, da die Fachplanungen selbst auf Grund detaillierter Aussagen und auf Grund eigenständiger Planungsinstrumente in den kommunalen Entscheidungsraum – mitunter einschneidend – hineinwirken.

In Niedersachsen soll deshalb der planerische Entscheidungsspielraum der Gemeinden nachhaltig gestärkt werden, indem detaillierte Aussagen zur Siedlungsentwicklung im Entwurf des Niedersächsischen Landes-Raumordnungsprogramms entweder zurückgenommen oder entschärft werden. Hierdurch besteht eine verbesserte Chance auf gleichberechtigte Partnerschaft zwischen den Gemeinden und der Landesplanung; eine Partnerschaft, die nicht mehr Bindung für alle Beteiligten als notwendig erfordert; eine Partnerschaft, die auch die Einordnung aller in das gemeinsame Ganze fördert.

Angesichts solcher globaler überörtlicher Raumordnungsziele zur Siedlungsentwicklung könnte bei oberflächlicher Betrachtung nunmehr die Befürchtung aufkommen, daß die Ziele einzelner Fachplanungen durch die sich stärker entfaltenden Vorstellungen der Gemeinden über ihre siedlungsstrukturelle Entwicklung beeinträchtigt werden. So könnte beispielsweise eine Ausweitung gewachsener Siedlungsbereiche den Anforderungen an eine ungestörte Landschaft entgegenstehen.

Um dem entgegenzuwirken, könnten die Fachplanungen darauf drängen, daß ihre Belange in Zukunft noch stärker durch entsprechende Festlegungen der Raumordnung zur Geltung kommen. Dieser Versuchung, so zu verfahren, sollte sich jedoch die Raumordnung nicht aussetzen. Zwar erscheint auf den ersten Blick die Landesplanung durch einige Fachpläne oder durch entsprechende Fachaussagen in den Programmen dieser Versuchung nachzugehen. Bei genauerer Betrachtung dieser Entwicklung ist jedoch festzustellen, daß die Raumordnung sich überwiegend auf solche Aussagen beschränkt, die unbedingt zur Sicherung der Lebensgrundlagen und spezifischen Entwicklungsmöglichkeiten notwendig sind.

Daß dennoch im Entwurf für das neue Niedersächsische Landes-Raumordnungsprogramm derartige Aussagen quantitativ wie auch qualitativ an Umfang gewonnen haben, ist nicht so sehr auf die erheblich gestiegenen Raumansprüche, als vielmehr auf die sich durchsetzenden Erkenntnisse zurückzuführen, daß in den verschiedenen Fachbereichen eine Sicherung z. B. von Rohstofflagerstätten, ökologisch wichtigen Gebieten, landschaftlich wertvollen Räumen unumgänglich wird. Jedoch sollten auch hier in ihrer Detaillierung zu weitgehende Anforderungen der Fachplanungen an die Raumordnung abgewehrt werden. Im Hinblick auf den kommunalen Entscheidungsspielraum sollte die Raumordnung nicht auf halbem Wege stehen bleiben, sondern vielmehr die gleiche Zurückhaltung wie bei siedlungsstrukturellen Zielen, auch bei den fachplanerischen Aussagen innerhalb der Raumordnungskonzeptionen an den Tag legen. Auch hierbei kann die Landesplanung in Zukunft die entscheidende Rolle des Koordinators zwischen der gemeindlichen Entwicklung und den Anforderungen der Fachplanungen wahrnehmen.

Die zahlreichen positiven Gesichtspunkte der Koordinierungsaufgabe der Landesplanung können u. a. aus den guten Erfahrungen abgeleitet werden, die in Niedersachsen wie auch in den meisten anderen Bundesländern mit den Raumordnungsverfahren gemacht wurden. Auch in einem Raumordnungsverfahren werden Ansprüche – nur diesmal bezogen auf ein bestimmtes Planungsprojekt – koordiniert, aufeinander abgestimmt und untereinander abgewogen. Hier ist die Landesplanung nie in den Verdacht einer Superplanung gekommen, da man ihre Aufgabe von jeher als sehr sinnvoll angesehen und auch den Entscheidungen unbestrittenen Rang zuerkannt hat. Nicht von ungefähr kann man diesen Erfolg daran messen, wieviele Planungsträger freiwillig für ihre Vorhaben die Durchführung von Raumordnungsverfahren wünschen. So kann man sich vorstellen, daß künftig bei der Aufstellung von Raumordnungsplänen auf regionaler Ebene noch wesentlich stärker als bisher – allein durch die Feinheit des Darstellungsmaßstabes – die Vielzahl der Fachplanungen, ähnlich gründlich wie im Raumordnungsverfahren, einem Koordinierungs- und Abwägungsprozeß unterzogen werden. Fachplanungen oder besondere fachliche Gesichtspunkte, wie aus dem Bereich des Umweltschutzes oder speziell der Ökologie, finden auf diese Weise eine stärkere Berücksichtigung und bekommen ein adäquates Gewicht eingeräumt. So aufgefaßt, werden auch die Pläne der Landesplanung Verständnis und Vertrauen der Fachplanungen erringen und besseres Zusammenwirken erreichen. Hiermit soll abschließend noch einmal deutlich werden, daß Raumordnung eine Aufgabe aller Verantwortlichen ist, von denen einer, die Landesplanung, lediglich die Federführung übernimmt. Es geht um die Bindung aller an ein Programm, an eine gemeinsame Entscheidung.

Damit wird die Landesplanung auch dem Ausgangspunkt gerecht: die Entwicklung des Landes und seiner Teilräume zum Besseren, zu besseren Lebensverhältnissen hinzuführen. Auch diese eminent politische Aufgabe ist nur zu bewältigen, wenn alle sich dem Ziel verpflichtet fühlen, das nur gemeinsam erarbeitet werden kann. Eine ausgewogene Landesentwicklung, die im Sinne des Raumordnungsgesetzes mehr als nur punktueller Fortschritt ist, braucht das Miteinander und die Gemeinsamkeit politischen Handelns. Und somit bilden Landesplanung und Fachplanungen letztlich eine Einheit, in der Landesplanung Aufgabe ist und nicht Institution.

Raumordnung und Landesplanung brauchen um ihre Anerkennung nicht zu bangen, wenn sie ihre Aufgaben ohne überzogene eigene Ansprüche im Sinne rahmensetzender Planung, koordinierend und abwägend mit dem nötigen Einfühlungsvermögen wahrnehmen. Und so gesehen, ist die Landesplanung inzwischen in unserem Staat unverzichtbar geworden!

Referat Ministerialdirektor Dr. Hans Hinrichs
Leiter der Abteilung Raumordnung und Städtebau des Bundesministeriums
für Raumordnung, Bauwesen und Städtebau

Raumordnung aus der Sicht des Bundes

I. Die räumliche Situation

Wie der Raumordnungsbericht 1978 der Bundesregierung aufzeigt, ist nach wie vor die räumliche Situation in der Bundesrepublik Deutschland in zweifacher Hinsicht durch Ungleichgewichte gekennzeichnet.

Einerseits sind trotz der raumordnerischen Einflußnahme und der Verbesserung der Infrastrukturversorgung die strukturschwachen ländlichen Gebiete hinsichtlich der Arbeitsmarktsituation als Problemgebiete anzusehen.

Auf der andere Seite – und darauf sei nachdrücklich hingewiesen – haben sich die Probleme der Verdichtungsräume wegen der zunehmenden Verflechtung mit dem Umland verschärft. So ist neben der großräumigen Wanderung eine Abwanderung aus den Städten in das Umland zu beobachten.

Was die strukturschwachen ländlichen Räume betrifft, so führt das dort vorhandene unzureichende Arbeitsplatzangebot zur Abwanderung von Erwerbspersonen. Dies gilt insbesondere für junge, ausbildungswillige und aufstiegsorientierte Bürger.

Wenn es auch bislang nicht möglich war, die regionalen Ungleichgewichte bei den Arbeits- und Erwerbsmöglichkeiten abzubauen, sollte nicht übersehen werden, daß die Raumordnungspolitik von Bund und Ländern wenigstens verhindert hat, daß die Entwicklung zwischen den benachteiligten Gebieten weiter auseinanderlief. Die Sicherung und Schaffung von Arbeitsplätzen, insbesondere in peripheren strukturschwachen Gebieten, ist daher als ein Schlüsselproblem der Raumordnungspolitik anzusehen.

In den Verdichtungsräumen wird die Stadt-Umland-Wanderung zu einem Problem. Ursache für diese Wanderung sind die ausgeprägten Unterschiede in den Wohn- und Wohnumfeldbedingungen. So sind mit der Einkommenssteigerung die Ansprüche an Wohnfläche, Ausstattung der Wohnung und an das Wohnumfeld gestiegen. Gleichzeitig haben sich die innerstädtischen Wohnverhältnisse durch zunehmenden Verkehrslärm und wachsende Abgasimmissionen verschlechtert.

Diese Faktoren haben – begünstigt durch das Bodenpreisgefälle zwischen Kernstädten und Umland – dazu geführt, daß Abwanderungen in die Stadtrandgebiete erfolgten. Die Folge dieses Prozesses sind steigende Pendlerströme zwischen Umland und Stadt; denn dort befinden sich die Arbeitsplätze und sind die zentralen Dienstleistungen angesiedelt.

Zwar ist die Abwanderung von Teilen der Wohnbevölkerung aus alten, wegen ihrer überhöhten Baudichte überlasteten Wohnquartieren vielfach die Voraussetzung für eine Verbesserung der Wohnqualität. Jedoch ist als problematisch der mit der Abwanderung einhergehende Ausleseprozeß anzusehen, der zu einer zunehmenden sozialen Entmischung führt. So haben Untersuchungen zu dem Ergebnis geführt, daß in erster Linie besser verdienende Haushalte und junge Menschen abwandern. In den älteren Wohngebieten mit unzureichenden Wohnverhältnissen bleiben die sozial Schwächeren – einkommensschwache Haushalte, ältere Menschen, kinderreiche Familien und Gastarbeiter – zurück. Die Folge dieser Entwicklung ist, daß die Erneuerungschancen der betroffenen Wohnquartiere sinken.

Aus raumordnerischer Sicht ist die Abwanderung dann bedenklich, wenn sie dazu führt, daß die Kernstädte ihre Funktion im Siedlungssystem als Träger hochwertiger Infrastruktureinrichtungen verlieren und mit der Abwanderung der Kaufkraft auch die zentralörtliche Funktion als Standort von Handel und Gewerbe teilweise einbüßen.

Die typischen Vorteile der Kernstädte als Standort qualifizierter Arbeitsplätze sowie vielfältiger Infrastruktureinrichtungen dürfen auch bei geringem Wirtschaftswachstum und Geburtendefiziten nicht verlorengehen.

Die Stadt-Umland-Wanderung ist aber auch für das Umland nicht unproblematisch. Denn der Wunsch nach mehr Wohnfläche, Wohneigentum und einem besseren Wohnumfeld führt im Umland vielfach zu einer extensiven Besiedlung und zunehmenden Umweltbelastungen. Eine derartige Entwicklung kann sehr schnell dazu führen, daß sich die Wohn- und Umweltbedingungen auch im Umland verschlechtern und jene Verdichtungsnachteile auftreten, denen die Abgewanderten entfliehen wollten. Gerade hier ist die Raumordnung aufgerufen, für eine Besiedlung zu sorgen, die Umweltbeeinträchtigungen so weit wie möglich vermeidet.

Die nur kurz aufgezeigten Probleme lassen erkennen, daß Raumordnungspolitik und Stadtentwicklungspolitik sehr eng miteinander verzahnt sind und nicht als selbständige Politikbereiche verstanden werden können. Im Gegenteil: Stadtentwicklungspolitik einschließlich der Wohnungsbaupolitik sind ein integraler Bestandteil der Raumordnungspolitik.

II. Ziele der Raumordnungspolitik

Die Grundsätze und Ziele der Raumordnung, wie sie im Bundesraumordnungsprogramm von 1975 konkretisiert sind, gelten nach Auffassung der Bundesregierung unverändert weiter. Ausgehend von dem gesellschaftspolitischen Leitziel, die Lebensqualität für alle Bürger zu verbessern, bleibt die Schaffung gleichwertiger Lebensbedingungen in allen Teilräumen Aufgabe der Raumordnungspolitik. Gleichwertigkeit der Lebensbedingungen bedeutet dabei nicht – und darauf sei, um jedem Mißverständnis vorzubeugen, nachdrücklich hingewiesen – Gleichartigkeit oder Gleichheit im Sinne einer Egalisierung. Für die Raumordnungspolitik kann die Schaffung gleichwertiger Lebensbedingungen nur heißen: Für die Bürger in allen Teilräumen der Bundesrepublik ein quantitativ und qualitativ angemessenes Angebot an Arbeitsplätzen, Wohnungs-, Bildungs- und Freizeitmöglichkeiten sowie an Infrastruktureinrichtungen in zumutbarer Entfernung zur Verfügung zu stellen und humane Umweltbedingungen zu gewährleisten. Dabei sind die natürlichen Gegebenheiten, die geschichtliche Tradition sowie die landsmannschaftliche Verbundenheit zu beachten.

Unter dem Eindruck des sich abschwächenden Wirtschaftswachstums und des verringerten Bevölkerungswachstums wird verschiedentlich die Zweckmäßigkeit dieser auf räumlichen und sozialen Ausgleich gerichteten Zielsetzung in Frage gestellt. So wird unter anderem gefordert, statt dessen von dem raumordnerischen Leitbild einer funktional-räumlichen Gliederung des Bundesgebiets auszugehen.

Ich habe derartige Überlegungen immer abgelehnt. Denn mit der Übernahme dieses Konzepts würden nicht nur die Leitziele der bisherigen Raumordnungspolitik von Bund und Ländern in Frage gestellt, sondern ins Gegenteil verkehrt. Denn dies würde unausweichlich eine ,,passive Sanierung" größerer Teilräume erforderlich machen. Wir werden allerdings überlegen müssen, ob in Zukunft jeder zentrale Ort die gleichen Einrichtungen erhalten muß oder ob nicht hier im Hinblick auf die geringen zur Verfügung stehenden Ressourcen eine Arbeitsteilung notwendig sein muß.

Die künftige Raumordnungspolitik wird jedenfalls drei Zielbereiche gleichzeitig verfolgen müssen:
1. Abbau der erwerbsstrukturellen Benachteiligungen, insbesondere in den peripheren, ländlichen Gebieten.
2. Sicherung einer gleichwertigen Infrastrukturversorgung.
3. Verbesserung der Wohn- und Umweltqualität in den Städten und Gemeinden.

III. Handlungsspielraum und Steuerungsleistung des Bundes

In Wissenschaft und Praxis wird gegenwärtig über die Instrumente und Durchsetzungsmöglichkeiten des Bundes im Bereich der Raumordnung sehr kontrovers diskutiert. Es werden neue Theorien begründet, wie die Bundesrepublik geordnet werden soll, welche Instrumente hierzu neu geschaffen, wie vorhandene geändert werden sollen und welche Räume hierzu neu abzugrenzen sind.

Die Politik, meine Damen und Herren, ist hier realistischer. Sie geht von dem verfassungsrechtlichen Rahmen und den Möglichkeiten des finanziellen Mitteleinsatzes aus, und letzterer wird sich sicherlich nicht verstärken.

Ein wesentlicher Punkt der Kritik bezieht sich nun auf die mangelnde Steuerungsleistung des Bundes hinsichtlich der räumlichen Verteilung der Mittel. Die Verteilung der Bundesmittel im Rahmen der Finanzhilfen folgt weitgehend dem Einwohnerschlüssel der Länder. Sicherlich könnte man sich einen anderen Bedarfsmaßstab vorstellen. Jedoch sollte nicht übersehen werden, daß der Bund – wie in dem Begriff der Finanzhilfen zum Ausdruck kommt – lediglich Hilfen für originäre Landesaufgaben gewährt und jede Änderung des Verteilerschlüssels – auch wenn sie aus raumordnerischer Sicht noch so sinnvoll erscheint – auf Widerstand stößt.

Die Möglichkeiten des Bundes, eine Änderung der räumlichen Mittelverteilung herbeizuführen, sind daher eng begrenzt. Damit soll nun nicht die Verantwortung des Bundes für die Verteilung raumrelevanter Mittel heruntergespielt werden. Im Gegenteil: Dort, wo der Bund eine originäre Zuständigkeit und Verantwortung besitzt, muß die Koordination zwischen Fachplanung und räumlichen Zielvorstellungen weiter verbessert werden.

Gerade weil es sich bei der Raumordnungspolitik um eine Querschnittsaufgabe handelt, darf nicht übersehen werden, daß vielfach die Raumordnungspolitik einerseits und die Fachpolitiken andererseits unterschiedliche Ziele verfolgen. Hierbei bedarf es bei jedem Einzelproblem des Ausgleichs zwischen fachpolitischen und raumordnungspolitischen Zielsetzungen.

Lassen Sie mich einige Schwerpunkte nennen, denen aus Bundessicht im Bereich der Raumordnung besondere Bedeutung zukommt.

1. Seit einiger Zeit ist im Bereich der regionalen Wirtschaftsförderung zu beobachten, daß die Zahl der neugegründeten und verlagerten Betriebe rückläufig ist. Investitionen, sowohl Rationalisierungs- als auch Erweiterungsinvestitionen, werden zunehmend am bisherigen Standort vorgenommen. Demgegenüber hat sich allerdings das Investitionsvolumen der im Rahmen der Gemeinschaftsaufgabe geförderten Einrichtungen, Verlagerungen und Erweiterungen erhöht. Meines Erachtens erscheint es nunmehr dringend erforderlich, die in den strukturschwachen Räumen ansässigen Unternehmen anpassungs- und entwicklungsfähig für den in den kommenden Jahren aller Voraussicht nach nicht schwächer, sondern verschärft ablaufenden Strukturwandel zu machen. Der Forschungs- und Technologieförderung zur Modernisierung der Wirtschaftsstruktur und Maßnahmen zur beruflichen

Qualifizierung der Arbeitnehmer in Unternehmen, die wegen des Strukturwandels Anpassungs- und Umstellungsprozesse durchlaufen, wird deshalb größere Bedeutung zukommen müssen.

Die im 9. Rahmenplan der Gemeinschaftsaufgabe „Verbesserung der regionalen Wirtschaftsstruktur" getroffene Regelung, wonach eine begrenzte Kumulierbarkeit der Investitionszulage für Forschungs- und Entwicklungsinvestitionen mit regionalen Fördermitteln möglich ist, stellt einen ersten Schritt in diese Richtung dar. Auch die im Rahmen der Neukonzeption des 10. Rahmenplans diskutierte Regelung, qualitativ hochwertige Arbeitsplätze, insbesondere im Managementbereich, zu fördern, trägt dieser Intention Rechnung.

Diese Förderungsformen stellen eine sinnvolle Ergänzung des von der Bundesregierung 1978 beschlossenen „Forschungs- und technologie-politischen Gesamtkonzepts für kleine und mittlere Unternehmen" dar. Mit diesem Konzept soll einerseits der Strukturwandel gefördert und damit die Leistungs- und Wettbewerbsfähigkeit der mittelständischen Wirtschaft gestärkt werden. Denn diese Unternehmen stellen nicht nur rund 60% der industriellen Arbeitsplätze, sondern sind in den strukturschwachen Gebieten die tragenden Pfeiler der Wirtschaftskraft. Andererseits soll mit diesem Programm einer weiteren Konzentration der Forschungs- und Technologieförderung in den Verdichtungsräumen begegnet werden. Allerdings wird sich die Frage stellen, ob nicht die Anzahl der Orte, die Förderschwerpunkte im Bereich der Gemeinschaftsaufgabe „Verbesserung der regionalen Wirtschaftsstruktur" sind, im Hinblick auf die geringen zur Verfügung stehenden Mittel und zur Verstärkung des Anreizes eingegrenzt werden müssen. Versuche des Bundes in dieser Richtung sind bisher am Widerstand der Beteiligten gescheitert. Und in diesem Zusammenhang noch ein Weiteres: Alle Bemühungen des Bundes im Rahmen der Gemeinschaftsaufgabe „Verbesserung der regionalen Wirtschaftsstruktur" müssen scheitern, wenn Gemeinden, die noch nicht von der Gemeinschaftsaufgabe „Verbesserung der regionalen Wirtschaftsstruktur" erfaßt sind, eigene Förderprogramme entwickeln.

2. Was die Infrastrukturpolitik angeht, so wurde diese in den vergangenen Jahren mit der Zielsetzung betrieben, räumliche Ungleichgewichte abzubauen. Inzwischen ist jedoch erkennbar, daß sich die räumlichen Unterschiede in der Infrastrukturausstattung wesentlich verringert haben. In peripheren, dünn besiedelten Gebieten kommt es deshalb langfristig darauf an, das erreichte Infrastrukturniveau trotz rückläufiger Einwohnerzahlen zu stabilisieren bzw. zu überlegen, wie durch neue Formen der Infrastruktur, z. B. der mobilen Infrastruktur und Mehrfachnutzung, das Versorgungsniveau für die Bevölkerung sichergestellt werden kann.

Eine Verschlechterung der Infrastrukturausstattung des ländlichen Raumes unter dem Gesichtspunkt des Bevölkerungsrückganges würde im Widerspruch zu dem Ziel stehen, gleichwertige Lebensbedingungen zu schaffen. Eine solche Situation würde vor allem die Standortbedingungen in dünner besiedelten Regionen für wirtschaftliche Unternehmen und Behördenstandorte ungünstig beeinflussen, was wiederum zu einer Schwächung der Wirtschaftskraft dieser Räume beiträgt und damit – ein Teufelskreis – Abwanderungstendenzen fördert.

3. Ein sehr wichtiges Instrument der Raumordnungspolitik des Bundes stellt der Verkehrswegebau, speziell der Fernstraßenbau dar. Wie Ihnen bekannt ist, wird die Bedarfsplanung für die Bundesfernstraßen alle fünf Jahre überprüft. Die letzte Überprüfung wurde in diesem Jahr abgeschlossen. Dabei wurden von der Raumordnung drei Ziele verfolgt.

a) Die Verbindungen aller zentralen Orte der gleichen Stufe sollen aus Gerechtigkeitsgründen möglichst gleichwertig sein. Um dieses Ziel zu verwirklichen, wurde im Einvernehmen mit den Ländern eine Karte der Ober- und Mittelzentren erarbeitet und eine Methode der Bestandsanalyse von Verkehrslage und Verbindungsqualitäten der zentralen Orte entwickelt. Grundlage hierfür war das Straßennetz, das im Jahre 1985 voraussichtlich bestehen wird.

Ich betrachte als einen großen Erfolg der Raumordnung, daß es im Einvernehmen mit dem Bundesminister für Verkehr und mit allen Ländern gelang, die Verkehrslage und die Verkehrsverbindungen jedes Ober- und Mittelzentrums zu seinem benachbarten zentralen Ort quantitativ zu bestimmen, so daß es möglich ist, Auswirkungen geplanter Straßenbauinvestitionen auf die Erreichbarkeitsverhältnisse im Bundesgebiet zu beurteilen.

b) Nach wie vor bleibt es ein wichtiges Ziel der Raumordnungspolitik des Bundes, die regionalwirtschaftliche Entwicklung strukturschwacher Gebiete durch eine gute Verkehrserschließung und -bedienung abzubauen.

Dieses klassische Ziel, die regionale Wirtschaftskraft durch den Fernstraßenbau zu verbessern, hat allerdings heute nur bedingt Gültigkeit. Denn neue Autobahnen können sowohl eine Abschöpfung von Kaufkraft als auch die Abwanderung qualifizierter Arbeitskräfte aus wirtschaftsschwachen Regionen bewirken. Im übrigen ist es angesichts des guten Ausbauzustandes unseres Fernstraßennetzes und somit der relativ schnellen Erreichbarkeit aller Zentren nicht verwunderlich, daß neue Fernstraßen nur noch selten einen nachweisbaren Einfluß auf die großräumige Standortwahl von Unternehmen haben.

c) Bei der Verkehrswegeplanung muß auf den Schutz von Natur und Landschaft mehr als bisher Bedacht genommen werden. Unterstützt durch das zunehmende Umweltbewußtsein der Bürger hat unser Ministerium bei der Überprüfung des Bedarfsplanes für den Bundesfernstraßenbau von Beginn an großes Gewicht darauf gelegt, daß auch die Umwelt- und Naturschutzbelange bei der Fernstraßenplanung berücksichtigt werden.

Da auch bei der besten Straßenplanung eine spürbare Umweltbeeinträchtigung nicht vermieden werden kann, wurde erstmals eine Karte der sogenannten umweltempfindlichen Räume erarbeitet. Diese Karte bildet eine wichtige Grundlage für die Beurteilung von neuen Straßenbauobjekten.

Die Raumordnung wird daher künftig nicht nur als Befürworter weiterer Fernstraßenobjekte auftreten. Sie wird in nicht wenigen Fällen auch zum Verzicht auf erwogene Straßenbauprojekte raten müssen. Insofern sind auch aus der Sicht der Raumordnung die Grenzen des weiteren Fernstraßenbaus erkennbar.

4. Wenn wir in der Raumordnung davon sprechen, daß in allen Teilräumen der Bundesrepublik gleichwertige Wohn- und Lebensbedingungen geschaffen werden sollen, so müssen wir hier auch die Wohnungspolitik mit in die Betrachtung einbeziehen. Ich will einige Beispiele von Versorgungsdisparitäten nennen und mich dabei auf Ergebnisse der Auswertung der Wohnungsstichprobe 1978 beziehen.

– Während die Durchschnittsfläche der Wohnungen aller Wohnungsinhaberhaushalte 80,4 m² beträgt, erreichen die Haushalte im Ruhrgebiet nur eine durchschnittliche Flächenversorgung von 69,7 m², in ländlichen Gebieten dagegen 89,7 m².

Verallgemeinernd kann man sagen, daß die Flächenversorgung der Haushalte in Verdichtungsräumen deutlich unter dem Bundesdurchschnitt liegt, in ländlichen Regionen dagegen spürbar über dem Bundesdurchschnitt.

– Oder: Mietwohnungen in ländlichen Gebieten sind im Durchschnitt billiger als in Verdichtungsräumen. Setzt man das Mietniveau 1978 als Index mit 100 an, so erreicht die Region München 113,5, ländliche Gebiete hingegen 82,9. Wohnen ist auf dem flachen Lande billiger als in der Stadt.

– Ferner: Während in ländlichen Gebieten die Tendenz besteht, daß die quantitativen Ausstattungsmerkmale der Wohnungen weniger gut sind als die in der Stadt, sind sie in städtischen Regionen besser als im Bundesgebiet.

Aus der Sicht der Raumordnung stellt sich die Frage, ob der gegenwärtig zu beobachtende Trend in der Wohnungsbautätigkeit dazu beiträgt, diese Disparitäten abzubauen. Als ein wichtiger Indikator kann dabei die Zahl der fertiggestellten Wohnungen herangezogen werden.

Unbestritten ist, daß die Bautätigkeit mit abnehmender Verdichtung zunimmt.

Dies zeigen folgende Zahlen:

- Im Bundesdurchschnitt wohnten 1978 12,6 % aller Wohnungsinhaberhaushalte in Gebäuden, die 1972 oder später errichtet wurden. Dieser Anteil steigt in ländlichen Gebieten auf über 14 % und sinkt in Verdichtungsregionen, wie zum Beispiel dem Ruhrgebiet, auf 10,4 %.

- In den am höchsten verdichteten Regionen wohnten 1977 rund 32 % der Bevölkerung, aber nur 21 % der Neubauproduktion fiel auf diese Gebiete.

Wenn dieser Trend der ungleichgewichtigen Wohnungsproduktion anhält, dann besteht die Gefahr, daß verdichtete Regionen aus der Sicht der Wohnungsversorgung von eher ländlichen Gebieten deutlich abgekoppelt werden.

Von allen fertiggestellten Wohnungen fielen in den letzten Jahren rund 250 000 auf Wohnungen in Ein- und Zweifamilienhäusern. Rund 140 000 Wohnungen wurden in Geschoßbauweise produziert. Deutlicher wird dieser Trend, wenn man sich vor Augen hält, daß noch 1965 mehr als 28 % aller Wohnungen in Gebäuden mit 7 und mehr Wohnungen gebaut wurden. Bis 1979 sank dieser Anteil auf unter 18 %.

Die Zahlen zeigen, daß sich Wohnungsnachfrage und Angebot deutlich auf niedriggeschossige Bauformen verlagert haben und daß der Trend zur Nachfrage von Wohneigentum weiterhin besteht.

Wenn diese Nachfrage nicht ausschließlich ihre Befriedigung in weniger verdichteten Regionen finden soll, dann ist es notwendig, daß die Rahmenbedingungen für die Bildung von Wohneigentum in verdichteten Regionen deutlich verbessert werden. Das heißt, daß das steuerliche Instrumentarium auf seine implizierten Regionaleffekte hin untersucht werden muß und daß die Rahmenbedingungen des Bodenmarktes kritisch überprüft werden müssen. Die Diskussion darüber ist in erfreulich sachlicher Art in Gang gekommen.

Diese wenigen Anmerkungen zum Thema Wohnungspolitik und Raumordnung zeigen, daß der Schwerpunkt der Wohnungspolitik darauf gerichtet werden muß, regional entstandene Versorgungsengpässe abzubauen. Sie muß ferner die Voraussetzung dafür schaffen, daß die unbefriedigte Wohnungsnachfrage der Verdichtungsregionen befriedigt werden kann. Wir können es uns nicht leisten, daß die Wohnungsnachfrage dieser Regionen entweder zum größten Teil in das Umland abwandert oder aber überhaupt nicht befriedigt wird. Warteschlangen vor den Wohnungsämtern sind konkrete Warnlichter für die Tatsache, daß die Wohnungsbauproduktion der regional differenzierten Nachfrage nicht ausreichend gefolgt ist.

Ich glaube, diese wenigen Beispiele zeigen den Handlungsspielraum des Bundes im Bereich der Raumordnung exemplarisch auf. Sie zeigen, daß die Raumordnung mit konkreten Daten und darauf aufbauenden fachspezifischen Vorstellungen weiterkommt, als mit endlosen Diskussionen über Ziele der Raumordnung, über neuzuschaffende Instrumentarien und über eine neue Einteilung des Bundesgebietes in die verschiedensten Teilräume.

Veränderungen der Rahmenbedingungen wie die Erfahrungen der vergangenen Jahre erklären auch, daß das Bundesraumordnungsprogramm nicht nur technisch fortgeschrieben, sondern auch in seinem programmatischen Konzept neu durchdacht werden muß. Zunächst gilt es festzuhalten, daß das Bundesraumordnungsprogramm in der Verfassungswirklichkeit nach wie vor eine wichtige Aufgabe erfüllen kann. Es kann durch die Überzeugungskraft seiner Argumente zu einer stärkeren zielorientierten regionalen Verzahnung der einzelnen Fachpolitiken auf den verschiedenen Ebenen des staatlichen Handelns beitragen. Es bietet vor allem die Chance, daß Bund und Länder – ungeachtet ihrer jeweiligen Kompetenzlage – ihre gemeinsame Verantwortung für die räumliche Entwicklung des Bundesgebietes erneut deutlich machen.

Dabei wird auch unter veränderten Rahmenbedingungen an dem Ziel gleichwertiger Lebensbedingungen in allen Teilräumen der Bundesrepublik festgehalten werden müssen. Gegenüber dem Bundesraumordnungsprogramm 1975 wird jedoch dem Ziel der Erhaltung der natürlichen Lebensgrundlagen erhöhtes Gewicht zukommen. Insbesondere wird es notwendig sein, auf bisherige wie auf neue regionale Ungleichgewichte am Arbeitsmarkt, auf die Probleme der Ressourcensicherung einschließlich der Energieversorgung und auf die erforderlichen Schutzmaßnahmen zur Sicherung der natürlichen Lebensgrundlagen einzugehen. Nach wie vor soll das Bundesraumordnungsprogramm aber auch als Orientierungsrahmen für die Gebiete dienen, in denen die Lebensbedingungen in ihrer Gesamtheit im Verhältnis zum Bundesgebiet wesentlich zurückgeblieben sind oder zurückzubleiben drohen.

Über eine derartige problemorientierte Fortschreibung des Bundesraumordnungsprogramms wurde grundsätzlich Einigkeit erzielt. Zur technischen Aufbereitung der Daten wurden die 38 Gebietseinheiten des Bundesraumordnungsprogramms durch 75 sog. Raumordnungsregionen ersetzt. Dabei konnten weitgehend die von den Ländern für die Zwecke der Regionalplanung abgegrenzten Planungsräume zugrunde gelegt werden. Die Raumordnungsregionen und – soweit möglich – auch kleinere Gebietskategorien wurden miteinander anhand verfeinerter Indikatoren verglichen. Ich bin deshalb der festen Überzeugung, daß wir mit unseren Überlegungen und Vorarbeiten auf dem richtigen Wege für die Fortschreibung des Bundesraumordnungsprogramms sind, auch wenn der schwierige Einigungsprozeß zwischen Bund und Ländern sicher keinen baldigen Abschluß erwarten läßt.

Dankesworte des Präsidenten
der Akademie für Raumforschung und Landesplanung,
Ministerialdirigent a. D. Dr. Klaus Mayer, München

Meine sehr verehrten Damen und Herren,

wir hatten die große Freude, vier gewichtige Referate zu unserem Rahmenthema „Räumliche Planung in der Bewährung" zu hören. Es sind in einem weiten Bogen grundsätzliche Probleme der Verwirklichung der räumlichen Planung angesprochen worden. Sodann sind uns die vielschichtigen Probleme der Zusammenarbeit zwischen der Raumordnung und der Regionalpolitik einmal aus der Sicht zweier für die Wirtschaftspolitik verantwortlicher Landesminister und einmal aus der Sicht eines für die Raumordnung verantwortlichen Landesministers deutlich geworden. Die Überlegungen aus der Sicht der Raumordnung des Bundes haben den Bogen abgeschlossen. Es ist erkennbar geworden, daß zwar grundsätzliche Regeln für die Zusammenarbeit zwischen den Ressorts bestehen, die für die Tagesarbeit in der Praxis der Landesentwicklung jedoch nicht ohne Probleme sind. Es gilt nunmehr, gemeinsam zu überlegen, wo besondere Schwierigkeiten bestehen und wo sich Ansatzpunkte für Verbesserungen finden lassen. Diese Diskussion wollen wir ab heute nachmittag in den vier Sektionen der Akademie führen. Dabei wird sich die

Sektion I   mit Aspekten der Verkehrspolitik,
Sektion II   mit Aspekten der regionalen Wirtschaftspolitik,
Sektion III mit Fragen der Agrarpolitik,
Sektion IV   mit Fragen der Wohnungsbaupolitik
befassen.

Aus den mit der Anmeldung uns zugegangenen Bekundungen für das Interesse ist zu entnehmen, daß die Sektion II, die sich mit regionaler Wirtschaftspolitik und Raumordnung befassen wird, einen gewissen Vorrang genießt. Ich darf Ihr Interesse auch noch auf die anderen 3 Sektionen lenken.

Zum Abschluß der Veranstaltung am heutigen Vormittag habe ich die angenehme Aufgabe, den Rednern sehr herzlich für ihre wertvollen Referate zu danken. Wir hoffen sehr, daß Sie, sehr geehrte Herren Minister, und auch Sie, Herr Dr. Hinrichs, noch Gelegenheit haben, wenigstens zeitweise in den Sektionssitzungen mitzuwirken. Wir danken Ihnen sehr, daß Sie es möglich gemacht haben, an dieser Wissenschaftlichen Plenarsitzung teilzunehmen und maßgebend mitzuwirken. Sie haben damit Anstöße für gewichtige Verbesserungen in der Zusammenarbeit zwischen Raumordnung und Fachplanungen vermittelt. Nochmals herzlichen Dank!

Ich schließe damit die Veranstaltung am heutigen Vormittag.

**Sitzungen der Sektionen
der Akademie für Raumforschung und Landesplanung
mit Referaten und Diskussionen**

Sektion I: Verkehrspolitik und Raumordnung

Referat Beigeordneter Dr. Hans-Jürgen von der Heide, Bonn

Zum Verhältnis von Raumordnung und Verkehrsplanung

Unsere Sektion hat für diese Wissenschaftliche Plenarsitzung den Auftrag, sich dem weiten Felde des Verkehrs zu widmen und auf der Grundlage der Ausführungen der Herren Minister und des Ministerialdirektors HINRICHS (BMBau) zu erörtern, wie in diesem Aufgabenbereich die Zusammenarbeit von Raumordnung und Landesplanung mit der Fachplanung der Verkehrsträger funktioniert. Die anderen drei Sektionen nehmen für andere Themenbereiche ähnliche Überlegungen vor, so daß sich nach Abschluß dieser Tagung hoffentlich ein klares Bild zum Thema Raumordnung und Fachplanung zeichnen läßt.

Bei unseren Überlegungen sollten wir versuchen, die Fragestellung Raumordnung/Fachplanung für die verschiedenen Bereiche des Verkehrs gesondert zu beantworten. Dabei sind zu behandeln:
1. Straßenbau und Straßenverkehr,
2. Eisenbahn und Eisenbahnverkehr,
3. Wasserwege und Schiffsverkehr,
4. Luftverkehr und Flughafen und schließlich
5. als Spezialproblem von gegenwärtig hoher Priorität der öffentliche Personennahverkehr.

Bei der Vorbereitung dieser Jahresversammlung haben wir uns mit der Geschäftsführung, dem Präsidium und den Vorsitzern der anderen Sektionen dahin verständigt, daß wir wegen der hohen Aktualität das Schwergewicht der heutigen Beratungen auf den öffentlichen Personennahverkehr (ÖPNV) legen wollen. Aus diesem Grunde haben wir die Referenten der heutigen Veranstaltung auch bewußt aus dem Kreis der Sachverständigen des ÖPNV ausgewählt, und zwar Herrn Dr. LIPPERT als Geschäftsführer des Münchner Verkehrsverbundes und Herrn Ministerialdirigent Dr. WINTER als zuständiger Mann des Bundesverkehrsministeriums für die verschiedenen Testprogramme auf diesem Gebiet. Wir hatten gehofft, als dritten Partner noch Direktor ELLINGER von den Westfälischen Verkehrsbetrieben und zugleich Präsident des Verbandes nichtbundeseigener Eisenbahnen gewinnen zu können. Da er auf einer Weltreise ist, mußte er uns zu seinem Bedauern absagen. So wird Dr. WINTER seinen Part über den ÖPNV in der weiten Fläche unseres Landes bei seiner Berichterstattung mit übernehmen. Auf diese Weise werden somit beide unterschiedlichen Strukturbereiche, der Verkehr in den Verdichtungsräumen und der Verkehr in der Fläche, hier zur Sprache kommen.

Der Ausbau des ÖPNV ist die große verkehrspolitische Aufgabe der 80er Jahre. Die Auswirkungen eines modernen ÖPNV auf die räumliche Entwicklung können erheblich sein. Über die Möglichkeiten der Koordinierung dieser Verkehrsbeziehungen mit den allgemeinen Zielen der Raumordnung und Landesplanung wissen wir wenig oder nichts.

Bevor jedoch die beiden Fachreferenten zu Wort kommen, möchte ich versuchen, in einem knappen Einleitungsreferat das heutige Spezialthema in den allgemeinen verkehrspoliti-

45

schen Rahmen einzubinden und dabei für die einleitend genannten vier Verkehrsbereiche Straße, Schiene, Wasserstraße und Luftverkehr prüfen:

- wo der besondere raumordnerische Aspekt für diese Verkehrsart liegt,

- wie die Koordinierung gehandhabt wird,

- ob dies hinreicht,

- welche Erfolge dabei erzielt wurden oder ob es Lücken dabei gibt und schließlich

- ob es in der Sache noch besondere Forderungen unter den Gesichtspunkten der Raumordnung und Landesplanung gibt.

Um Zeit zu sparen, haben wir davon abgesehen, für die eben genannten Verkehrsbereiche noch weitere Sachverständige als Berichterstatter einzuladen. Wir hätten allerdings zum Thema Schienenverkehr gern noch einen Vertreter aus dem Bundesverkehrsministerium oder der Hauptverwaltung der Deutschen Bundesbahn gewonnen. Es wurde uns aber angedeutet, daß der Zeitpunkt für diese Anhörung für die Verkehrsverwaltung der Bahn ungünstig sei. Die neue Bundesregierung werde sicher zum Thema Sanierung der Deutschen Bundesbahn in der Regierungserklärung Stellung nehmen, und dem könne man in der zweiten Oktoberhälfte kurz vor den Koalitionsverhandlungen und der Abgabe der Regierungserklärung nicht vorgreifen. Ich halte das für einen sachgerechten Einwand; trotzdem sollten wir dieses Thema bei unseren Überlegungen nicht aussparen, auch wenn wir noch nicht genau wissen, welche Auffassung die Bundesregierung in Kürze vertreten wird. Die Bundesbahn und ihre Politik haben auch für das heutige Spezialthema, den öffentlichen Personennahverkehr, ausschlaggebende Bedeutung, und zwar sowohl in Verdichtungsräumen als auch in der weiten Fläche des Landes. Beide Referenten werden in ihren Referaten darauf eingehen.

Ich werde nun als eine knappe Einleitung zu einer hoffentlich ausführlichen und fruchtbaren Diskussion versuchen, eine kurze Einführung zu geben. Ich werde dabei die verschiedenen Verkehrsbereiche jeweils für sich behandeln. Dabei werden die einzelnen Verkehrsarten nur insoweit angesprochen, als dies für das Verhältnis von Fachplanung und Raumordnung/Landesplanung erforderlich ist[1]).

Straßenbau und Straßenverkehr

Die außerordentliche raumordnerische Relevanz des Straßenbaues bedarf keiner näheren Begründung. Es gibt auch heute noch kaum eine Infrastrukturmaßnahme, die die Standortvoraussetzungen eines Ortes oder Gebietes so wesentlich beeinflußt wie der Bau oder Ausbau einer Fernstraße.

In den drei Jahrzehnten der Nachkriegszeit ist in unserem Lande gerade auf dem Aufgabengebiet des Straßenbaues Außerordentliches geschehen. Es entstand ein dichtes Netz von Bundesautobahnen und gut ausgebauten Bundesfernstraßen. In erstaunlichem Maße konnte

---

[1]) Die Sektion I hat ihr Fachprogramm insoweit geändert, als sie zu Beginn der Sitzung eine Besichtigung der Altstadt von Osnabrück einschob. Sie war dabei der Meinung, daß es für eine Vereinigung von Planungsfachleuten geboten sei, sich von dem jeweiligen Tagungsort einen fachbezogenen Eindruck zu verschaffen. Dies gelte allgemein, für eine Stadt wie Osnabrück aber in besonderer Weise.
Die Führung durch Mitarbeiter des Stadtplanungsamtes von Osnabrück nahm etwa zwei Stunden in Anspruch, so daß die Fachtagung der Sektion erst gegen 16.00 Uhr beginnen konnte. Um den beiden Fachreferenten nicht die Redezeit zu verkürzen, verzichtete der Vorsitzende auf das ausführliche Einleitungsreferat und beschränkte sich auf eine knappe Einführung in die Thematik, in der die Leitgesichtspunkte des Referats vorgetragen wurden, ohne Widerspruch zu finden.
Die Ausschöpfung des allgemeinen Verkehrsthemas Koordinierung von Raumordnung und Landesplanung mit der Straßenplanung und der Planung für Schienenwege, Wasserwege und Flughäfen soll einer weiteren Tagung der Sektion vorbehalten bleiben.

auch das die großen Straßen ergänzende Netz der Kreisstraßen ausgebaut werden. Einige Mängel mag noch das Netz der Landesstraßen haben, wenngleich auch die Länder erhebliche Beträge in den Ausbau ihrer Straßen investiert haben und heute im großen und ganzen auch dieses Straßennetz den Bedürfnissen modernen Autoverkehrs entspricht.

Durch drei Jahrzehnte hindurch war es das erklärte Ziel aller Regierungen in Bund und Ländern, eine autogerechte Verkehrsinfrastruktur sowohl für den Nah- wie für den Fernverkehr zu schaffen. Das Auto hatte auch in der Verkehrspolitik die Priorität Nr. 1. In den allerletzten Jahren bahnt sich hier allerdings ein entscheidender Wandel in der Auffassung an. Heute bestehen erhebliche umweltpolitische Einwände gegen den weiteren Ausbau unseres Straßennetzes. Immer mehr werden die noch bestehenden Ausbaupläne kritisiert, in Frage gestellt oder blockiert. Bisher war jeder neue Kilometer Autobahn ein politischer Erfolg; heute gilt genau das Gegenteil: Jeder eingesparte Kilometer gilt als Erfolg. Das Pendel ist weit zurückgeschlagen – ich meine zu weit.

Im Bundesfernstraßengesetz und in den Landesstraßengesetzen ist nach meiner Auffassung genügend rechtliches Fundament vorhanden, um die Ansprüche der Raumordnung und Landesplanung gegenüber der Straßenplanung durchzusetzen, so daß es mir nicht notwendig erscheint, Überlegungen darüber anzustellen, ob und in welcher Richtung diese Vorschriften zu ändern oder zu ergänzen wären.

In der Praxis geht es vor allem um die Beteiligung der Raumordnung bei der Aufstellung der langfristigen Straßenausbaupläne. Auf der Bundesebene ist die Beteiligung der Raumordnung an der Aufstellung dieser Programme und an ihrer Verwirklichung weitgehend gesichert. Im Bundesbauministerium besteht für die Kooperation mit dem Bundesverkehrsministerium ein eigenes Referat, das die Abstimmung in Grundsatzfragen und bei Einzelprojekten zu bewerkstelligen hat – wie ich meine, mit ziemlichem Erfolg.

Bei der Aufstellung der Programme ist die Landesplanung über die Ministerkonferenz für Raumordnung beteiligt. Die Kommunen können über die kommunalen Spitzenverbände in Grundsatzfragen mitwirken. Die Verbände nehmen regelmäßig Abstand davon, auch zu konkreten Straßenplanungen Stellung zu nehmen, weil sie dann leicht in Einzelinteressen ihrer Mitglieder eingreifen würden. Die Einzelinteressen der Städte, Kreise und Gemeinden können dann aber auch noch später in den Verfahrensabläufen einschließlich der Planfeststellung geltend gemacht werden.

Bundesbahn und Schienenverkehr

Die raumordnerische Relevanz des Schienenverkehrs ist ebenso eindeutig wie die des Straßenverkehrs. Der Ausbau des Eisenbahnnetzes im vergangenen Jahrhundert war eine der wichtigen Voraussetzungen für die Umwandlung des Deutschen Reiches vom Agrarstaat zum modernen Industriestaat. Die erste industrielle Revolution wäre ohne die Transportmöglichkeiten über die Schiene nicht möglich gewesen. Die Eisenbahn hat die Standortvoraussetzungen innerhalb des Deutschen Reiches entscheidend mitbestimmt. Der Bahnhof war über ein Jahrhundert für jede Stadt und Gemeinde das Symbol für ihren Anschluß an die weite Welt. Ihre zentrale Funktion als der große Verkehrsträger hat sich die Eisenbahn bis in den Zweiten Weltkrieg erhalten. Die Verkehrsleistungen, die sie während des Krieges erbracht hat, sind staunenswert. Ebenso bewundernswert war die Reparatur des Schienennetzes nach dem Kriege und die Umstellung des bisherigen Ost-West-Verkehrs auf den Nord-Süd-Verkehr.

Der steile Aufstieg der Motorisierung hat die Eisenbahn schon ab Ende der 50er Jahre aus ihrer Position als dem führenden Verkehrsträger verbannt. Aus einem Unternehmen, das noch in der Mitte der 20er Jahre so leistungsstark war, daß es für die deutschen Reparationskosten verpfändet werden mußte, wurde eines, das jährlich Milliarden DM Zuschüsse erhalten muß, um weiter fahren zu können. Seit Mitte der 60er Jahre stand die Sanierung der Deutschen Bundesbahn als ständige politische Aufgabe vor jeder Bundesregierung. Eine Vielzahl unterschiedlicher Konzepte brachte nicht den erwünschten Erfolg. Andere Vorschläge, wie der Leber-Plan, scheiterten an der starken Lobby der Spediteure im Bundestag, die nachdrücklich für die ungeschmälerte Erhaltung des Lkw-Verkehrs eintrat. Spediteure und Automobilindustrie haben es jahrzehntelang verstanden, ihre wirtschaftspolitischen Interessen mit besonderem Erfolg durchzusetzen.

Die rechtlichen Grundlagen für die Berücksichtigung der Belange der Raumordnung in der Verkehrspolitik der Deutschen Bundesbahn reichen hin. In der Praxis ist aber die Koordinierung zwischen Raumordnung (Landesplanung) und Eisenbahn schwieriger als beim Straßenbau; denn die Entscheidungskompetenz liegt nicht in der Bundesregierung, sondern bei der Hauptverwaltung der Deutschen Bundesbahn in Frankfurt, und die muß die Bahn als ein Wirtschaftsunternehmen führen. Bei aller Anerkennung des Gemeinwohlprinzips werden es deshalb meist wirtschaftliche Maßstäbe sein, nach denen im Einzelfall entschieden wird. Überdies geht es bei der Bundesbahn auch nicht in erster Linie um Neubau- oder Ausbauprogramme und damit um Baumaßnahmen großen Stils, sondern im Gegenteil um Maßnahmen zur Verkleinerung des Schienennetzes, um Umstellungsmaßnahmen von der Schiene auf die Straße, oft auch um die Verkürzung der Verkehrsbedienung und damit um Maßnahmen, deren Raumrelevanz oft nur schwer festzustellen ist.

Bei der geplanten umfangreichen Streckenstillegung wären raumordnerische Belange in erheblichem Umfange berührt worden. Viele Gebiete würden ihren Anschluß an das Eisenbahnnetz verlieren. Wieweit dies sich wirklich auf die Wirtschaftsentwicklung auswirken würde, läßt sich allerdings schwer abschätzen, da nach den vorliegenden Umfrageergebnissen von Industrie- und Handelskammern in vielen ländlichen Gebieten der größte Teil der Gütertransporte schon heute auf die Straße abgewandert ist. Manchmal geht es im Kampf um die heimatliche Strecke wohl nur noch um das Prestige.

Die Ölkrise mit ihren Gefahren der Energielücke hat die Einstellung zu diesem Problem gewandelt. Mehr und mehr ist deutlich geworden, daß Schienenwege lebenswichtige Transportwege für alle Teile des Bundesgebietes sein werden. Nicht zuletzt wegen dieser Krise hat sich auch die Wirtschaftslage der Bahn gebessert; der Stundentakt des Intercity-Verkehrs kommt hinzu.

Es ist schwer abzuschätzen, wie sich die Bundesregierung in ihrer Regierungserklärung zur weiteren Sanierung der Deutschen Bundesbahn äußern wird. Es steht aber zu vermuten, daß keine radikalen Vorschläge gemacht werden. Die Stillegungen in großem Umfange werden kaum noch auf dem Programm stehen.

Abschließend läßt sich sagen, daß die großen raumordnerischen Gefahren, die mit der Stillegung von 6000 Kilometern verbunden gewesen wären, nicht mehr aktuell erscheinen. Eine Reihe anderer Probleme bleibt aber bestehen: der Ausbau der Schnellstrecken mit der besonderen Begünstigung von Großstädten und Ballungsräumen, weitere Verlagerungen des Personenverkehrs von der Schiene auf die Straße, Einschränkungen im Güterverkehr, weitere Anreize zur Verstärkung des schienengebundenen Reiseverkehrs, Probleme bei der Bedienung von Fremdenverkehrsorten und -gebieten.

Damit bleibt die Raumordnung aufgerufen, die Koordinierung mit der Deutschen Bundesbahn fortzusetzen. Das wird nicht ohne Konflikte abgehen.

Wasserwege

Im Rahmen der Transportleistungen vor allem im Massengüterverkehr spielt der Schiffsverkehr auf den Binnenwasserstraßen eine große Rolle. Innerhalb der Binnenschiffahrt gab es einen tiefgreifenden Strukturwandel. Weitere Strukturveränderungen sind nicht auszuschließen, wenn Schiffe aus dem Ostblock auch auf unseren Wasserstraßen zugelassen sind.

Wasserwege und Hafenplätze haben seit altersher besondere raumpolitische Bedeutung gehabt. Hier entstanden die ersten städtischen Siedlungen. Sie haben auch heute noch raumpolitische Bedeutung. Allerdings sind in der nächsten Zeit keine spektakulären Ereignisse auf diesem Verkehrsgebiet zu erwarten. Die großen Entscheidungen sind in der Mitte dieses Jahrhunderts gefallen: die Kanalisierung der Mosel, der Bau des Elbe-Seiten-Kanals, die Weiterführung des Rhein-Main-Donau-Kanals. Nur über die Kanalisierung der Saar wird noch nachgedacht; die politische Entscheidung ist aber auch hier schon gefallen.

Wohl auf keinem Gebiet der Verkehrspolitik hat es so intensive Gespräche über die Abstimmung von Zielen der Raumordnung gegeben, wie gerade bei dem Großvorhaben des Wasserbaues. Meine erste Begegnung mit der Raumordnung ergab sich Mitte der 50er Jahre bei den Ressortbesprechungen über die französische Forderung zur Kanalisierung der Mosel, die damals die Gemüter sehr bewegte, da man damals eine wesentliche Beeinträchtigung der Mosellandschaft befürchtete, die dann Gott sei Dank ausblieb. Für die Koordinierung von Raumordnung und Fachplanung reichen, so meine ich, auch auf diesem Gebiet die bestehenden Rechtsvorschriften hin.

Luftverkehr, Flugplätze

Der gewaltige Aufschwung, den der Luftverkehr in der Nachkriegszeit genommen hat, und der Aufbau einer neuen Luftwaffe machten in größerem Umfang den Ausbau von Flughäfen, z. T. auch deren Neuanlage notwendig. Hinzu kam ein ebenso starker Anstieg der Sportfliegerei, der überall in unserem Lande kleine Flugplätze entstehen ließ. Diese Entwicklung ist noch nicht abgeschlossen. Wenn für die Großflughäfen wohl schon die Grundentscheidungen gefallen sind – nämlich neue Flughäfen für München und Hamburg, Ausbau einer dritten Start- und Landebahn in Frankfurt –, ist die endgültige Ausführung noch offen.

Auch hier reichen die Rechtsvorschriften für die Koordinierung von Raumordnung und Luftverkehrspolitik wohl aus. In der praktischen Planung sind hier vor allem die Landesplanung – und in erheblichem Umfang auch die Regionalplanung angesprochen. Soweit nach Landesrecht vorgesehen, geht es dabei nicht zuletzt auch um die Durchführung von Raumordnungsverfahren zur Sicherung der Standorte für die Flugplätze ziviler und militärischer Art.

In der politischen Entscheidungshilfe sind die Spielräume auf diesem Gebiet allerdings nicht groß. Die Grenzen, die sich aus der Sicherheit des Luftverkehrs, den Möglichkeiten des Anschlusses an das allgemeine Verkehrsnetz u. a. ergeben, lassen immer nur ganz wenige mögliche Standorte zu, so daß hier allein die Abwägung verschiedener Übel im Mittelpunkt der raumpolitischen Entscheidung steht.

Ebenso wie der Straßenverkehr mit dem Kraftfahrzeug hängt die weitere Entwicklung des Luftverkehrs entscheidend davon ab, wie sich die Versorgung mit Kraftstoff in den nächsten Jahren gestalten wird. Hier ist also ein großes Fragezeichen zu setzen. Mir scheint es dabei allerdings wenig wahrscheinlich, daß die großen Zuwachsraten im Luftverkehr anhalten werden.

Zusammenfassung

Ich habe versucht, in dieser knappen Einleitung die verschiedenen Verkehrsgebiete anzureißen. Wir befinden uns für Überlegungen und Vorschläge, die Koordinierung von Raumordnung und Landesplanung gegenüber der Fachplanung der Verkehrsträger zu verbessern, in einer ganz guten Ausgangslage. In wenigen Wochen beginnt eine neue Legislaturperiode. Jetzt ist die Zeit, in der die Regierungserklärung vorbereitet wird und damit auch die Zeit, in der es besonders erfolgversprechend ist, Vorschläge zu unterbreiten und Wünsche anzumelden. Sollte die heutige Diskussion zu solchen Vorstellungen führen, hätten wir gerade jetzt eine gute Chance, sie gegenüber den Fachplanungsministern zu vertreten.

In diesem Zusammenhang darf ich auf die Ausführungen verweisen, die Ministerialdirektor Dr. HINRICHS heute morgen in der Wissenschaftlichen Plenarsitzung für das Bundesraumordnungsministerium vorgetragen hat. Er hat dabei betont, daß es ihm und seinen Mitarbeitern darauf ankäme, konkrete Anregungen und Hinweise zu erhalten; denn die Raumordnungspolitik der kommenden Jahre werde nicht so sehr eine der Grundsatzentscheidungen, sondern eine des praktischen Vollzuges sein.

Ich hatte schon in der Einleitung zum Ausdruck gebracht, daß besonderer Gegenstand der Sektionsarbeit der Ausbau des öffentlichen Personennahverkehrs sein soll. Hier geht es, mindestens für die Verkehrsverbünde und Verkehrsgemeinschaften, um Neuland. Markante Beispiele hierfür sind der Hamburger Verkehrsverbund und der Münchner Verkehrsverbund, aber auch das Ruhrgebiet. Die Bundesregierung fördert zur Zeit Testprogramme für neue öffentliche Nahverkehrsformen in ländlichen Bereichen. Ich darf hier auf das sogenannte „Hohenlohe-Modell" und auf das Rufbussystem im Kreis Friedrichshafen hinweisen. Dies sind zwei Beispiele aus einer Kette von Untersuchungen. Ministerialdirigent Dr. WINTER vom Bundesministerium für Verkehr wird diese Beispiele morgen vormittag in seinem Referat im einzelnen vorstellen und auch über Erfahrungen berichten, die mit diesen Modellen gemacht worden sind.

Wenn ich es richtig sehe, dann ist der raumordnungspolitische Aspekt dieses wichtigen Verkehrsbereiches bisher nur am Rande behandelt worden. Über die Koordinierungs- und Abstimmungsmöglichkeiten zwischen öffentlichem Personenverkehr und Raumordnung gibt es bisher wohl kaum konkrete Erkenntnisse, obwohl es doch in weiten Teilen unseres Landes, vor allem auch durch die Linien von Bahn und Post, ein enges öffentliches Verkehrsnetz gibt. Erwähnt werden muß in diesem Zusammenhang auch der private Linienverkehr auf der Grundlage der ihm dafür erteilten Konzessionen. Bei diesem Aufgabenkreis geht es sicherlich in erster Linie um regionale Verbindungslinien. Die Frage hat aber wegen der Attraktivität der Teilräume und den wirtschaftspolitischen Auswirkungen, die sich aus einem solchen Verkehrsnetz des ÖPNV ergeben, auch landes- und bundespolitische Bedeutung. Von daher gibt es eine Reihe engerer Bezüge in die Landesplanung hinein, die auch bis in den Bundesbereich fortwirken. Ein bundespolitisches Interesse ergibt sich nicht zuletzt auch aus der Finanzsituation der Deutschen Bundesbahn; denn soweit sie an solchen Nahverkehrssystemen beteiligt ist, wird auch ihre Wirtschaftlichkeit berührt. Auf diesem Wege können über den Defizitabbau bei der Deutschen Bundesbahn auch unmittelbare Verkehrssubventionen aus dem Bundeshaushalt in dünner besiedelte, ländlich geprägte Räume hineinfließen. Hierüber gibt es bisher nur beschränkte Erkenntnisse. Deutlicher zeichnet sich die Bundessubvention bei den großen Verkehrsverbünden ab. Dabei werden bekanntermaßen erhebliche Beträge aufgewendet, die in die Hunderte von Millionen DM reichen sollen. Ich will an dieser Stelle aber den Ausführungen der Referenten nicht vorgreifen.

Raumordnung und öffentlicher Personennahverkehr

Sehr geehrter Herr Vorsitzender,
meine sehr geehrte Dame,
sehr geehrte Herren,

ich möchte mich ausdrücklich für die Ehre bedanken, daß ich als Newcomer und Mann der Praxis nicht nur hier vor Ihnen sprechen darf, sondern noch dazu als erster Redner. Herrn Dr. von der Heide dafür herzlichen Dank.

Ich bin heute während des Mittagessens verschiedentlich gefragt worden, ob der MVV nicht über aktuelles Zahlenmaterial verfüge, das ich Ihnen in die Hand geben könnte. Die Antwort ist leider im Augenblick negativ, und zwar deshalb, weil nach der zum 1. Januar 1980 durchgeführten, teilweise drastischen Tariferhöhung der Aufsichtsrat beschlossen hat, daß die Veröffentlichung unseres nächsten Jahresberichtes auf das Frühjahr 1981 verlegt werden soll. In diesem Jahresbericht soll dann zusammenfassend über die Ereignisse der Jahre 1978, 79 und 80 berichtet werden.

Grund für diese Maßnahme ist, daß durch ein Zusammentreffen verschiedener Umstände, wie z. B. eine rückwirkende Nachzahlung von Ausgleichzahlungen für den Schülerverkehr durch den Freistaat Bayern, das Jahresergebnis 1979 scheinbar im positiven Sinne verändert würde und dadurch möglicherweise die politische Diskussion um Art und Umfang einer solchen Tariferhöhung, mag sie nach 4 Jahren Tarifstabilität seit 1976 noch so berechtigt sein, wieder erneut angeheizt werden könnte.

Ich muß Sie also eingangs bitten, sich über die Entwicklung der letzten Jahre im MVV einige Zahlen zu notieren:

Setzt man das erste „volle Verbundjahr" in München, 1973, als 100%, so hat sich die Zahl der Verkehrsmittelbeförderungsfälle, d. h. die zusammengezählten Beförderungsfälle aller Verkehrsträger in Stadt und Region, seit damals um 32,6% erhöht. Damit liegt die absolute Zahl derzeit bei etwa 606 Mio Beförderungsfällen pro Jahr.

Die Steigerung der Verbundbeförderungsfälle lag für den gleichen Zeitraum bei 25,7%, die absolute Zahl (1979) hierfür liegt bei 450 Mio. Für die Verkehrsplanung ist die Zahl der Verkehrsmittelbeförderungsfälle ausschlaggebend, weil sie die Auslastung der einzelnen Verkehrsmittel (S-Bahn, U-Bahn, Straßenbahn und Bus) zeigt. Für die Wirtschaftsrechnung wiederum entscheidend ist die Zahl der Verbundbeförderungsfälle, weil jeder Fahrgast für die gesamte sogenannte „Transportkette" nur einmal bezahlt.

Die Betriebskosten aller Verkehrsträger im MVV haben sich von 1973 bis einschließlich 1980 (Planzahl) um 44,6% erhöht, absolut macht dies für 1980 einen Gesamtbetrag von 713 Mio DM Sollkosten aus.

Die Einnahmen haben sich demgegenüber im gleichen Zeitraum um 84,2% erhöht, was absolut betrachtet für 1980 einer erwarteten Einnahmensumme von etwa 420 Mio DM entspricht.

Damit dürfte 1980 der durchschnittliche Kostendeckungsgrad aller im MVV zusammenwirkenden Verkehrsunternehmen knapp unter 60% liegen, wobei hinsichtlich des Betriebskostendeckungsgrades in Verbünden um Vorsicht gebeten werden muß. Dieser hängt sehr weitgehend ab von strukturellen und rechtlichen Verhältnissen, von den Abgeltungsleistungen, die von Land zu Land ja sehr unterschiedlich sind, usw.

Der durchschnittliche Kostendeckungsgrad eines Verbundes besagt auch nicht, daß alle Verkehrsunternehmen diesen auch gleichmäßig erreichen; der Kostendeckungsgrad ist z. B. bei einem unserer Gesellschafter, der Deutschen Bundesbahn mit ihrem S-Bahnbetrieb, sehr verschieden von dem, den der andere Gesellschafter, die Landeshauptstadt München, erreicht, und dieser wiederum unterscheidet sich sehr von den sehr unterschiedlichen Kostendeckungsgraden, die die derzeit 27 privaten und öffentlichen Verkehrsunternehmen in der Münchner Region erreichen, die derzeit mit uns auf Vertragsbasis kooperieren.

Zur Konstruktion des MVV ist zu sagen, daß der Verbundverkehr in München am 28. Mai 1972 den Betrieb aufgenommen hat. Die Gesellschaft wurde geschaffen durch Unterschrift der 4 Partner des Grundvertrages im April 1971, die auch heute mit jeweils zwei Sitzen unseren Aufsichtsrat bilden: Es handelt sich um die Bundesrepublik Deutschland, den Freistaat Bayern, die Landeshauptstadt München und die Deutsche Bundesbahn.

Als Gesellschafter fungieren mit je 50% die Landeshauptstadt München und die Deutsche Bundesbahn.

Die Größe des Verbundraumes umfaßt gegenwärtig etwa 5000 qkm, ein Gebiet, das mit einem Durchmesser von 85–90 km fast kreisförmig um das Zentrum des Münchner Marienplatzes angelegt ist. Die Radialen, gebildet von den S-Bahn-Linien, haben eine durchschnittliche Länge zwischen 42 und 45 km.

In diesem Verbundgebiet wohnen rd. 2,3 Mio Menschen, davon rd. 1,3 Mio innerhalb der politischen Grenzen der Landeshauptstadt München. Diese bedeckt eine Fläche von etwa 320 qkm, was besagt, daß auf der Fläche des sogenannten Außenraumes mit mehr als 4500 qkm rd. 1 Mio Bürger leben.

Wie bereits heute vormittag in einem Referat gesagt wurde, auch hier ein typisches Beispiel der monozentrischen Struktur süddeutscher Städte.

Auf diesen relativ langen Vorortstrecken betreibt die Deutsche Bundesbahn einen vergleichsweise dichten Zugverkehr, als Regelangebot gilt ein S-Bahn-Zug alle 20 Minuten auf den Außenästen im Berufsverkehr, untertags und im Spätverkehr alle 40 Minuten. Vergleicht man dies mit dem normalen Taktangebot der Hamburger S-Bahn, diese fährt ja Takte zwischen 5 und 10 Minuten, so ist dies vergleichsweise dünn. Im Verhältnis zu den vorhandenen Siedlungsdichten, die sich entlang der S-Bahn-Achsen in den letzten Jahren entwickelt haben, ist das Münchner Angebot vergleichsweise aufwendig, auch was die Kosten betrifft.

Was hier in unserem Sinne und auch im Sinne der Raumordnungspläne der für München zuständigen Planungsregion 14 weiter hilft, ist, daß sich die Besiedlungsbänder heute sehr wohl an den S-Bahn-Außenästen orientieren, was andererseits, und dies kann ebenfalls nicht verschwiegen werden, zu einer starken Steigerung der Bodenpreise entlang der S-Bahn-Linien geführt hat.

Seitdem wir derzeit mit vier Landkreisen in der Region München auf vertraglicher Basis kooperieren, ist ein Vertreter dieser Landkreise – derzeit der Landrat des Kreises München – mit beratender Stimme im Aufsichtsrat vertreten. Die Gesellschaft selbst setzt sich aus einem Stab von 84 Mitarbeitern zusammen, an der Spitze zwei Geschäftsführer, jeweils delegiert von den beiden Gesellschaftern Deutsche Bundesbahn, Landeshauptstadt München. Auch die Zusammensetzung unseres Mitarbeiterstabes spiegelt in etwa dieses Gleichgewicht der Kräfte wider.

Der MVV war die erste Verbundgesellschaft, die in der privatrechtlichen Form der GmbH gegründet wurde, was man später für alle anderen, nach uns ins Leben gerufenen Verbundgesellschaften übernommen hat. Die Zusammenarbeit mit unseren Verkehrsträgern, nämlich der Deutschen Bundesbahn, den Stadtwerken München mit U-Bahn, Straßenbahn und Bus sowie 27 privaten und öffentlichen Busunternehmen funktioniert in der Praxis hervorragend; alle diese Unternehmen bleiben unternehmensrechtlich selbständig, es wird also nirgendwo verstaatlicht, sozialisiert, aufgekauft usw.

Ob große oder kleine Vertragspartner, der Grundsatz ist immer der gleiche: Die Verbundgesellschaft übernimmt nur die Aufgaben, die nicht von den Verkehrsträgern besser, schneller oder billiger erledigt werden können.

Im wesentlichen hat der MVV, wie alle Verbundgesellschaften, sechs Aufgaben, nämlich

- integrierte Verkehrsplanung, in der Praxis Vermeidung von parallelgeführten Verkehren, gerade im Hinblick auf die Straßenbahn politisch sehr interessant.

- Erstellung des einheitlichen Fahrplanes, nicht nur des Fahrplanbuches, sondern eines aufeinander abgestimmten und nach wirtschaftlichen Gesichtspunkten optimierten Leistungsangebotes.

- Verwirklichung des Einheitstarifes, d. h. Fortentwicklung des Tarifes durch Sonderangebote usw., aber auch Durchführung von Tariferhöhungen, was allerdings nicht geht ohne Beschlußfassung unserer Aufsichtsgremien und ohne Billigung des Münchner Stadtrates.

- Einnahmenaufteilung und Wirtschaftsführung, letzteres besonders auszulegen im Sinne einer Rationalisierung. Der MVV ist verpflichtet, bei allen Betriebsänderungen die jeweils wirtschaftlichste Lösung aufzuzeigen. Hierbei erstellt der Verbund die Vorkalkulation, die Verkehrsunternehmen machen dann, nach Überwindung der Einführungszeit, die Nachkalkulation. Die Prüfung, ob unsere Prognose auch zutrifft, ist also nicht dem MVV überlassen, sondern den Verkehrsunternehmen, und ich halte dies für eine gute Lösung.

- Die Verkehrsforschung, was vielleicht ein bißchen großartig klingt; gemeint sind in Wirklichkeit die Durchführung von Verkehrszählungen und Prognosen für die zukünftige Verkehrsentwicklung. So sind wir z. B. gegenwärtig vom Münchner Stadtrat beauftragt, in Fortschreibung des sogenannten Verkehrsentwicklungsplanes über das sogenannte zweite Mittelfristprogramm des Münchner U-Bahn-Baues hinaus, ein optimiertes Oberflächen- zum U-Bahn-Netz zu entwickeln, ein Planungshorizont etwa für die Jahre nach 1995. Ich brauche nicht zu betonen, daß diese Aufgabe unter Berücksichtigung entwicklungspolitischer, planerischer und wirtschaftlicher Gegebenheiten sehr schwierig ist, besonders über einen solchen Zeitraum hinweg Verkehrsmengenberechnung durchzuführen.

- Letztlich die gemeinsame Werbung, Informations- und Öffentlichkeitsarbeit für sämtliche Verkehrsmittel.

Konzentriert man sich nun auf die Schwerpunkte unserer Arbeit, wie sie sich in den letzten 6 bis 7 Jahren herausgearbeitet haben, kann man eigentlich von drei Problemkreisen sprechen:

Der erste, gleichzeitig einer der Hauptgründe für die Gründung des Verkehrsverbundes, ist die Herstellung der notwendigen Verbindung zwischen Stadt und Region. Auslöser war die auch in München zu beobachtende Flucht aus der Stadt in die Region. In den fünfziger Jahren waren in den acht Landkreisen um München, heute mit rd. 1 Mio Einwohnern, knapp 400 000 Menschen ansässig. Die erste Wanderungswelle in diese Region in den fünfziger Jahren war zweifellos ausgelöst durch die Entwicklung der Bodenpreise im Stadtgebiet, wodurch sich der Wunsch nach dem Haus im Grünen dort nicht mehr realisieren ließ. Ermöglicht und begünstigt wurde dieser erste Schritt durch die Zunahme der Motorisierung. Erstes Ergebnis dieser Entwicklung war der Stadtentwicklungsplan von München des Jahres 1963, der unter dem Oberbegriff „die autogerechte Stadt" stand. Die Autobahnen sollten in geringer Entfernung vom Stadtkern zusammengeführt werden, im Bereich des sogenannten „Mittleren Ringes", der heute tatsächlich existiert, der sogar in Teilbereichen kreuzungsfrei ausgebaut wird, nach heutigen Begriffen aber viel zu nahe am Stadtzentrum liegt. Heute befindet sich der Äußere Fernstraßenring bereits zügig im Ausbau.

Dieser erste Versuch, die Stadtschnellstraßen kreuzungsfrei auszubauen, hat zu einer starken Bündelung des Verkehrs auf diesen Straßen geführt, was die dort wohnende Bevölkerung wegen der zunehmenden Umweltbelastung zu einer zweiten Abwanderungswelle in die Region veranlaßt hat. Als man Mitte der sechziger Jahre diese Entwicklung bemerkte, weil dadurch der Pendlerverkehr mit dem Auto immer weiter zunahm, begann man im Jahre 1965, erste Baumaßnahmen für die Schnellbahn einzuleiten, und zwar fast gleichzeitig für S- und U-Bahn und lange bevor man wußte, daß München einmal Olympische Spiele bekommt.

Was die S-Bahn betrifft, hat man die beiden bestehenden Vorortnetze, endend aus der Westrichtung am Hauptbahnhof und aus der Ostrichtung am Ostbahnhof, durch eine Tunnelverbindung in Ost-/West-Richtung genau durch das Zentrum der Innenstadt miteinander verbunden, nachdem die bestehenden Verbindungen, nämlich die Nord- und der Südring, weder technisch noch von der Lage her für die Personenbeförderung geeignet waren.

Diese sogenannte „klassische Trasse", heute mit fünf unterirdischen Bahnhöfen in der Innenstadt ausgestattet, ist in ihren ersten Anfängen bis auf das Jahr 1904 zurückzuverfolgen. Damit ist die Möglichkeit geschaffen, aus allen Weststrecken durch die Innenstadt in die Oststrecken einzufahren und gleichzeitig dieses Netz mit der städtischen U-Bahn sowie den Oberflächenverkehrsmitteln auf engstem Raum zu verbinden.

Vor Aufnahme dieses Tunnelbetriebes wurden auf den weitgehend unverändert gebliebenen Vorortstrecken der Deutschen Bundesbahn je Werktag etwa 160 000 Reisende gezählt; die Planung der Deutschen Bundesbahn ging 1971 von einer Fahrgastzahl von 210 000 bis 250 000 Reisenden des S-Bahn-Verkehrs in München aus. Alle Fachleute, ich eingeschlossen, waren damals der Meinung, eine solche Steigerung sei nicht erreichbar. Wir haben uns alle getäuscht: Die letzte Zählung im Januar dieses Jahres erbrachte je Werktag etwa 560 000 Fahrgäste, d. h. Beförderungsfälle.

Von diesen fahren auf der sogenannten Stammstrecke, d. h. also zwischen Pasing an der Westgrenze der Stadt und dem Ostbahnhof, über die jeder Zug geführt wird, etwa 270 000, also fast die Hälfte. Damit hat die S-Bahn in der Ost-/West-Richtung für die Stadt praktisch die Funktion einer U-Bahn übernommen, eine Funktion, die ihr ursprünglich nicht zugedacht war.

Das technische Problem, das sich daraus ergibt, liegt auf der Hand: Geplant für eine Größenordnung von Beförderungsfällen, die heute bereits allein im Stadtgebiet übertroffen wird, ist das S-Bahn-System besonders auf den Außenästen vielfach nicht ausreichend dimensioniert. Aus Gründen der Wirtschaftlichkeit wurde der S-Bahn-Betrieb auf diesen Außenstrecken als Mischbetrieb angelegt, zusammen mit dem gesamten übrigen Verkehr der Deutschen Bundesbahn, Fernzüge, Bezirkszüge, Güterzüge usw. Teilweise muß dieser Betrieb auf Hauptabfuhrstrecken abgewickelt werden, wie z. B. der Strecke nach Stuttgart und nach Salzburg. Dieser Mischbetrieb mit seinen Unregelmäßigkeiten behindert den reibungslosen Betrieb der verschiedenen Zuggattungen, läßt aber auch andererseits eine an sich dringend notwendige Verdichtung der Taktfolge der S-Bahn nicht mehr zu. Die Deutsche Bundesbahn kommt uns mit der Fahrplangestaltung entgegen, wo dies nur geht, aber die Kapazität einiger Strecken ist bereits bis zur Grenze ausgeschöpft. Wir haben die Beobachtung gemacht, daß, wenn es uns gelingt, irgendwo einen neuen Zug einzusetzen, dieser nach spätestens 4 Wochen wieder ebenso voll ist, wie die vor und nach ihm fahrenden. Anders ausgedrückt heißt dies, daß wir immer noch die Nachfrage durch unser nicht weiter verstärkbares Angebot künstlich beschränken. Abhilfe kann hier nur durch den Bau eigener S-Bahn-Gleise geschaffen werden, d. h. eine Trennung der Betriebsarten, die auch wirtschaftliche Vorteile bringt, wegen der hohen Investitionskosten aber nur langsam voranschreitet.

Eine ähnliche Aussage ließe sich übrigens auch für den Sektor des P+R-Angebotes machen. Derzeit werden an der S-Bahn etwa 7000 Stellplätze angeboten, die größten Plätze an den Endpunkten mit etwa 450 Stellplätzen, sonst zwischen 30 und maximal 200, also dezentral angeordnet; dazu kommen noch ungefähr 2000 an der U-Bahn, Gesamtangebot also knapp 9000. Abgestellt werden dort aber täglich über 11 500 Fahrzeuge, d. h. auch hier, daß unser Angebot nicht ausreicht, um die Nachfrage zu befriedigen.

Unser kollegialer Vergleich mit anderen Verkehrsverbünden, den wir gerne pflegen, zeigt uns, daß wir unseren Fahrgästen häufig, was den Komfort betrifft, Erhebliches zumuten: Während man andernorts beispielsweise von einer Maximalzeit von etwa 10 Minuten ausgeht, die der Fahrgast im Berufsverkehr stehen sollte, was eindeutig fahrgastfreundlich ist, sind in München im Berufsverkehr 35 Minuten und mehr praktisch die Norm.

Die rapide Zunahme des S-Bahn-Verkehrs hat uns jedoch noch einen zweiten Problemkreis beschert, nämlich einen neuen Schauplatz für die Diskussionen zwischen Stadt und Region. Die Bürger Münchens einerseits beklagen sich, daß sie mit ihren – bezogen auf die durchschnittliche Reiseweite – relativ höheren Fahrpreisen (trotz des linearen Tarifanstieges) und mit ihren höheren Steuern den S-Bahn-Verkehr der Regionsbewohner mitfinanzieren, was die Abwanderung in die Region insgesamt attraktiver mache. Seit 1976 hält München seine Bevölkerungszahl in etwa konstant, während die Region um jährlich rd. 20 000 Einwohner zunimmt.

Die Region umgekehrt wirft uns vor, daß das gesamte System der S-Bahn ja nur dazu diene, daß noch mehr Arbeitskräfte und noch mehr Kaufkraft nach München abfließt, wodurch die Infrastruktur der Region ungünstig beeinflußt wird.

Der zweite wesentliche Schwerpunkt betrifft die innerstädtische Planung, zurückgehend auf den Stadtentwicklungsplan von 1975, der sich in verschiedenen Verkehrsentwicklungsplänen niedergeschlagen hat, die laufend fortgeschrieben werden. Das hier definierte Ziel, bei Verabschiedung durch den Stadtrat noch als ehrgeizig und optimistisch bezeichnet, lautet, nach Ausbau des U-Bahn-Netzes in der heute beschlossenen Form einen modal-split von 60% ÖV und 40% IV zu erreichen. Bei Beginn des Verbundverkehrs 1972 betrug der Anteil des öffentlichen Verkehrs gerade noch 37%. Heute ist ein Verhältnis von etwa 50 zu 50 wieder erreicht, angesichts der Entwicklung der Treibstoffpreise in den letzten 5 Jahren kann dieses erwähnte Ziel von 60% ÖV als realistisch angesprochen werden. Nach Fertigstellung des sogenannten zweiten Mittelfristprogrammes, das etwa 1995 vollendet sein soll, wird das Münchner U-Bahn-Netz eine Streckenlänge von rd. 80 km umfassen. Heute sind ca. 33 km in Betrieb.

Auch auf dieses zweite Mittelfristprogramm hat der MVV im Benehmen mit den zuständigen städtischen Dienststellen wesentlichen Einfluß genommen: So wurden beispielsweise im Münchner Norden die ursprünglich geplanten zwei U-Bahn-Trassen zu einer zusammengelegt, allerdings mit einer neu geplanten Verbindung mit der S-Bahn in Feldmoching; der ursprüngliche Verkehrswert konnte dadurch praktisch wieder erreicht werden, die Investitionskosten wurden aber fast halbiert.

Dieses Programm ist die Basis für die weiteren Planungen zur Optimierung des Oberflächenverkehrsnetzes. Hierbei gilt als oberster Grundsatz, daß Parallelverkehre von ober- und unterirdischen Verkehrsmitteln grundsätzlich zu vermeiden sind. Wir haben diesen Grundsatz seit 1972 mit Hilfe des Münchner Stadtrates gegen alle Widerstände durchhalten können, was in der Praxis bedeutet, daß überall da, wo die U-Bahn in Betrieb geht, Bus und Straßenbahn verschwinden. Die Oberflächenverkehrsmittel spielen in erster Linie die Rolle des Zubringers zu den Schnellbahnen oder bilden Verbindungen dorthin, wo die Schnellbahnen sich nicht lohnen. Man kann dieselbe Verbindung innerhalb der Stadt, die mit Schnellbahn erreichbar ist, nicht ohne mehrfaches Umsteigen auch mit Oberflächenverkehrsmitteln erreichen. Was erreicht werden soll, ist, daß die Schnellbahnen mit möglichst hohen Verkehrsmengen ausgelastet werden, damit sich die hohen Investitionsaufwendungen auch tatsächlich amortisieren. Andererseits liegt angesichts der hohen spezifischen Personalkosten im öffentlichen Verkehr (in München rd. 62% der Kosten) die Folgerung nahe, speziell die Verkehrsarten, die mit hohen Personalkosten arbeiten, möglichst zurückzudrängen, und dies sind eben Straßenbahn und Bus. Vorausgesetzt, die erforderlichen Verkehrsmengen stehen zur Verfügung, kann ein S-Bahn-Fahrer bis zu 1600 Personen befördern, ein U-Bahn-Fahrer etwa 1200, ein Straßenbahnfahrer aber nur 150, ein Busfahrer 70–90.

Es soll hier nicht verschwiegen werden, daß diese Umstellungsprozesse emotional und politisch außerordentlich schwierig durchzuhalten sind.

Eine weitere Basis unserer Verkehrsplanung, und darauf sind wir ein bißchen stolz, ist eine eindeutige Aufgabenteilung zwischen den unterirdischen Massenverkehrsmitteln und dem Individualverkehr. Diese Aufgabenteilung wurde mit den für die Straßenverkehrsplanung in München zuständigen Dienststellen ebenso abgestimmt wie mit den Planungsgremien der Region und dem ADAC. Betrachtet man die Linienführung der unterirdischen Massenverkehrsmittel, wobei die S-Bahn in erster Linie die Ost-/West-Relation bedient, während die U-Bahnen von Norden nach Süden orientiert sind, so ist ihre Anordnung eindeutig radial, d. h. zum Stadtzentrum gerichtet.

Stellt man daneben den Ausbauplan der Stadtschnellstraßen in München, so zeigt sich, daß diese eindeutig die tangentialen Verkehrsrelationen bevorzugt abdecken. Diese Aufgabenteilung hat im wesentlichen zwei Vorteile:

a) Mit Hilfe der Schnellbahnen ist es möglich, den historisch gewachsenen Kern der Stadt zu erhalten und gleichzeitig in seiner Lebensfähigkeit zu stärken. So hat eine über Jahre hinweg geführte Untersuchung des Verbandes der Mittel- und Großbetriebe ergeben, daß heute rd. 70% der Kunden der großen Kaufhäuser und Fachgeschäfte in der Innenstadt ihr Ziel mit öffentlichen Verkehrsmitteln erreichen.

Andererseits hat eine Untersuchung des Stadtplanungsreferates gezeigt, daß Straßenbreiten von 18 oder mehr Fahrspuren durch die Innenstadt erforderlich wären, wenn die Benutzer der heutigen S- und U-Bahn-Strecken auf ihrem Weg durch die Innenstadt Pkw benutzen würden. Abgesehen von dem mangelnden Parkraum liegt auf der Hand, daß die Errichtung derartiger Schneisen praktisch den Grund, überhaupt in die Innenstadt zu fahren, beseitigen würde.

b) Auf den Tangentialen, die als Stadtschnellstraßen ausgebildet sind oder werden, stellt der MVV mit Bus und Straßenbahn sozusagen die „Grundmobilität" her, d. h. er bietet für den Personenkreis, der nicht Auto fahren kann oder will, Fahrmöglichkeiten an. Hier kann jedoch der öffentliche Verkehr gegenüber dem Pkw im Gegensatz zu den Schnellbahnen meist keine Reisezeitvorteile bieten. Diese Relationen ebenfalls schnellbahnmäßig auszubauen, was bereits einmal untersucht wurde, könnte kein Mensch bezahlen.

Es sind also ebenso wirtschaftliche Gründe wie entwicklungspolitische, die diese Aufgabenteilung nahelegen. Im Endeffekt führt diese Aufgabenteilung aber dazu, daß dem Autofahrer je nach Fahrtanlaß und -ziel die Wahl freigestellt wird, welches Verkehrsmittel er für welchen Zweck benutzt, ohne daß dies mit Verwaltungsmaßnahmen erzwungen werden müßte, die wir ablehnen. Es gibt auch durchaus noch vernünftige Anlässe, in Ausnahmefällen mit dem Pkw in die Innenstadt zu fahren, z. B. wenn man große Gegenstände einkauft. Dies scheint auch volkswirtschaftlich sinnvoll, weil einer Steigerung der Fahrgastzahl, im öffentlichen Verkehr in München von rd. 33%, wie eingangs erwähnt, auch eine Steigerung der Pkw-Neuzulassungen um etwa 25 % gegenübersteht. (Derzeit treffen in München Stadt und Region etwa zwei Einwohner auf einen Pkw.) Der Absatz der Automobilindustrie soll ja durch den Ausbau des ÖPNV nicht geschädigt werden. Wir nehmen an, daß für diese Entwicklung neben einer allgemeinen Steigerung der Fahrtenzahl = Mobilität des Einzelnen eine gewisse Selektion bei der Auswahl der Verkehrsmittel nach Fahrtzielen und -anlässen verantwortlich ist.

Schließlich noch die letzte Hauptaufgabe, auf die wir uns seit einigen Jahren stark konzentrieren. Ich habe bereits vorhin erwähnt, daß die Region gewisse entwicklungspolitische Nachteile beklagt, die als Nebenprodukt des S-Bahn-Ausbaues gesehen werden.

Gemeinsam mit den Landkreisen verfolgen wir also das Ziel, den Mittel- und Unterzentren in diesen Landkreisen, in erster Linie also den Kreisstädten, eine ähnlich attraktive Verbindung mit ihrem Hinterland einzurichten, wie diese München durch die S-Bahn hat, und damit einen gewissen Ausgleich zu schaffen.

Auslöser für diese Überlegungen war jedoch, wie so häufig, das Geld. Während der Bund aus seinem Haushalt das Defizit der Deutschen Bundesbahn im S-Bahn-Verkehr ausgleicht und die Landeshauptstadt München seit 1911 das Defizit der städtischen Verkehrsbetriebe abdeckt, war niemand da, der sich um die Straßenverkehre mit Bus in der Region kümmert. Die Verhandlungen mit den Landkreisen in dieser Sache laufen seit 1973, und es war am Anfang außerordentlich schwierig, die Kreise von der Notwendigkeit dieser – wohlgemerkt freiwilligen – Aufgabe zu überzeugen.

Dies ist heute so geregelt, daß der Freistaat Bayern jährlich für diesen Zweck 5 Mio DM zur Verfügung stellt, die er seit 1973 der Deutschen Bundesbahn gegeben hat. Der Bund ist mit der Übertragung dieser Mittel auf die Landkreise einverstanden, sofern auch die Busverkehre seiner Bundesunternehmen, Bahn und Post, die in München durch die Regionalverkehr Oberbayern GmbH – RVO – repräsentiert werden, mit in diese Abgeltungsregelung einbezogen werden.

Der Zuschuß des Landes Bayern ist vorläufig in Höhe von 5 Mio DM festgeschrieben. Das Geld wird auf die 8 Landkreise nach einem bestimmten Schlüssel aufgeteilt, wobei in den sogenannten Zuscheidungsverfügungen des Bayerischen Verkehrsministeriums festgelegt ist, daß die Eigenbeteiligung des Landkreises selbst mindestens 35 % betragen muß. Es geht also nicht, wie einige Landkreise ursprünglich gerechnet haben, daß man ein Netz entwickelt, dessen nicht durch Fahrgeldeinnahmen gedeckte Kosten gerade so hoch sind, daß der Zuschuß des Freistaates Bayern ausreicht, um diesen Fehlbetrag auszugleichen.

Die Kalkulation sieht also so aus:

Wir rechnen mit einer Kostendeckung aus Fahrgeldern von rd. 65 %; der Rest = Fehlbetrag wird im Normalfall zu 65 % vom Freistaat Bayern übernommen, wobei die Gesamthöhe von 5 Mio DM pro Jahr nicht überschritten werden darf. Die restlichen 35 % des Defizites übernimmt der Landkreis selbst, es sei denn, daß, wie z.B. im Fall des Kreises Erding, der Kreistag eine weitere Ausweitung des Omnibusnetzes fordert und beschließt, wodurch sich der Zuschuß des Landkreises entsprechend erhöht. So ist z. B. im Fall Erding der Finanzierungsanteil Land Bayern/Kreis Erding praktisch 50 zu 50.

Zur Durchführung des Verkehrs bedient sich der MVV der im Landkreis tätigen öffentlichen und privaten Verkehrsunternehmen, mit denen er Einzelverträge über den Betrieb bestimmter Linien im Auftrag des Landkreises abschließt. Hierbei ist streng darauf zu achten, daß die jeweiligen Konzessionsinhaber in ihren Rechten unangetastet bleiben. In der Praxis heißt dies, daß in der überwiegenden Zahl der Fälle, etwa 95 %, wo bereits Konzessionsoder Ausgestaltungsrechte bestehen, mit den Inhabern dieser Konzessionen über den von ihnen geforderten Preis je Wagen-km auf der Basis VOL verhandelt wird. Nur völlig neue

Linien, die wir nach den Vorgaben des Landkreises einrichten, können beschränkt ausgeschrieben und nach Preisangebot vergeben werden.

Dies bedeutet natürlich auch, daß der MVV seine Vorgaberechte hinsichtlich Linienführung und Fahrplan auf den Landkreis überträgt, nach dem Prinzip „wer zahlt, schafft an".

Die Abgeltung der Unternehmer erfolgt also auf der Basis von Marktpreisen je Wagenkm. Mit den Fahrgeldeinnahmen hat der Unternehmer fortan nichts mehr zu tun. Dies wäre auch schwierig, denn es ist ein hervorstechendes Zeichen eines Verbundverkehrs, daß die auf der Linie selbst verkauften Fahrausweise nur den geringsten Teil der Fahrgeldeinnahmen ausmachen.

Zur Ermittlung der auf den jeweiligen Linien erzielten Einnahmen wurde das Verfahren der „realen Ertragskraft" entwickelt, welches grob gesprochen so funktioniert: Der MVV führt an zwei Werktagen, einem Samstag und einem Sonntag auf allen Linien Verkehrsbefragungen durch, bei denen neben der Reiseweite auch die verwendete Fahrtausweisart ermittelt wird. Die so gewonnenen, spezifischen Werte je Fahrgast werden auf ein Jahr hochgerechnet und die so ermittelten Einnahmen der jeweiligen Linie und damit dem Landkreis zugeschieden. Natürlich ist der Kostendeckungsgrad der einzelnen Linien je nach Verkehrsaufkommen sehr unterschiedlich; besonders die von den Kreisen aus entwicklungspolitischen Gründen gewünschten neuen Linien haben sich vorläufig als sehr wenig kostendeckend erwiesen. Insgesamt gesehen haben wir aufgrund der mit den Kreisen abgeschlossenen Verträge aber darauf zu achten, daß

a) ein durchschnittlicher Kostendeckungsgrad aller Linien von rd. 65% erreicht wird und

b) der Zuschuß des Landkreises auf mindestens 3 Jahre konstant gehalten wird.

In der Praxis bedeutet dies, daß wir zu jedem Fahrplanwechsel vor die Kreistage hintreten und Vorschläge machen, wie sich die notwendigen Verstärkungen auf bestimmten Linien durch Einsparungen an anderer Stelle ausgleichen lassen.

Es ist uns bisher in allen Fällen gelungen, ähnlich wie im Münchner Stadtrat, auch bei den Kreistagen die Zustimmung zu derartigen, häufig unpopulären Maßnahmen zu erreichen. Dafür ist diesen politischen Entscheidungsträgern ausdrücklich zu danken. Die Zahl der Verbesserungswünsche und Anträge von Bürgervertretungen, Gemeinden usw., die meist aus Kostengründen abgelehnt werden müssen, ist nämlich außerordentlich groß, und es ist für manchen Politiker sicher schwer, seinen Wählern zu erklären, daß man im Moment für den eigenen Heimatbereich nichts tun könne, weil eine Maßnahme an anderer Stelle noch vordringlicher sei.

Mit diesem Verfahren, daß sich seit mehr als 3 Jahren bewährt hat, konnten auch zwei Befürchtungen in den Landkreisen zerstreut werden, nämlich einerseits, daß der MVV, habe er erstmal den Vertrag in der Tasche, mit jährlich steigenden Defiziten aufwarte, weil er Verkehrsluxus betreibe oder dem politischen Druck zu rasch nachgäbe und zweitens, daß die privaten Busunternehmer, seien sie erstmal vom Risiko entlastet, nach Kräften Leistungen produzieren würden, auch wenn sie nicht gebraucht würden. Hier muß ich den privaten Unternehmern ein sehr gutes Zeugnis ausstellen: Auch wenn sie vom Risiko der Kostendeckung freigestellt sind, bleiben sie nach unserer Erfahrung weiterhin am Geschäft interessiert: Häufig erhalten wir gerade von den privaten Busunternehmern sehr kurzfristig Hinweise über Änderungen des Verkehrsaufkommens, z. B. Änderung der Betriebszeiten einer Fabrik oder der Unterrichtszeiten einer Schule, lange bevor wir offiziell davon unterrichtet werden. Die Unternehmer merken auch geringe Verschiebungen in der Fahrgastnachfrage ziemlich rasch, rufen bei uns an und teilen uns ihre Feststellungen mit, was uns in die Lage versetzt, unsere Fahrten kurzfristig so umzulegen, daß sie mit den geänderten Verhältnissen wieder übereinstimmen. Auch unter dem Dach des MVV bleibt also der Privatunternehmer letztlich Unternehmer und denkt absatzorientiert. Selbstverständlich legen wir nicht nur Wert darauf, daß unser MVV-Tarif durchgehend angewendet wird, sondern planen unsere Leistungen so, daß jeweils die Anschlüsse zu den Schnellbahnen und der verschiedenen Buslinien untereinander hergestellt werden. Wir unterstützen dafür die Unternehmer auch in Randbereichen, z. B. beim Schulbusverkehr, und werden unsererseits durch die Landkreise und Gemeinden tatkräftig unterstützt, z. B. durch Einrichtung von Busbahnhöfen oder wettergeschützten Haltestellen. Das Ergebnis dieser gemeinsamen Bemühungen war bisher in praktisch allen Fällen ein Ansteigen der Fahrgastzahlen um ca. 20% auch bei den Busverkehren der Region.

Ich darf mich für Ihre Geduld bedanken.

Referat Ministerialdirigent Dr. Detlef Winter, Bonn

Die Verbesserung des öffentlichen Personennahverkehrs in der Fläche – dargestellt an ausgewählten Modellversuchen

I. Ausgangspunkt für das Projekt „Verbesserung des ÖPNV in der Fläche" ist die seinerzeit viel beachtete Rede, die der Bundesminister für Verkehr anläßlich der Eröffnung des Kongresses „Verkehr in Ballungsräumen" im Rahmen der deutschen Industrieausstellung am 23. September 1974 in Berlin hielt. In Auseinandersetzung mit den bestehenden Verkehrsverbünden und Verkehrsgemeinschaften fragte Minister GSCHEIDLE damals, „ob nicht durch eine Änderung der Strukturen in Zusammenarbeit mit Ländern und Gemeinden noch weitergehende Vorteile zu erreichen sind". Unter Hinweis auf die regionalen Verkehrsbehörden in Großbritannien forderte er eine „Überprüfung des Planungsprozesses und der finanziellen, organisatorischen und rechtlichen Rahmenbedingungen für den ÖPNV mit dem Ziel, die erreichte Effizienz des Mitteleinsatzes zu halten und zu steigern."

Festzustellen ist, daß es zu diesem Zeitpunkt eine ausgearbeitete Konzeption noch nicht gab. Die Rede sollte Denkanstöße geben; sie sollte Diskussionen über diese schwierigen Fragen auslösen. Reizworte wie „Kommunalisierung des ÖPNV" und ein Infragestellen der „starken finanziellen Beteiligung des Bundes im ÖPNV" trugen zunächst dazu bei, die Diskussion anzuheizen; sie sind dann im Verlauf der Ausarbeitung der Konzeption zu Recht in den Hintergrund getreten. Demgegenüber ist im Zeitablauf eine stärkere Betonung der Probleme des ÖPNV im ländlichen Raum festzustellen. Immerhin beschäftigte sich schon im Oktober 1974 die Länderverkehrsministerkonferenz mit diesem Thema. Der Bundesverkehrsminister unterrichtete die Konferenz über die Einsetzung einer Arbeitsgruppe im BVM mit dem Prüfauftrag: „Wie kann durch eine Änderung des finanziell-organisatorischen Rahmens Planung und Betrieb des öffentlichen Personennahverkehrs wirtschaftlicher gestaltet werden?". Es sollte eine Konzeption gefunden werden, die zu einer finanziellen Entlastung der öffentlichen Hände insgesamt führen kann. Es gelte Mängel zu beseitigen, die sich daraus ergeben, daß Planung, Finanzierung und Betrieb des öffentlichen Personennahverkehrs nicht in einer Hand vereinigt sind. Die Arbeitsgruppe legte im März 1975 ihren internen Bericht vor. In einer kritischen Analyse des gegebenen Zustandes wurden insbesondere folgende Probleme aufgezeigt, für die es Lösungen zu finden gilt:

– aufgesplitterte und zum Teil auch unklare Kompetenzen zwischen Bund, Ländern und Gemeinden erschweren die Planung und führen zu Unwirtschaftlichkeit;

– die Bindung der Planungskompetenzen und Finanzierungsverpflichtungen an herkömmlichen Verwaltungsgrenzen (kommunale Landkreisgrenzen, in Ausnahmefällen auch Ländergrenzen) erschweren die Bildung optimaler ÖPNV-Netze und ihre Bedienung (Stadt-Umland-Problem).

Folgende Lösungsvorschläge wurden zur Diskussion gestellt:

– Abgrenzung von Nahverkehrsräumen durch die Länder unter Beteiligung der Gemeinden und Landkreise;

– Gründung öffentlich-rechtlicher Zweckverbände (Nahverkehrsverbände) für die Nahverkehrsräume auf der Ebene der Gemeinden und der Landkreise;

– Die Aufgaben des Nahverkehrsverbandes umfassen für den ÖPNV insbesondere

– die konzeptionelle Verkehrsplanung

- die Finanzierung des ÖPNV im Nahverkehrsraum (Investitionen und Betriebskosten)

- den Abschluß von Verträgen mit den Nahverkehrsunternehmen, in denen insbesondere Fahrplangestaltung, Tarifgestaltung, die von den Unternehmen zu erbringenden Betriebsleistungen sowie die den Unternehmen dafür zu zahlenden Entgelte geregelt sind.

- Rechtlich und innerbetrieblich selbständig arbeiten nach den Vorgaben des Nahverkehrsverbandes die im Nahverkehrsraum tätigen

  - kommunalen Verkehrsbetriebe

  - in privatrechtlich organisierten regionalen Nahverkehrsgesellschaften zusammengelegten Busdienste von Bahn und Post

  - Privatunternehmen, einschließlich der NE-Bahnen, sowie der Schienenpersonennahverkehr der DB.

- Zur Deckung seiner Aufgaben fließen dem Nahverkehrsverband folgende Mittel zu:

  - Fahrgeldeinnahmen

  - die Abgeltungsleistungen des Bundes und des Landes

  - Investitionshilfen von Bund und Ländern

  - das Aufkommen aus einem Nahverkehrsbeitrag (Gemeindeumlage oder auch Zuschlag zu bestehenden Steuern).

Ein speziell eingesetzter Bund-Länder-Arbeitskreis entwickelte daraus das Konzept eines 2-Ebenen-Modells und alternativ dazu ein ,,3-Ebenen-Modell"[1].

Nach dem ,,2-Ebenen-Modell" ist der Nahverkehrsverband umfassender Aufgabenträger des ÖPNV einschließlich des Schienenverkehrs der Deutschen Bundesbahn für den Nahverkehrsraum. Neben der Verkehrsplanung obliegen ihm auch die Durchführung und Finanzierung des ÖPNV. Zur Erfüllung seiner Aufgaben bedient sich der Nahverkehrsverband der vorhandenen Verkehrsunternehmen, die er auf Grund privatrechtlicher Verträge zu kostendeckenden Entgelten einsetzt. Die zu treffenden privatrechtlichen Vereinbarungen umfassen neben der Verkehrs- und Tarifgestaltung vor allem auch die an die Unternehmen zu zahlenden Entgelte. Fahrgeldeinnahmen sowie alle finanziellen Leistungen der öffentlichen Hand fließen dem Nahverkehrsverband zu. Den Nahverkehrsunternehmen obliegt die Erstellung der Betriebsleistung und der betrieblichen Organisation. Im ,,3-Ebenen-Modell" tritt zwischen den Nahverkehrsverband und den Nahverkehrsunternehmen eine von diesen gebildete privatrechtliche Nahverkehrsgesellschaft. Der Nahverkehrsverband ist auch hier umfassender Aufgabenträger des ÖPNV für den Nahverkehrsraum. Er beschränkt seine Tätigkeit jedoch auf den öffentlich-politischen Bereich, wie die Entwicklung von Zielvorgaben für die Verkehrs- und Tarifgestaltung, und stellt insbesondere die Deckung von Defiziten, die bei der Verkehrsbedienung entstehen, durch Umlagen seiner Mitglieder oder sonstiger Einnahmen sicher.

Der Nahverkehrsgesellschaft obliegt der unternehmerische Bereich des ÖPNV. Er umfaßt die Mitwirkung bei der Verkehrsplanung und Tarifgestaltung sowie die Durchführung der Verkehrsleistungen durch ,,eigene" oder nicht der Gesellschaft angehörende Unternehmen. Die Nahverkehrsgesellschaft ist weiter für die Koordination der Verkehrsleistungen und die Durchführung von Rationalisierungsmaßnahmen verantwortlich. Sie vertritt die eingesetzten Verkehrsunternehmen gegen den Nahverkehrsverband. Den Nahverkehrsunternehmen obliegt die Erstellung der Betriebsleistung und die betriebliche Organisation. Die

---

[1] Veröffentlicht in ,,Vorschläge für eine Neuorganisation des organisatorischen Rahmens für den öffentlichen Personennahverkehr". In: Schriftenreihe des Bundesministers für Verkehr, Heft 53 aus 1977.

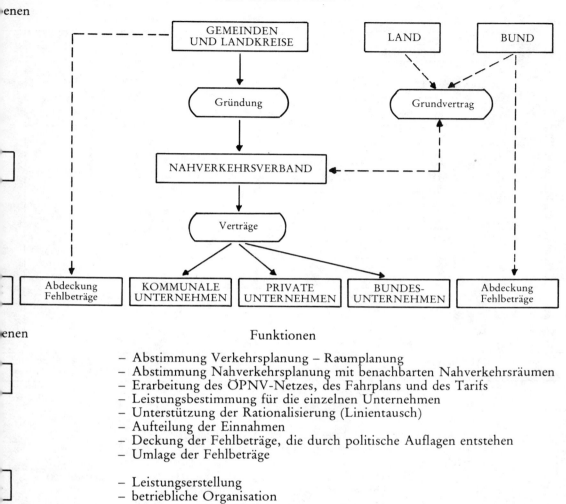

Zwei-Ebenen-Modell

Funktionen

- Abstimmung Verkehrsplanung – Raumplanung
- Abstimmung Nahverkehrsplanung mit benachbarten Nahverkehrsräumen
- Erarbeitung des ÖPNV-Netzes, des Fahrplans und des Tarifs
- Leistungsbestimmung für die einzelnen Unternehmen
- Unterstützung der Rationalisierung (Linientausch)
- Aufteilung der Einnahmen
- Deckung der Fehlbeträge, die durch politische Auflagen entstehen
- Umlage der Fehlbeträge

- Leistungserstellung
- betriebliche Organisation

regionalen Bundesbusgesellschaften sollten nach diesem Modell den übrigen Nahverkehrsunternehmen gleichgestellt sein, wobei der Bund deren Defizite abzudecken hätte. Das bestehende Konzessionsrecht bliebe unverändert.

In der Stellungnahme der Länder wurde auf die zusätzlichen finanziellen Belastungen (Verbandsumlage), die aus dem Modell für die Länder entstehen können, hingewiesen. Schwierigkeiten wurden bei der rechtlichen Durchsetzbarkeit gesehen. Der ÖPNV ist bekanntlich überwiegend keine kommunale Pflichtaufgabe; die erforderliche Finanzausstattung steht daher nicht zur Verfügung. Dagegen kann nach dem Urteil der Länder das 3-Ebenen-Modell insgesamt zu einer gerechteren Verteilung der Lasten führen und insbesondere auch das Stadt-Umland-Problem lösen helfen. Auf das Entstehen zusätzlicher Verwaltungskosten durch den Nahverkehrsverband und die Verkehrsgesellschaft wurde hingewiesen, ebenso auf die erfahrungsgemäß bei Einführung von Gemeinschaftstarifen entstehenden

63

Drei-Ebenen-Modell

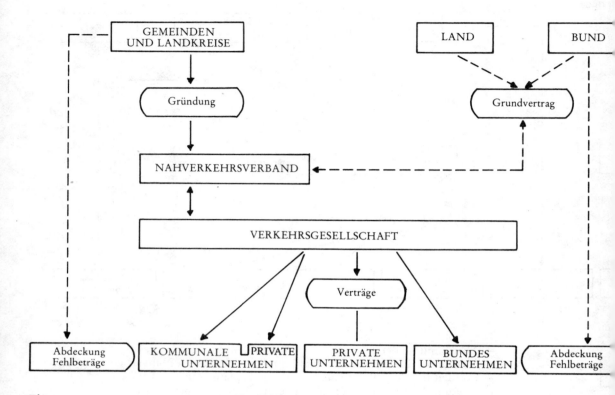

Ebenen   Funktionen

I
- Unterstützung der Gründung der Verkehrsgesellschaft
- Abstimmung Verkehrsplanung – Raumplanung
- politische Zielvorgabe für ÖPNV-Netz, Fahrplan, Tarife
- Abstimmung der Nahverkehrsplanung mit benachbarten Nahverkehrsräumen
- Billigung der Vorschläge der Nahverkehrsgesellschaft
- Deckung der Fehlbeträge bei der Verkehrsgesellschaft, die durch politische Auflagen entstehen (Ausnahme Bundesunternehmen)
- Umlage der Fehlbeträge auf die Gemeinden/Landkreise
- Erarbeitung des ÖPNV-Netzes, des Fahrplans, des Tarifs aus betriebswirtschaftlicher Sicht unter Berücksichtigung der Zielvorgaben des Zweckverbandes

II
- Leistungsbestimmung für die einzelnen Unternehmen
- Unterstützung der Rationalisierung (Linientausch, betriebliche Zusammenarbeit)
- Aufteilung der Einnahmen
- Abschluß von Leistungsverträgen mit Nichtmitgliedern

III
- Leistungserstellung
- betriebliche Organisation

Mindererlöse. Die Stellungnahme der Länder ist ausführlich in der bereits genannten Schriftenreihe des Bundesministers für Verkehr dokumentiert.

II. Da weitere theoretische Diskussionen aller Voraussicht nach zu nichts führen würden, einigte man sich darauf, die Möglichkeiten für eine Verwirklichung der Vorstellungen des Bundes in konkreten Modellversuchen zu überprüfen. Als Beispiel eines verkehrsschwachen ländlichen Raumes wurde die Region Franken in Baden-Württemberg ausgewählt. Die gutachterlichen Vorarbeiten für den Modellversuch Hohenlohe wurden der Kommunalentwicklung Baden-Württemberg übertragen. In der ersten verkehrsanalytischen Phase ihrer Untersuchung kamen die Gutachter zu folgendem Ergebnis:

Allgemeiner Linienverkehr, Sonderverkehre und freigestellter Schülerverkehr bilden im Untersuchungsraum ein insgesamt sehr dichtes Nahverkehrsnetz. Die Anzahl der Wohnorte/Wohnplätze ohne jede öffentliche Verkehrsbedienung ist gering. Deutliche Lücken der Nahverkehrsbedienung ergeben sich jedoch dann, wenn die Bedienungsfrequenz, die tageszeitliche Verteilung der Verkehrsbedienung sowie der Bezug des Liniennetzes zu den zentralen Orten berücksichtigt werden: Zahlreiche Wohnorte im Untersuchungsraum werden ausschließlich durch den freigestellten Schülerverkehr bedient. Das gilt besonders für die schwach besiedelten Räume. Das Vorhandensein freigestellter Schülerverkehre wird als ein Indiz für eine unzureichende Verkehrsbedienung durch den allgemeinen Linienverkehr angesehen.

Auf der Grundlage einer sehr sorgfältigen Bestandserfassung wurde folgendes Modell zur Neuordnung des ÖPNV in diesem Raum entwickelt:

- Neukonzeption des Linienverkehrs, insbesondere

  - Einführung eines an Mindeststandards orientierten Grundschemas der Verkehrsbedienung (Taktverkehr)

  - Ergänzung und Ausweitung des Netzes des allgemeinen Linienverkehrs mit dem Ziel der flächendeckenden Erschließung

  - Integration des freigestellten Schülerverkehrs und der Sonderformen des Linienverkehrs in den allgemeinen Linienverkehr.

- Koordination des Wagenumlaufes unter Einbeziehung aller im Linienverkehr tätigen Verkehrsunternehmen.

- Poolung der Einnahmen.

- Rechtlich-organisatorische Gestaltung nach dem ,,2-Ebenen-Modell''.

Auf der Grundlage der Ergebnisse der Gutachter wurde zwischen dem Bund, dem Land Baden-Württemberg und dem Landkreis Hohenlohe ein dreijähriger Probelauf (Modellversuch) vereinbart. Der Bund beteiligt sich mit bis zu 1 Mio DM jährlich an dem Risiko des Betriebsversuchs. Eine entsprechende Verpflichtungsermächtigung ist im Einzelplan 12 des Bundeshaushaltes unter Titel 68201 enthalten. Mit weiteren 3 Mio DM ist das Land an der Verlustrisikoabdeckung beteiligt. Davon entfallen 20 % auf den Hohenlohekreis. Träger des Modells ist der Landkreis. Er kauft die Fahrleistungen bei den privaten Busunternehmen und der OVG Bahn-Post ein, die wiederum in einem einheitlichen Verkehrsnetz im Rahmen eines Tarifverbundes bei einheitlicher Tarifstruktur wie ein Verkehrsträger im gesamten Kreisgebiet tätig sind. Die Kommunalentwicklung Baden-Württemberg hat für die Dauer des Betriebsversuches treuhänderisch die Abwicklung übernommen, im Auftrage des Landkreises also den ,,Nahverkehrsverband'' darzustellen. Eine besondere Schwierigkeit ergab sich zunächst aus dem Vorhandensein der Bundesbahn-Nebenstrecke Waldenburg–Forchtenberg:

Sie drohte zu einem ausgesprochenen Störfaktor für den Versuch zu werden. Sie gehört nämlich zu denjenigen Strecken, für die die Deutsche Bundesbahn die Einstellung des Personenverkehrs vorgeschlagen hat. Sie paßte in den Modellversuch, der ausschließlich auf Busverkehr abgestellt ist, auch nicht hinein. Die Bürger im Landkreis Hohenlohe fürchteten jedoch, daß die Einstellung des Personenverkehrs auf der Eisenbahnstrecke auch bei einem Scheitern des Modellversuches auf Dauer vorgenommen würde. Im Einvernehmen mit allen Beteiligten wurde zunächst folgende Lösung gefunden:

1. Die Strecke wird bis zum Abschluß des Erprobungsmodells aus den Stillegungsüberlegungen der Deutschen Bundesbahn und des Bundesministers für Verkehr ausgeklammert.

2. Der Personenverkehr auf der Strecke wird für die Versuchsdauer eingestellt.

Nach Interventionen des Kreistages ist die Umsetzung dieses Beschlusses jedoch immer wieder aufgeschoben worden. Die Einstellung des Personenverkehrs ist nunmehr zum Fahrplanwechsel Frühjahr 1981 vorgesehen. Die Weiterführung des Schienenpersonenverkehrs belastet das Projekt auf der Kostenseite.

Die im Hohenlohekreis tätigen privaten Busunternehmer hatten, soweit sie als Subunternehmer für die OVG tätig waren, als Vorbedingung für ihre Mitwirkung am Modellversuch die Entlassung aus dem Subunternehmer-Verhältnis gefordert. Sie sind seitdem wie die OVG oder die Busse der Südwestdeutschen Eisenbahn direkt im Auftrag des Landkreises tätig.

Folgende Regelungen, die den Modellversuch finanziell entlasten würden, sind bisher noch nicht abschließend geklärt:

1. Verkehrsverbünden, Verkehrsgemeinschaften und Tarifgemeinschaften steht beim teilweisen Ausgleich der Kostenunterdeckung im Ausbildungsverkehr ein Verbundzuschlag von 10% zu. Sinn und Zweck dieser Vorschrift ist es, die Kooperation von Verkehrsunternehmen und damit den ÖPNV zu fördern, in dem gewisse ,,verbundspezifische Nachteile" abgegolten werden. Diese ,,verbundspezifischen Nachteile" ergeben sich auch bei der von klassischen Verkehrsverbünden abweichenden Organisationsform des Hohenlohe-Modells. Dem Wortlaut nach läßt sich jedoch die Rechtsverordnung auf dieses Modell nicht anwenden, eine Änderung und Ergänzung ist notwendig. Eine Änderungsverordnung ist in Vorbereitung. Aus der Nichtgewährung des Verbundzuschlages ergeben sich Mindereinnahmen von 300 000,– DM jährlich.

2. In den Rechtsverordnungen der Ausgleichsgesetze ist ein Durchschnittswert für die Ausnutzung der Zeitfahrausweise ausgewiesen. Abweichungen von diesem Durchschnittswert müssen durch Verkehrszählungen oder in anderer geeigneter Weise nachgewiesen werden. Das Landratsamt Hohenlohekreis ist bei seinem Antrag auf Gewährung eines Ausgleichs von einem betriebsindividuellen Wert der Ausnutzung der Zeitfahrausweise von 3,1 Fahrten/Tag ausgegangen. Daraus ergibt sich ein zusätzlicher Anspruch auf Ausgleichsleistungen von 800 000,– DM jährlich. Das Nachweisverfahren konnte bisher noch nicht abgeschlossen werden.

3. Die besonderen Anforderungen des Schülerverkehrs machten die Einrichtung eines besonderen vierten Umlaufes pro Linie in den Mittagsstunden erforderlich. Im ursprünglichen Linienkonzept war dieser vierte Umlauf in den Mittagsstunden nicht vorgesehen. Daraus steht dem Modell ein Ausgleich nach den Schülerbeförderungs-Richtlinien des Landes Baden-Württemberg zu. Die Prüfung dieses Anspruches konnte bisher noch nicht abgeschlossen werden. Das Modell ist aus diesem Tatbestand mit weiteren Mindereinnahmen von 600 000,– DM pro Jahr belastet.

Die noch nicht geregelten Ansprüche belasten den Modellversuch mit jährlich 1,7 Mio DM.

Mit dem Nahverkehrsmodell Hohenlohe wurden 3 Ziele verfolgt, und zwar

– rechtliche und organisatorische Ziele

– strukturelle, regionale und kommunale Ziele

– wirtschaftliche Ziele.

Der bisherige Erfolg des Probelaufes beim Nahverkehrsmodell Hohenlohekreis ist bei den erstgenannten Zielen bei allen Beteiligten unbestritten. Wegen der Vorbelastung aus den oben genannten Tatbeständen konnte das wirtschaftliche Ziel bisher nicht erreicht werden. Bei Erfüllung der aufgeführten Ansprüche in Höhe von insgesamt 2,2 Mio DM läge der Kostendeckungsgrad heute bei über 80%.

Es sind die notwendigen Schritte eingeleitet, das Modell von den wirtschaftlich unerträglichen Vorbelastungen zu befreien. Die Folge daraus ist nämlich, daß die Bürgschaftmittel überdurchschnittlich stark in Anspruch genommen werden, so daß die Finanzierung des Modells über die vollen geplanten 3 Jahre gefährdet erscheint.

III. Geplante weitere Modellversuche

a) Saarland

Beim Modellversuch Hohenlohe handelt es sich um einen ausgesprochen ländlichen Raum. Analog zu diesem Modell ist auch für einen mittleren Verdichtungsraum an eine exemplarische Erprobung zur Verbesserung des ÖPNV durch Änderung ordnungspolitischer Rahmenbedingungen gedacht. Ausgewählt ist dafür das Saarland. Gegenwärtig wird, aufbauend auf Erkenntnissen einer Studie der Dorsch-Consult, München, an der Entwicklung von Zielvorstellungen für ein mittelfristig realisierbares Verkehrsbedienungsmodell für das ganze Saarland gearbeitet. Dabei soll ergänzend auch die stärkere Integration des Taxi-Verkehrs in den ÖPNV untersucht werden.

b) Modellversuch Lippe

Eine weitere Modelluntersuchung ist im Kreis Lippe im Vorfeld der Verkehrsgemeinschaft Ostwestfalen-Lippe mit mehreren Mittelzentren geplant. Die Untersuchung soll Aufschluß geben über:

– Konzipierung eines neuen Liniennetzes unter Berücksichtigung des Schienenverkehrs,

– Bedarfsorientierter Fahrplan unter Berücksichtigung der Verknüpfung des Stadtverkehrs mit dem Überlandverkehr,

– Wagen- und Fahrereinsatzplan,

– Gemeinschaftstarif in Abstimmung mit der Verkehrsgemeinschaft Ostwestfalen-Lippe in Bielefeld und in Anlehnung an die Tarifstruktur der Omnibus-Verkehrsgemeinschaft Bahn-Post,

– Organisationsvorschlag zur Frage der Anwendung des sogenannten „2- oder 3-Ebenen-Modells" unter Einbeziehung der Frage der Konzessionen, der Betriebsführung und der Wahrung des wirtschaftlichen Besitzstandes der Beteiligten,

– Kostendeckungsprognose unter Einbeziehung und Vorklärung der finanziellen Zuwendungen von Bund und Land außerhalb des Modellversuchs (Erstattung von verbundspezifischen Kosten, gemeinwirtschaftlichen Leistungen nach § 45a PBefG, Schwerbehindertengesetz, Erstattung von Schülerfahrkosten).

Der Kreis Lippe ist völlig anders strukturiert als der Kreis Hohenlohe, vor allem auch wesentlich dichter besiedelt und stärker industrialisiert. Eine schematische Übertragung der bisherigen Ergebnisse des Versuchs Hohenlohe kann daher nicht in Frage kommen. Es bedarf einer sorgfältigen Vorbereitung, bevor entschieden werden kann, ob ein Modellversuch erfolgsträchtig ist.

c) Untersuchung Tübingen

Tübingen ist eine Mittelstadt mit gut erhaltenem mittelalterlichen Stadtkern. Bei etwa 70 000 Einwohnern und zusätzlich über 20 000 Studenten hat sie ein extrem hohes Verkehrsaufkommen und einen übergroßen Platzbedarf für den ruhenden Verkehr, da die Universitätsgebäude in der Stadt verteilt sind und der Universitätsbetrieb mit stündlich wechselnden Orten und zahlreichen Abendveranstaltungen innerhalb der Stadt eine extrem hohe Verkehrsbelastung verursacht. Dazu kommt eine große Wohnungsnot nicht nur unter den Studenten, die – ebenso wie ein Teil der Tübinger Behördenbediensteten – gezwungen sind, außerhalb zu wohnen und in Folge eines nur mäßig entwickelten ÖPNV zusätzlichen Individualverkehr in die Stadt hinein und aus der Stadt nach Hause verursachen. Gegenläufig dazu bestehen auf Grund eines akuten Arbeitsplatzmangels im außeruniversitären Bereich starke Pendlerströme in Zielorte außerhalb des Landkreises. Ziel der Untersuchung ist die Gewinnung von in die Praxis umsetzbaren Erkenntnissen über die vorhandenen Verkehrsströme, die auch für vergleichbare Städte mit polyzentrischer Hochschulstruktur, wie z. B. Marburg, anwendbar wären.

IV. Neben den hier aufgeführten Modelluntersuchungen bekunden z. Z. zahlreiche weitere Landkreise Interesse an der Reform und Umgestaltung ihres öffentlichen Personennahverkehrs. Aus der Aufgabenverteilung zwischen Bund und Ländern ergibt sich klar und deutlich, daß der Bund sich allein an Modell- und Demonstrationsprojekten beteiligen kann, die die Gewähr bieten, nach jeweiliger Anpassung an die besonderen Bedingungen auf andere vergleichbare Räume übertragen zu werden. Das Bundesverkehrsministerium scheut sich nicht, eine Leitfunktion bei der Entwicklung neuer Konzeptionen und ihrer Erprobung zu übernehmen. Es ist jedoch nicht in der Lage, für eine flächendeckende Umsetzung der neuen Konzepte in die Praxis zu sorgen. Dieses ist Aufgabe der Länder.

Dabei ist zu konstatieren, daß die Verbesserung des öffentlichen Personennahverkehrs im ländlichen Raum offenbar in der politischen Priorität in den einzelnen Bundesländern unterschiedlich eingestuft ist.

Diskussion

Leitung: Beigeordneter Dr. Hans-Jürgen von der Heide, Bonn

Diskussionsbericht:
Beig. Dr. Hans-Jürgen von der Heide, Bonn,
Dipl.-Volkswirt Burkhard Lange, Hannover

Die Aussprache konzentriert sich zunächst auf diejenigen Fragestellungen, die mit dem Referent über den ÖPNV in einem Verdichtungsraum aufgeworfen wurden. Dabei werden zunächst mehr oder minder technische Verständnisfragen gestellt, durch deren Beantwortung das Bild über den Münchner Verkehrsverbund abgerundet wird.

Eine ausführliche Diskussion wird über die Abdeckung der Defizite innerhalb des Verbundsystems geführt. Es geht sowohl um methodische Ansätze zur Berechnung des Defizits wie auch um die effektiven Zahlen. Da es sich hierbei um ein in erster Linie verkehrsrechtliches und verkehrspolitisches Problemfeld handelt, wird die Aussprache zu diesem Punkt nicht zum Abschluß gebracht.

Von großer raumpolitischer Bedeutung ist die Frage der Kooperation zwischen Raumplanung und Verkehrsplanung im Rahmen des Münchner Verkehrsverbundes. Der Referent erklärt dazu, daß es in den ersten Phasen der Verbundsgründung keine raumplanerischen Erwägungen gegeben habe.

Es ist vielmehr zunächst darum gegangen, die vorhandene Verkehrsbedienung unterschiedlicher Träger (der Bundesbahn, der Stadt München, anderer Kommunen und privater, konzessionierter Unternehmen) in einem einheitlichen Tarifsystem zusammenzuführen. Diese Aufgabe ist als solche schon schwer genug gewesen und ist deshalb ausschließlich nach Verkehrsgesichtspunkten beurteilt worden. Im weiteren Verlauf, vor allem beim Ausbau des U- und S-Bahn-Systems, sind dann aber zunehmend stadtentwicklungspolitische Gesichtspunkte eingespielt worden. Das Verkehrssystem des Verkehrsverbundes hat ganz sicher stadtentwicklungspolitische Komponenten von Gewicht. Es schafft allein schon über die großen Verkehrsströme im Bereich der U- und S-Bahn besondere Verkehrskonzentrationen. Der Ausbau des Verkehrsnetzes wird deshalb im Rahmen der Stadt mit der Stadtentwicklung und – soweit erforderlich – auch mit der Bauleitplanung abgestimmt. Im regionalen Bereich gibt es mit den Trägern der Regionalplanung Kontakte. Dieses System wirkt sich verständlicherweise auch auf die regionale Entwicklung aus.

In diesem Zusammenhang erläutert der Referent den Umfang der Verkehrsbeziehungen. Der Verkehrsverbund greift ringförmig um das Zentrum von München bis auf 45 Kilometer Entfernung in das Umfeld der bayerischen Landeshauptstadt aus. Er bedient damit nicht nur den Landkreis München, sondern auch die anderen im Raum München liegenden Kreise und kreisangehörigen Gemeinden. Ziel der Verkehrsbedienung in diesen umgrenzenden Räumen ist nicht allein ihre unmittelbare Verbindung zum regionalen Zentrum Stadt München, sondern zugleich auch der Versuch, innerhalb der Fläche der Umlandkreise die Verkehrsverbindungen zu verbessern. Vor allem sollen die zentralen Orte dieser Räume verstärkt mit ihrem Einzugsbereich verbunden werden. Dieses Ziel ist im wesentlichen erreicht. Der Verkehrsverbund hat somit spürbar zur Verbesserung der allgemeinen Verkehrssituation im Großraum München beigetragen.

Bei der Bilanzierung des Defizites muß zugleich auch in Rechnung gestellt werden, daß dieses Defizit nicht allein im Stadtbereich anfällt. Es entsteht zugleich auch und z. T. mit höheren Prozentsätzen in den Umlandbereichen. Die Subventionierung kommt damit zugleich auch den noch durchaus ländlich bestimmten Gebieten zugute.

Der Referent erläutert auf Nachfrage die Beteiligung privater Unternehmen an diesem Verbundsystem. Er beschreibt, auf welche Weise private Unternehmen in den Verbund eingegliedert sind und nach welchen Methoden die Abrechnung erfolgt. Dabei wird der Vorteil unterstrichen, den die beteiligten konzessionierten Unternehmer an der allgemeinen Entwicklung des Verkehrsverbundes haben. Die Beteiligung auch privater Unternehmen am Verkehrsverbund hat sich als sinnvoll und nützlich erwiesen.

In der Diskussion über das Referat, das den ÖPNV in der Fläche zum Gegenstand hatte, wird auf die Bedeutung der Kreise in diesem Zusammenhang verwiesen. Dabei wird deutlich, daß für die Kreise der öffentliche Personennahverkehr in Zukunft eine zunehmend wichtige Aufgabe werden wird. Vielfach ist schon die Bereitschaft vorhanden, einen Teil der beim öffentlichen Personennahverkehr entstehenden Defizite auf Kreisebene aufzufangen. Mit den hier vorgestellten Modellen scheint der politische Durchbruch bundesweit erreicht zu sein.

In der Aussprache wird versucht, im Rahmen des Gesamtthemas der Veranstaltung die Zusammenhänge zwischen Raumplanung und Planung für den ÖPNV aufzuhellen. Für die Raumplanung können sich über diese Zusammenhänge hinaus aber auch Auswirkungen allgemeiner Art ergeben. Denn Verkehrssysteme können Standortvoraussetzungen sowohl im ländlichen Bereich als auch in Verdichtungsräumen ändern.

Die Frage der Gebietskonzession wird angesprochen. Dabei wird auf die früheren Überlegungen zur Änderung des Personenförderungsgesetzes verwiesen sowie auf die politischen Schwierigkeiten, die sich Mitte der 70er Jahre der Einführung einer Gebietskonzession entgegengestellt haben. In der praktischen Verkehrspolitik hat sich gezeigt, daß es auch ohne Gebietskonzession möglich ist, ein integriertes öffentliches Personennahverkehrssystem auf der Kreisebene zu schaffen. Beispiele hierfür bieten zusätzlich u. a. die Kreise Krumbach und Tecklenburg.

Es wird unterstrichen, daß die früher vorgetragenen Einwände gegen die Gebietskonzession weiter anzutreffen sind. Danach kann auch heute nicht davon ausgegangen werden, eine politische Mehrheit für die Einführung der Gebietskonzession in das deutsche Verkehrsrecht zu finden. Die praktische Entwicklung wird allerdings in eine Richtung gehen, die in der Sache einer Gebietskonzession ähnlich ist. Schon das Hohenlohe-Modell weist deutlich in diese Richtung. Die genannten Beispiele des Kreises Krumbach und der Westfälischen Verkehrsgesellschaft zeigen ebenfalls, daß es auch ohne eine Gebietskonzession möglich ist, ein integriertes Nahverkehrssystem zu schaffen. Das setzt aber ein Engagement der Kreise voraus, sich der Aufgabe des öffentlichen Personennahverkehrs anzunehmen. In Westfalen ist die Ausgangslage deshalb günstig gewesen, weil viele der am jetzigen Verkehrsverbund beteiligten Kreise Träger von nichtbundeseigenen Eisenbahnen gewesen sind. Hier wirken sich auch landsmannschaftliche Unterschiede aus. In Süddeutschland wäre es möglicherweise schwieriger, ein dem westfälischen vergleichbares Verkehrsmodell zu schaffen.

Die Diskussion wendet sich dann der Grundsatzfrage über die Bedeutung des öffentlichen Personennahverkehrs in einem modernen Verkehrssystem zu. Dabei wird einleitend die kritische Frage gestellt, inwieweit nicht schon heute die hohen Investitionen für den Ausbau von Schienenverkehrssystemen in Verdichtungsräumen als Fehlinvestitionen abgeschrieben werden müssen. Dies ist sicher kein Problem allein der Bundesrepublik, sondern besteht in allen west- und osteuropäischen Industrieländern in gleicher oder ähnlicher Weise. Diese kritische Frage kann nicht einheitlich beantwortet werden. Weitgehende Übereinstimmung liegt darin, daß der Ausbau des öffentlichen Personennahverkehrs in dicht besiedelten Gebieten und in großen Städten eine absolute Notwendigkeit ist, die keineswegs allein nach der betriebswirtschaftlichen Kostenrechnung beurteilt werden kann. In solchen

Räumen sind zwei Verkehrssysteme nebeneinander, der Individualverkehr mit dem Pkw und ein gut ausgebauter öffentlicher Personennahverkehr, unabdingbare Voraussetzung für den Fortbestand der städtischen Strukturen. Wenn unsere großen Städte wieder zu menschlichen Städten gemacht werden sollen, dann ist der Ausbau von schienengebundenen Personennahverkehren eine wichtige Voraussetzung zur Lösung vieler Probleme. Wir sind deshalb nur noch insoweit frei, darüber zu entscheiden, auf welche Weise am zweckmäßigsten ein solches effizientes Verkehrssystem geschaffen werden kann. In den Städten und Verdichtungsräumen, in denen mit dem Ausbau von schienengebundenen Nahverkehrssystemen begonnen worden ist, kann es nicht um das Ob, sondern nur noch um das Wie gehen. Dabei muß auch die Frage gestellt werden, ob und inwieweit das Umland in solche Systeme einbezogen werden sollte.

Es liegt nahe, daß sich hieran sofort Überlegungen über die Defizitabdeckung in ländlichen Verkehrsverbünden anschließen. Nach den vorliegenden Unterlagen sind in solchen Verkehrsverbünden die entstehenden Defizite in ihrer Höhe weit geringer. Es wird auf den Gesichtspunkt hingewiesen, daß in der weit schlechteren Ausstattung des ÖPNV in der Fläche eine gewisse Benachteiligung der Einwohner dünner besiedelter ländlicher Räume liegt. Hier geht es in raumpolitischer Sicht zugleich auch um die gewichtige Frage, ob nicht durch Subventionierungen des ÖPNV in Verdichtungsräumen die Verdichtungsprozesse noch beschleunigt werden. Es wird darauf hingewiesen, daß dies zu weiteren Standortverschiebungen führen kann. Die Frage hat deshalb für die Raumordnung ein besonderes Gewicht.

Dieses raumpolitische Gewicht gilt auch für den öffentlichen Personennahverkehr in der Fläche. Die Beseitigung der Benachteiligung im Verkehr hebt die Lebensqualität und verbessert die Standortvoraussetzungen. Hier ist langfristig gesehen allerdings mit noch größeren Schwierigkeiten in der Wirtschaftlichkeit des Verkehrsangebots zu rechnen. Denn nach allen vorliegenden Prognosen wird – wenn man unvorhersehbare Entwicklungen einmal außer acht läßt – die Pkw-Dichte in den nächsten 20 Jahren weiter steigen. Bei den heute gegebenen Rahmenbedingungen kann mit einer Pkw-Dichte von 525 Pkw je 1 000 Einwohnern gerechnet werden. Öffentlicher Personennahverkehr auf dem Lande lebt in hohem Maße vom Schülerverkehr. Für diesen ist sicher, daß er bis zum Jahre 2000 um ein Drittel abnehmen wird. Weitere Einbußen muß der ÖPNV in ländlichen Räumen durch die vorhersehbare Arbeitszeitverkürzung von rund 25 % in Rechnung stellen. Aus zahlreichen Untersuchungen weiß man, daß selbst extreme Verbesserungen der ÖPNV-Angebotsqualität nur sehr unterproportionale Nachfragesteigerungen mit sich bringen. In Rechnung gestellt werden muß auch, daß im ländlichen Raum möglicherweise das Mobilisierungsbedürfnis ein anderes ist als im Verdichtungsraum. Dort ist wegen der anderen Lebensbedingungen das Verkehrsbedürfnis im öffentlichen Verkehr weit geringer als im Verdichtungsraum. Hinzu kommen die größeren Durchschnittshaushaltsgrößen. Das heißt, daß der Pkw hier intensiver ausgenützt wird als in der Stadt. Die Reisezeiten sind in der Regel wesentlich länger, und schließlich ist das soziale Netz mit der auf dem Lande noch vorhandenen Nachbarschaftshilfe enger als in der Stadt geknüpft.

In den Modellvorhaben ist trotz eines stark verbesserten Leistungsangebotes die Zahl der Personen, die vom Pkw auf den öffentlichen Personennahverkehr umgestiegen sind, bisher gering geblieben. Dabei kann man feststellen, daß die Zahl der Umsteiger in allen jenen Gebieten des Hohenlohe-Kreises höher ist, in denen es bisher schon Busverbindungen gab. Am wenigsten umgestiegen beim vergleichsweise gleich guten Angebot sind jene Bevölkerungsgruppen, die bisher über keinerlei Busverbindungen verfügten. Die Gründe hierfür sind schwer zu erklären. Vielleicht befürchten manche, daß die jetzt probeweise laufenden Linien in absehbarer Zeit doch wieder eingestellt werden, so daß es deshalb nicht ratsam ist, sein Verkehrsverhalten schon jetzt zu ändern.

Die Diskussion wendet sich sodann der Frage zu, in welchem Verhältnis Siedlungsstruktur und Arbeitsmarkt zueinander stehen und ob und inwieweit das Problem Wohnen/Arbeiten raumpolitisch durch Verkehrssysteme verändert werden kann. Diese Frage wird sowohl im Hinblick auf Entwicklungen in der städtischen Siedlungsstruktur als auch für den ländlichen Raum gestellt. Für die städtische Siedlungsentwicklung und für die Siedlungsentwicklung in Verdichtungsräumen wird auf die Dekonzentrationsmöglichkeiten verwiesen, die zunehmend auch im Dienstleistungsbereich ausgenutzt werden. Der bisherigen Ballung der Dienstleistungsbetriebe in den Kernbereichen der Städte und Verdichtungsräume wirkt eine neuere Tendenz entgegen, Großbetriebe auch in Randzonen von Städten und Verdichtungsräumen anzusiedeln. Damit wird die Verkehrsdichte in den Citys entlastet. Raumpolitisch verstärkt ein gutes Verkehrssystem innerhalb der Verdichtungsräume und ihrer Teilbereiche die allgemeine Sogwirkung. Je mehr der Verkehrsbedarf in den Zentren der Verdichtungsräume befriedigt wird, um so attraktiver wird die Lebensqualität dieser Räume und um so größer ihre Anziehungskraft.

Im Zuge des Anwachsens der Bevölkerungszahl gab es hier in der Vergangenheit keine grundsätzlichen Bedenken. Raumpolitisch gewinnt die Frage aber bei rückläufiger Bevölkerung erheblich an Gewicht. Denn jetzt kann Abwanderung an „die Substanz" dünn besiedelter Gebiete gehen, wenn Menschen in größerer Zahl abwandern.

Leider gibt es zur Zeit noch keinerlei gesamtwirtschaftliche Rechnung über die Kosten, die Verdichtungsprozesse insgesamt, und nicht nur auf dem Gebiet der Verkehrssubvention, auslösen. Erst wenn solche Berechnungen möglich wären, ließe sich eine gesamtwirtschaftliche Bilanz über die Vor- und Nachteile der Verdichtungsprozesse erstellen und damit die Wertigkeit zwischen ländlichem Raum und den Verdichtungsräumen näher belegen. Hierbei spielt die Verkehrsbilanz sicher eine bedeutsame Rolle. Auf der anderen Seite darf nicht übersehen werden, daß der Ausbau von Nahverkehrssystemen in Verdichtungsräumen nicht deshalb eingestellt oder unterlassen werden kann, weil sich dadurch die Sogwirkung erhöht. Eine Konsequenz könnte dann eben sein, Ausgleichsmaßnahmen in bedrohten ländlichen Räumen zu treffen.

Bei den Überlegungen zur zukünftigen Entwicklung wird auf die steigenden Benzinpreise verwiesen. Es besteht zwischen den Diskussionsteilnehmern weitgehend Einigkeit darüber, daß das gegenwärtige Preisgefüge auf dem Energiemarkt noch nicht genügend Druck ausübt, den Pkw stehen zu lassen und auf ein öffentliches Verkehrsmittel umzusteigen. Selbst bei den Zweitwagen ist bisher eine solche Tendenz noch nicht erkennbar. Vermutlich werden auch weitere Kostenerhöhungen auf den Benzinmärkten zunächst noch nicht die Schwelle erreichen, bei denen für viele ein Umsteigen notwendig wird. Deshalb ist im Moment auch keine unmittelbare Auswirkung der Energieverteuerung auf die Siedlungsstruktur feststellbar. Nach wie vor ziehen die Menschen aus den dicht besiedelten Zentren fort in das Umfeld der großen Städte oder in die Randzonen der Verdichtungsräume. Dies geschieht auch dann, wenn sie an ihrem neuen Wohnort nur über schlechte oder gar keine Verkehrsverbindungen zu den Arbeitsplätzen verfügen.

In diesem Zusammenhang wird ein spezielles raumplanerisches Problemfeld angeschnitten, nämlich die Abstimmung von Verkehrsplanung und Raumplanung vor allem bei der Regionalplanung. Dabei wird nicht nur auf die Notwendigkeit einer verbesserten Abstimmung hingewiesen. Es werden auch die Vorteile aufgezeigt, die sich für die Verkehrsplanung ergeben können, wenn sie schon frühzeitig diejenigen Erfahrungen der Querschnittsplanung ausschöpft, wie sie sich in der allgemeinen Raumplanung darstellt. Als eindrucksvolles Beispiel einer überzeugenden Abstimmung zwischen Verkehrsplanung und Raumplanung wird auf das System der U- und S-Bahn in Stockholm verwiesen.

Als ein Ansatzpunkt für eine möglicherweise bessere Abstimmung wird auf die Ebene der Kreise verwiesen. In der Tat scheint sich seit einiger Zeit abzuzeichnen, daß der ÖPNV mehr und mehr als eine Aufgabe der Kreise angesehen und von diesen auch bewußt so begriffen wird. Insofern ist auf dieser Ebene ein gewisser politischer Durchbruch in Richtung beispielsweise auf eine Trägerschaft erreicht.

Eine Ausschöpfung der in der Raumplanung vorliegenden Daten kann vermutlich auch die Entflechtung der verschiedenen Verkehrssysteme, und zwar sowohl in Verdichtungsräumen als auch in ländlichen Räumen, erleichtern. In dieser Entflechtung liegen nach der Meinung mancher Diskussionsteilnehmer noch Möglichkeiten, den öffentlichen Personennahverkehr effektiver zu gestalten. Auch die Abstimmung zwischen Bundesbahn und den Nahverkehrsunternehmen liegt zum Teil noch im argen. Dies gilt sowohl für den Schienenverkehr der Bundesbahn als auch für den Busverkehr. Manche Unwirtschaftlichkeit könnte vermieden werden, wenn solche Parallelverkehre miteinander harmonisiert würden. Dabei bietet sich vielfach in den großen Strängen der Schienenverkehr als das geeignete Verkehrsmittel an, das dann in den Knotenpunkten von ergänzenden Busverkehren in die Fläche übertragen werden müßte.

Der Referent bringt noch einmal die Frage der Förderung von Verkehr im ländlichen Raum und in den Ballungsräumen zur Sprache. Er weist darauf hin, daß der Bund hier Bindungen aus Artikel 104 a Abs. 4 GG unterliegt, weil er Investitionshilfen nach dem Gemeindeverkehrsfinanzierungsgesetz eben nur in große Projekte geben darf. Diese seien naturgemäß in den Ballungsgebieten der Großstädte eher vorhanden als in Kreisen und kleineren Gemeinden. Er wendet sich sodann den Problemen der Bundesbahn zu und behandelt hier das Verhältnis von Bund und Ländern bei den Problemen der Streckenstillegungen. Bei einem Defizit der Deutschen Bundesbahn von gegenwärtig 14,5 Milliarden DM kann es die Aufgabe der Bundesrepublik nur sein, diesen Zuschußbedarf nicht noch weiter anwachsen zu lassen.

Ausführlich wendet sich Dr. WINTER der Frage der Nahverkehrsinvestitionen vor allem in Verdichtungsräumen zu. Eine Zusammenballung von Menschen in Agglomerationen bringt neben Vorteilen auch große Nachteile, die sich einfach aus dem Zusammenleben vieler Menschen auf kleinem Raum ergeben. Das ist beim Verkehr besonders ausgeprägt. Wenn man nicht das ganze System der Stadt in Frage stellen will, so sind zum Abwenden dieser Nachteile Investitionen zu tätigen, darunter eben auch Investitionen auf dem Gebiet des Verkehrs. Dabei kommt den Verkehrsinvestitionen vielfach besondere Bedeutung zu, weil sie erst den notwendigen Stadtumbau oder die Sanierung ermöglichen. Ein Beispiel hierfür bietet vor allem die Stadtsanierung in der Innenstadt von Hannover. Sie hätte niemals ohne die U-Bahn-Investitionen vorgenommen werden können.

Abschließend erfolgen noch einige zusätzliche Informationen vor allem zum Rufbus-System in Friedrichshafen und Wunstorf. Es wird darauf verwiesen, daß das Hohenlohe-Modell und auch das Friedrichshafener Modell in dieser Form nicht ohne weiteres auf andere Kreise übertragbar sind. Aber die Elemente, auf denen diese Systeme aufgebaut sind, können – jedenfalls auf ländlich strukturierte Kreise – übertragen werden. In stärker verdichteten Kreisen sind andere Elemente zu bevorzugen. Es ist im wesentlichen davon auszugehen, daß aus allen bisherigen Modellvorhaben und aus den Erfahrungen der Praxis genügend Material vorliegt, um für die verschiedenen Gebietskategorien jeweils ihnen angemessene Nahverkehrssysteme zu entwickeln.

In der weiteren Aussprache wird in Frage gestellt, ob die Deutsche Bundesbahn bisher die Chance wirklich voll angenommen hat, verstärkt auch ihrerseits im öffentlichen Personennahverkehr mitzuwirken. Das setzt sicher ein großes Umdenken bei der Bahn voraus. Es ist zu hoffen, daß dieses bald einsetzt. So sind nach Meinung vieler vor allem auch die Chancen, die in der Kombination von Schienenverkehr und Busverkehr liegen, noch nicht voll ausgeschöpft worden. Ein solches integriertes System zu schaffen, ist äußerst schwierig. Die technischen Möglichkeiten müßten aber doch ausreichen, hier in den nächsten Jahren größere Fortschritte zu erzielen.

Der Vorsitzende stellt abschließend fest, daß das Ziel dieser Sektionstagung erreicht worden sei und dankt den Herren Dipl.-Kfm. LIPPERT und Dr. WINTER noch einmal für ihre Beiträge. Er meint ergänzend, daß die Diskussion dazu geführt habe, neue Erkenntnisse in diesem noch relativ unerforschten Bereich der Raumordnung zutage zu fördern. Es sei festzustellen, daß es bisher wohl noch weitgehend an einer Abstimmung zwischen dem Personennahverkehr und der Raumordnung und Landesplanung fehle. Darum sei eines besonders dringlich: die Notwendigkeit, aber auch die Chance einer engeren Abstimmung zwischen Raumplanung, vor allem Regionalplanung und den Planungen des öffentlichen Personennahverkehrs. Hier sind Raumordnung, Landesplanung und Regionalplanung ebenso gefordert wie die Verkehrspolitik.

Hierüber nachzudenken ist und bleibt über die heutige Tagung hinaus auch eine Aufgabe der Akademie.

Sektion II: Regionale Wirtschaftspolitik und Raumordnung

Referat Ministerialdirigent Dr. Claus Noé, Bonn

Probleme der Abstimmung raumwirksamer Politikbereiche

Einige wirtschaftliche Bedingungen für die Regional- und Raumordnungspolitik zu Beginn der achtziger Jahre

An sich könnte man diese Bemerkungen[1]) einleiten mit einer Bilanz der regionalen Leistungen des Staates in den vergangenen zehn Jahren. Man könnte die Infrastrukturausstattung, die privaten Investitionen, die damit verknüpfte Beschäftigungssituation in den Regionen nennen. Gewiß ergab sich, daß sich die staatlichen Leistungen in vielen Regionen erheblich verbessert haben: es ergab sich, daß in einer Großzahl von Regionen Einkommen und Stabilität der Beschäftigung relativ zugenommen haben. Eine Reihe dieser positiven Effekte könne unzweifelhaft auf staatliche, koordinierte, gezielte Aktivitäten zurückgeführt werden, bei einem anderen Teil wird man ewig streiten können, ob es der Markt nicht auch so gemacht hätte, und bei einigen Ergebnissen mag man zweifeln, ob sie auf Dauer tragfähig sind. Insofern hat die Herausforderung vieler raumstruktureller Defizitanalysen des vergangenen Jahrzehnts auch zur ökomenischen Entwicklung und Komplettierung der Infrastrukturausstattung in den schwachen Regionen beigetragen. Die Abstimmung raumwirksamer Politikbereiche ist besser geworden.

Der Erfolg der Politik im materiellen Sinne ist in den vergangenen zehn Jahren jedoch sicherlich nicht begleitet worden von einer systematischen, umfassenden staatlichen Koordination aller regional wirksamen Politikbereiche. Wohl aber hat es eine korrigierende Priorität der Infrastruktur- und Wirtschaftspolitik zugunsten der Entwicklung zurückgebliebener, teilweise auch von Strukturanpassungsproblemen besonders betroffener Regionen gegeben, die sich in einer Fülle von Einzelaktionen niederschlug. Einzelaktionen wurden miteinander abgestimmt, in ihren Zielen, in ihrer Dauer, in ihren Instrumenten.

Oberstes Ziel war dabei wohl das wirtschaftliche Erschliessungsziel und die Nutzung der Produktionsfaktoren für künftiges Wachstum. Zu behaupten, diese Ziele seien in allen relevanten Politikbereichen gesetzt worden, wäre übermütig. Natürlich hat sich nicht stets – wohl aber häufig – das Wachstums- und Stabilisierungsziel durchsetzen lassen. In manchen Bereichen war es nicht möglich: Teilweise aus der Unfähigkeit, regionale Effekte bestimmter Politiken überhaupt zu präzisieren; hier fehlen methodische Voraussetzungen ebenso wie Daten. Dies gilt beispielsweise bei bestimmten Maßnahmen der Angebots- oder Wechselkurspolitik. Teilweise, weil regionale Ziele zweitrangig erschienen; beispielsweise bei Gastarbeiterpolitik. Manchmal ist eine Instrumentalisierung nicht möglich erschienen, ohne die Steuerungs- und Kontrollkapazität des Staates ebenso zu überfordern wie die notwendige Flexibilität und Mobilität in der Wettbewerbsordnung. Teilweise ließ sich das Wachstums- und Stabilisierungsziel regional nicht durchsetzen, weil politische Gegenkräfte nicht überwunden werden konnten. Das gilt wohl für regionale Auswirkungen der EG-Agrarpolitik oder auch partiell für regionale Effekte der Forschungsförderung. Hin und wieder konterkarieren sektorale Erhaltungsdrücke Wachstums- und Stabilisierungsziel der Regionalpolitik.

Die Einschätzung, daß es einerseits gelungen ist, regional wirksame Aktivitäten des Staates unter regionalen Wachstums- und Stabilisierungsvorstellungen partiell zu bündeln, es aber andererseits dafür keinen quasi automatischen Regelmechanismus der Planung geben konnte, möchte ich in acht Thesen darzutun versuchen. Dabei kann man wohl nicht losge-

---

[1]) Ich nehme Bezug auf neuere Veröffentlichung von Rudolf Adlung, Franz-Josef Bade, Herwig Birg, Ulrich Brösse, Paul Klemmer, Harald Spehl, Carsten Thoroe, Rainer Thoss, Reinhart Wettmann.

löst von den absehbaren wirtschaftlichen Entwicklungen über Koordinationstechniken reflektieren. Manches ist überspitzt formuliert, um Kritik und Gegenkritik zu provozieren, nicht um Autoren zu ärgern.

These 1:

Letztlich sind fast alle Politikbereiche regional wirksam, manche mehr, manche weniger. Daß die Verkehrs-, die Städtebau- und die Agrarpolitik solche Wirkungen haben, ist evident. Auch die Berufsbildungs-, die Forschungs- und Technologie-, die Energie- und die Umweltpolitik werden zunehmend unter regionalem Aspekt gesehen; die räumlichen Effekte dieser Politikbereiche lassen sich allerdings häufig nicht eindeutig erfassen und quantifizieren. Die Forschung hat sich mit Raumwirkungen dieser Politikbereiche beschäftigt und eine Reihe interessanter Ergebnisse erzielt.

Regionale Effekte haben aber auch die Globalpolitik, die Steuerpolitik, die Außenwirtschaftspolitik. Je nach Art und Dosierung der jeweiligen Instrumente können die davon ausgehenden räumlichen Wirkungen ganz erheblich voneinander abweichen. Dieser Themenkomplex ist jedoch in der Forschung bisher nicht oder nur oberflächlich analysiert worden. Das liegt sicherlich einmal daran, daß die vielschichtigen Wirkungszusammenhänge häufig empirisch nur schwer nachzuweisen sind. Zum anderen erfolgt aber häufig auch eine bewußte Einengung der regionalwirtschaftlichen Analyse auf Politikbereiche, deren Instrumente in der einen oder anderen Form als regionalisierbar angesehen werden.

Man tut sich leichter, wenn man im bereits Transparenten, datenmäßig halbwegs Erfaßten forscht. Aber man muß sich manchmal fragen, ob die x-te Untersuchung über die Wirkungsweise der Instrumente der Gemeinschaftsaufgabe „Verbesserung der regionalen Wirtschaftsstruktur" in ihren Ergebnissen den Aufwand lohnt. Wir stehen vor erheblich gewichtigeren Problemen, deren regionale Auswirkungen bisher kaum Gegenstand raumordnerischer oder regionalwirtschaftlicher Fragestellung sind. Zu nennen sind: Die einstweilen strukturell negative Zahlungsbilanz; die Energie- (wesentlich Öl-) preissteigerungen; die EG-Agrarmarktregulierung; die Expansion der Dienstleistungsbereiche als Vorstufe der industriellen Produktion; der industrielle Anpassungsbedarf hochentwickelter Regionen bei gleichzeitiger „Unterindustrialisierung" traditional schwächerer Gebiete; die Präferenzen für Umweltschutz und ökologische Wertungen.

Im Dezember 1980 werden DIW, HWWA, IFO, IfW und RWI die ersten fünf Arbeiten zur Strukturberichterstattung bei der Bundesregierung abliefern. Sie werden den eingetretenen Strukturwandel empirisch aufwendig fundiert darlegen, Hypothesen über die Ursachen aufstellen und vielleicht auch Kritik an der Politik üben. Davon werden sicherlich auch regionalwirtschaftliche Überlegungen angeregt. Jedenfalls steht zu wünschen, daß sich die Raumforschung den Elefanten des räumlichen Strukturwandels zuwendet und nicht nur zum x-ten Male die Maus der engeren Regionalpolitik unter die Lupe nimmt oder gar Vivisektion an dem kleinen Tierchen betreibt. Ich meine: Wir stehen vor neuen und alten regionalen Fragestellungen – und hoffentlich angemessenen Antworten.

Die räumliche Relevanz der genannten Strömungen und Politiken muß analysiert werden, ehe man die Koordinierung der Wirkungen spezifischer Politiken angehen kann. Man kann jedenfalls nicht Mutmaßungen instrumentalisieren und operativ aufeinander abstimmen. Hieraus folgt:

These 2:

Raumordnungspolitik ist der Versuch, eine regionalpolitisch erwünschte Koordination überschaubarer Wirkungen anderer Politikbereiche zu erreichen.

Die Raumordnungspolitik sieht es als ihre zentrale Aufgabe an, auf die Schaffung gleichwertiger Lebensbedingungen in allen Teilräumen hinzuwirken. Im Raumordnungsbericht

1978 findet man folgende Konkretisierung: „Großräumige Disparitäten lassen sich nur ausgleichen, gleichwertige Lebensbedingungen in gesunder Umwelt nur realisieren, wenn in allen Teilräumen des Bundesgebiets auch eine den räumlichen Gegebenheiten und Entwicklungszielen entsprechende Funktionsvielfalt erhalten, verbessert oder geschaffen wird."

Der Beirat für Raumordnung hat mit seinem Katalog von Mindeststandards einen Versuch gemacht, den normativen Begriff der Gleichwertigkeit zu operationalisieren. Ich habe mit einer gewissen Befriedigung festgestellt, daß in dieser Liste auch die vom Bundesminister für Wirtschaft und den Länderwirtschaftsministern verwendeten Indikatoren enthalten sind. Hier gibt es schon eine gewisse Koordinierung. Dennoch ist es noch ein weiter Weg bis zu einem konsensfähigen Zielkatalog als Grundlage von Koordinierungsbemühungen und als Basis für Erfolgskontrollen. Auch heute noch erschweren nicht hinreichend operationalisierte Zielvorstellungen die Koordination verschiedener Politikbereiche, deren Hauptziele zudem in der Regel nicht im regionalen Bereich liegen. Außerdem verändern sich Zielvorstellungen im Zeitablauf – etwa wegen der Präferenzen der Menschen, wegen der sich verändernden Knappheitsrelationen.

Hauptproblem der Operationalisierung der Raumordnungspolitik ist der Mangel an eigenen Instrumenten. Die Raumordungspolitik kann und sollte versuchen, die regionalen Effekte anderer Politikbereiche analytisch zu erfassen und im Rahmen der bestehenden Koordinierungsmöglichkeiten auf andere Politikbereiche einzuwirken, um räumliche Bündelungseffekte in einer Zielstruktur zu erreichen.

These 3:

Die räumliche Wirkung des Marktprozesses und die regionalen Effekte globaler Politiken müssen analytisch stärker ins Kalkül genommen werden.

Wachstum, Produktivität, Innovation, Stabilisierung werden primär als globale Phänomene diskutiert, obwohl sie letztlich von einer Vielzahl kleinräumlicher Entwicklungen getragen werden. Gesamtwirtschaftliche Aggregate und ihre regionalen Komponenten beeinflussen sich gegenseitig.

Die überwiegend vom Markt bewirkte Realkapitalverteilung, Unteilbarkeiten im Produktionsprozeß und externe Effekte in Form von Agglomerationsvorteilen sind zentrale Faktoren, die für die Grundtendenz zur Standortverfestigung verantwortlich sind. Gerade der Umstand, daß nicht alle aus der räumlichen Konzentration von Betrieben, Bevölkerung und Infrastruktur resultierenden gesamtwirtschaftlichen Vor- und Nachteile in die privatwirtschaftliche Kostenrechnung eingehen, ist eine wesentliche Ursache für betriebswirtschaftliche Standortnachteile in strukturschwachen Gebieten. Die Qualität des Standorts Bundesrepublik wird wohl im Zuge der veränderten weltwirtschaftlichen Arbeitsteilung künftig sogar noch stärker auf Faktoren basieren, die zumindest bisher eng mit Agglomerationsvorteilen verbunden waren: Humankapital, Spitzentechnologie, organisatorisches Know how, Informations- und Kommunikationssysteme. Seit einigen Jahren läßt sich allerdings auch eine andere, teils gegenläufige Tendenz konstatieren: Manche Gebiete, die über Agglomerationsvorteile verfügen, benötigen infolge des Strukturwandels häufig in besonders starkem Maße neue Arbeitsplätze, wobei die Arbeitsplatzbeschaffung zunehmend durch Umweltprobleme und andere Ballungsnachteile erschwert wird. Hier liegt übrigens ein Problem künftiger Regionalpolitik mit schwierigen Zielkonflikten: Restrukturierung der Wachstumszentren versus Entwicklung neuer Wachstumspole in weniger entwickelten Gebieten bei knappen prognostizierten und projektierten Wachstumsraten.

Globalsteuerung ist nicht nur Nachfrage-Management zur Abflachung konjltureller Ausschläge; Globalsteuerung bewirkt als Prozeßpolitik auch Veränderungen der Relationen zwischen den Makro-Aggregaten mit wesentlichen Rückwirkungen auf Sektoren und Regionen. Diese Struktureffekte der Globalsteuerung habe ich an anderer Stelle[2]) mit dem Begriff globale Strukturpolitik zu fassen versucht. Um beliebte Mißverständnisse zu vermeiden: Es geht darum, diese räumlichen Struktureffekte, wenn möglich, analytisch stärker in den Griff zu bekommen. Über die adäquate Therapie ist damit noch nichts gesagt. Um es noch klarer zu sagen: Ich plädiere nicht für eine Regionalisierung der Instrumente der Globalpolitik, weil damit die Steuerungskapazität des Staates weit überfordert und Marktprozesse unabsehbar beeinträchtigt werden könnten. Wenn eine solche Analyse vorliegt, geht es darum, den Politikansatz durch strategische Vereinfachung, nicht durch technokratische Vervielfältigung zu finden.

These 4:

Die regionale Strukturpolitik verfolgt primär gesamtwirtschaftliche Ziele durch Mobilisierung der Produktionsfaktoren in den schwächeren oder strukturanfälligen Regionen.

Die regionale Strukturpolitik in der Bundesrepublik Deutschland steuert Investitionen und fördert das Entstehen von Arbeitsplätzen und Einkommensmöglichkeiten in strukturschwachen Gebieten, sie sorgt für eine ausgeglichenere Versorgung mit öffentlicher Infrastruktur, sie versucht, in hochentwickelten Regionen mit schrumpfenden Branchen alternative Einkommensquellen und Beschäftigungsmöglichkeiten zu bewirken. Daraus sollte man aber nicht den Schluß ziehen, die regionale Strukturpolitik verfolge allein oder in erster Linie ausgleichspolitische Ziele. Sowohl vom Ansatz her als auch bei der Implementation stehen wachstums- und stabilisierungspolitische Ziele im Vordergrund.

Durch Förderung des Strukturwandels, durch Mobilisierung von Wachstumsreserven in strukturschwachen Gebieten und durch Verringerung der konjunkturellen und strukturellen Anfälligkeit von Regionen leistet die regionale Strukturpolitik einen Beitrag zum gesamtwirtschaftlichen Wachstumsprozeß und zur Verstetigung der Wirtschaftsentwicklung. Wenn es der Regionalpolitik gelingt, die Erhaltungstendenz schrumpfender Branchen abzuschwächen, bewirkt sie einen produktiveren alternativen Einsatz der Faktoren Kapital und Arbeit.

Man kann sicherlich darüber streiten, wie groß der Wachstumsbeitrag der Regionalpolitik anzusetzen ist[3]). Es gibt auch keinen Zweifel daran, daß nicht alle in die Regionalförderung einbezogenen Regionen wachstumspolitisch besonders interessant sind. Es erscheint mir aber zu esoterisch, die Diskussion auf das Problem der Selektion der wachstumsinteressantesten Regionen zu verengen, wie dies in der Literatur zuweilen geschieht. Daß diese Diskussion bisher zu keinem unanfechtbarem Ergebnis geführt hat, verwundert nicht. Beispielsweise gibt es keine verläßlichen sektoralen Trends, sie werden um so weniger verläßlich, je mehr man regional disaggregiert. Die aus der Grenzproduktivitätstheorie abgeleitete Schlußfolgerung, primär in Regionen mit geringer Kapitalintensität die Realkapitalbildung zu fördern, da durch Erhöhung der Kapitalintensität der Produktion temporär ein überdurchschnittlicher Grenzbeitrag des Kapitals zum Bruttoinlandsprodukt erwartet werden kann, ist als Tendenzaussage vertretbar; schwierig wird es, wenn man spezielle Regionen oder spezielle sektorale Grenzproduktivitäten untersucht. Die These, daß die Ballungs- und Verdichtungsräume gegenüber den anderen Regionen einen temporären Produktivitätsvorsprung beim Einsatz des Realkapitals aufgrund des räumlichen Wirksamwerdens des technischen Fortschritts haben und damit allein diese Regionen die wachstumsinteressantesten sind, überzeugt als allgemeine Hypothese nicht, sonst wäre z. B. jeder Kapitalexport aus solchen Zentren stets ein schlechtes, weil weniger produktives Geschäft. Im Gegenteil, wir se-

---

[2]) Noé, Klaus: Globale und spezielle Strukturpolitik – Wege zu mehr Wachstum und höherer Beschäftigung. In: WSI-Mitteilungen, Jg. 29, Heft 10, 1976, S. 547–585.

[3]) In Tz 331 seines Jahresgutachtens 1980/81 bewertet der Sachverständigenrat zur Begutachtung der gesamtwirtschaftlichen Entwicklung die Ausgaben der Gemeinschaftsaufgabe Verbesserung der regionalen Wirtschaftsstruktur ausdrücklich als „dem Wachstum förderlich.“

hen sehr häufig, daß der temporäre Produktivitätsvorsprung in vielen Verdichtungsräumen durch Faktoren, die sich z. B. als steigende Gemeinkosten niederschlagen, ins Gegenteil umschlägt. Warum sonst würden die Wachstumsraten in diesem Ballungsraum auf hohem Niveau zunehmend kleiner? Es ist augenscheinlich ein Übermaß an Ballung und Verdichtung, das zu einer wesentlichen Erhöhung der volkswirtschaftlichen Kosten führt, die verzögert auf die betriebswirtschaftlichen Dispositionen Einfluß nehmen.

These 5:

Eine umfassende Regionalisierung der Instrumente der als raumwirksam angesehenen Politikbereiche ist keine zukunftsweisende Strategie.

Diskussionen über raumwirksame Politikbereiche enden nicht selten mit flüchtigen Vorschlägen, eine Regionalisierung der Instrumente verschiedener Politikbereiche vorzunehmen. Nach dem Motto: Im Bundesgebiet 10% Subvention, im Zonenrand 15%. Die vielfältigen ordnungs-, wettbewerbs- und auch regionalpolitischen Probleme einer solchen Prozentschreinerei werden zumeist ebenso wenig behandelt wie die Fragen der politischen Durchsetzbarkeit. Oder man verlangt zur politischen Beruhigung die Regionalisierung eines Incentives, das in den klagenden Regionen gar nicht greifen kann, weil dafür keine Basis vorhanden ist.

Ich verzerre das Beispiel leicht: Da werden Grundschülern höhere Zuschüsse zum Erwerb von wissenschaftlicher Fachliteratur offeriert.

Nicht selten wird auch eine Regionalisierung von Instrumenten gerade für diejenigen Politikbereiche gefordert, bei denen in der Vergangenheit keine oder nur geringe Koordinierungserfolge zu verbuchen waren. Was bei der Kärrnerarbeit der laufenden Ressortabstimmung nicht durchzusetzen war, möchte man gewissermaßen durch den Quasi-Automatismus regionalisierter Instrumente mit einem Schlag erreichen. Es gibt aber keinen apolitischen Regelmechanismus, wohl aber scheint es notwendig, Zielkonflikte – hier regionale – immer neu bewußt zu machen und zu belegen. Dann, erst dann, kann man Koordinierungsforderungen erheben.

Man darf in der Regionalisierungs-Debatte nicht übersehen, daß die Hauptziele der jeweiligen Politikbereiche nicht im regionalen Bereich liegen und daher die Bereitschaft der federführenden Ressorts, Regionalboni oder ähnliches in das Instrumentarium einzufügen, relativ gering ist. Überzogen und unzureichend begründete Koordinierungsvorstellungen mancher Theoretiker der Raumordnung haben in der Vergangenheit die Abwehrhaltungen anderer Ressorts gegen regionalpolitische Wünsche eher verstärkt als vermindert, indem sie – ungewollt – zusätzliche Gegenargumente lieferten.

Eine Regionalisierung der Instrumente anderer Politikbereiche ist im übrigen kein Mittel gegen eine Ausuferung von Subventionen mit nicht-regionaler Zweckbestimmung, die die Effizienz regionalpolitischer Hilfen stark beeinträchtigen können. Es besteht sogar die Gefahr, daß regionalpolitische Argumente zur Einführung oder Fortsetzung marktwirtschaftlich bedenklicher oder überflüssiger Subventionen benutzt werden. Kommt es durch unbegrenzte Kumulation von regionalen Fördermitteln und Hilfen ohne regionale Zweckbestimmung zu sehr hohen Förderansätzen, so ist dies auch regionalpolitisch nicht erwünscht, da dies zur weitgehenden Verlagerung von Risiken auf die öffentliche Hand und zu einer Negativauswahl geförderter Investitionen in strukturschwachen Regionen führen kann.

Die regionale Strukturpolitik in der Bundesrepublik hat der Versuchung, durch unbegrenzte Kumulation von Fördermitteln Investitionen in die Fördergebiete zu bekommen, stets widerstanden; die Vorschriften zur Anrechnung anderer Subventionen auf die Höchstsätze des Rahmenplans sind ziemlich stringent, und sie werden auch künftig nur gezielt und mit großer Behutsamkeit angepaßt werden.

These 6:

Der häufiger vermuteten funktionalen Unterentwicklung der Unternehmen in struktur-schwachen Regionen – das ist eine unzureichende Ausstattung mit intelligenten Funktions-bereichen von Unternehmen – kann durch eine partielle Ergänzung des Instrumentariums der Regionalpolitik und durch weitere Abstimmung mit anderen Politikbereichen begegnet werden; einer völlig neuen Regionalpolitik bedarf es nicht.

Es geht darum, die Produkte und die Produktion in den Fördergebieten durch human capital intelligenter zu machen, es geht nicht darum, die kapitalintensive Wertschöpfung durch human capital zu ersetzen. Forschungsstätten sind kein Ersatz für die Massenproduk-tion von wettbewerbsfähigen intelligenteren Gütern.

Die für die regionale Strukturpolitik bedeutsamen gesamtwirtschaftlichen und struktu-rellen Rahmenbedingungen haben sich in den 70er Jahren teilweise grundlegend verändert. Ich möchte hier nicht im einzelnen auf die Faktoren eingehen, die die Qualität des Industrie-standorts Bundesrepublik und seiner Teilregionen verändert haben. Tatsache ist jedenfalls, daß sich der regionale Wettbewerb um gewerbliche Investitionen verschärft hat, daß die Be-deutung kapital- und humankapitalintensiver Produktionen zugenommen hat und daß sek-torale Anpassungsprozesse häufig regionale Schwerpunkte aufweisen – um nur noch einige allgemeine Entwicklungstrend zu nennen. Erschwerend kommt hinzu, daß die erforderli-chen Anpassungen bei – warum auch immer – bescheidenen Wachstumsraten und nicht ge-gebener Vollbeschäftigung bewältigt werden müssen

Es ist sicherlich einiges dran an der These, daß die regionalen Entwicklungsunterschiede nur teilweise auf sektorale und industrielle Einflüsse zurückzuführen sind. Wenngleich die empirischen Hinweise auf die regionale Verteilung der Unternehmensfunktionen sehr spär-lich sind, könnte es zu einer erheblichen räumlichen Konzentration bei dispositiven Funk-tionen, insbesondere bei Forschung, Entwicklung und Management der Unternehmen ge-kommen sein. Ein klares Bild über Art, Ausmaß und regionalwirtschaftliche Folgewirkun-gen der funktionalen Arbeitsteilung in Unternehmen und somit auch zwischen Regionen läßt sich aus dem vorliegenden Datenmaterial nicht gewinnen. Es gibt nur Hypothesen, we-niger empirische Belege.

Das Innovations- und Anpassungspotential strukturschwacher Gebiete wird wohl teil-weise durch funktionale Unterentwicklung beschränkt. Dies bedeutet aber nicht zwangsläu-fig, daß es einer neuen Strategie bedarf, wie sie unter dem Schlagwort „innovationsorien-tierte Regionalpolitik" diskutiert wird. Die Anwälte einer innovationsorientierten Regio-nalpolitik sind wesentlich noch damit beschäftigt, interregionale Unterschiede der Innova-tionsleistung zu analysieren. Für die instrumentelle und institutionelle Ausgestaltung einer „innovationsorientierten Regionalpolitik" gibt es hingegen bisher kaum konkrete Vor-schläge. Der häufig zu hörende Hinweis, daß eine innovationsorientierte Regionalpolitik keinen einheitlichen strategischen Ansatz für alle Problemregionen haben kann, wirkt auch nicht gerade förderlich, wenn die geeigneten Regionen oder das geeignete Instrumentarium nicht genannt werden können. Wichtig erscheint vor allem der Aufbau eines dezentralen Sy-stems zur Innovationsberatung in strukturschwachen Gebieten. Leider liegen aber auch hierzu noch keine ganz ausgereiften Konzepte vor.

Es liegt auf der Hand, daß strukturschwache Gebiete häufig weniger Innovationsaktivi-täten aufweisen als Wachstumszentren. Insofern ist es auch nicht überraschend, daß diese Regionen bei der Verteilung von Forschungsfördermitteln nicht sonderlich zum Zuge kommen. Einige Zahlen zur Empirie mit Bordmitteln der Verwaltung:

– Von der Projektförderung des BMFT entfielen 1977 rund 8% auf die Fördergebiete der Gemeinschaftsaufgabe, in denen 36% der Bevölkerung [4] des Bundesgebiets leben. (Es ist

---

[4] Der Anteil der Fördergebiete an den Erwerbstätigen und an den Investitionen der Gesamtwirtschaft liegt etwa bei 35%.

80

jedoch ungeklärt, ob nicht Unteraufträge der geförderten Unternehmen in die Fördergebiete gegeben werden.)

- Beim Erstinnovationsprogramm entfielen im Zeitraum 1972–1978 rund 29,5% auf die Fördergebiete (bei 36% Bevölkerung.)

- Bei den FuE-Personalkostenzuschüssen entfielen 1978 rund 29% auf die Fördergebiete (bei 36% Bevölkerung). Auf das Zonenrandgebiet mit knapp 12% der Bevölkerung des Bundesgebietes entfiel ein Mittelanteil von 6,4%.

Die eher auf Klein- und Mittelbetriebe ausgerichteten Programme im Forschungsbereich wirken in den Fördergebieten deutlich stärker als die Förderung großer Projekte, da mutmaßlich in den kleinen und mittleren Unternehmen noch am ehesten Forschungs- und Entwicklungskapazitäten in den Fördergebieten vorhanden sind oder aufgebaut werden.

Bei der regionalen Wirtschaftsförderung der Gemeinschaftsaufgabe wurden durch die verstärkte Förderung von Ausbildungsplätzen und insbesondere mit der vor kurzem erreichten teilweisen Nichtanrechnung der Forschungszulage auf die Förderhöchstsätze des Rahmenplans bereits wichtige Schritte in die richtige Richtung getan. Für 1981 steht erneut eine Entscheidung über eine spezifische Förderform mit Festbeträgen pro Arbeitsplatz zur Schaffung qualitativ hochwertiger Arbeitsplätze insbesondere im Führungs- und Forschungsbereich an, mit der der Anreiz für die Unternehmen erhöht werden soll, derartige Funktionen in den Fördergebieten aufzubauen und zu verstärken.

Dieses neue Instrument soll das derzeitige Instrumentarium ergänzen und nicht ersetzen, wegen der empirischen und operationalen Unbekannten ist zunächst an eine Testphase gedacht.

Ein weiterer wichtiger Ansatzpunkt zur Verbesserung der Qualifikationsstruktur der angebotenen Arbeitsplätze in strukturschwachen Räumen scheint eine verstärkte regionalpolitische Einflußnahme auf Neugründung, Beibehaltung oder Verlagerung von Behörden und sonstigen, durch die öffentliche Hand finanzierten Einrichtungen zu sein. Die derzeitige räumliche Verteilung der Beschäftigten von öffentlichen Stellen zeigt eine deutliche Konzentration in entwickelten Regionen. Auf Bundesebene wird derzeit gerade ein neuer Versuch gestartet, um konkrete Ansatzpunkte für verstärkte Aktivitäten auf diesem Gebiet zu finden; den Ländern werden ähnliche Anstrengungen empfohlen.

Wenig effizient erscheinen hingegen Disincentives in den entwickelten Regionen als neue Instrumente zur Erreichung regionalpolitischer Ziele. Untersuchungen haben gezeigt, daß die bisher praktizierten Deglomerationspolitiken in anderen EG-Ländern auf die Bundesrepublik kaum übertragbar sind. Das Interesse an solchen „harten Steuerungsinstrumenten" ist bei der herrschenden ordnungspolitischen Interpretation der Marktwirtschaft ohnehin relativ gering. Prüfenswert erscheinen allerdings die Fragen, ob und in welcher Form eine Belastung der Produktionsfaktoren mit den Umweltkosten regionalwirtschaftlich wie gesamtwirtschaftlich zu wachstumsrelevanterer Allokation führen kann.

Einige andere, für die regionalpolitische Koordinierung in der Zukunft wichtige Politikbereiche:

- Verkehrspolitik: Hier kommt es primär darauf an, das bereits erreichte Maß an Abstimmung weiter auszubauen. Der politische Trend, statt quantitativer Erweiterung teilweise zur qualitativen Verbesserung des Fernverkehrssystems überzugehen, sollte nicht dazu führen, daß die Entwicklungsziele in Fördergebieten an einer fehlenden Anbindung an das überregionale Verkehrsnetz scheitern.

- Agrarpolitik: Die Freisetzung von Arbeitskräften in der Landwirtschaft wird andauern; für diese Arbeitskräfte müssen gewerbliche Dauerarbeitsplätze in entsprechender Qualität geschaffen werden. Bei der angekündigten Reform der EG-Agrarpolitik dürfte aber neben der Schaffung von Ersatzarbeitsplätzen auch ein verstärkter Einsatz direkt einkommenswirksamer, produktionsneutraler Maßnahmen in bestimmten Betriebsgrößen und Regionen ernsthaft zu erwägen sein. Manche deutsche Regionen, insbesondere in Norddeutschland, haben sich zu gemeinschaftlichen Wachstumszentren der regulierten Überproduktion entwickelt, in denen Beschäftigung und Einkommen in erheblichem Maße über das EG-Agrarsystem und nicht durch Marktkräfte und Wettbewerbsfähigkeit bewirkt werden. Hier wäre also eine koordinierte Flankierung je nach Dosierung und Dauer der EG-Agrarreform zusätzlich von Nöten.

– Zwischen Städtebaupolitik und regionaler Strukturpolitik konnte in der Vergangenheit bereits ein hoher Grad an parallel gerichtetem Handeln erreicht werden. Ähnliches gilt im Prinzip auch für die Berufsbildungs- und Arbeitsmarktpolitik. Konkrete Ansatzpunkte, weitere regionalpolitische Verbesserungen zu erzielen, könnten in weiterer Zukunft Maßnahmen zur Reaktivierung von „Industriebrache" und Maßnahmen zur Verbesserung des Wohn- und Freizeitwertes (Wohnumfeld) darstellen.

– Verstärkte regionalpolitische Bedeutung wird wohl künftig der Umwelt- und der Energiepolitik zukommen. Bei der Energiepolitik dürfte dabei das Problem regionaler Strompreisdisparitäten hinter das latent vorhandene Problem einer ausreichenden regionalen Versorgung mit zukunftsträchtigen Energieträgern zurücktreten. Regionalpolitisch bedeutsam sind weiterhin auch Standortfragen für Kraftwerke, Wärmeschienen, Kohleveredelungsanlagen und öffentliche Einrichtungen der Energiepolitik; hier wird darauf zu achten sein, daß in diese Entscheidungen auch regionalwirtschaftliche Überlegungen einfließen.

Die Weiterentwicklung der Umweltpolitik wird in zunehmenden Maße regionalpolitisch bedeutsam werden. Strukturschwache Gebiete, insbesondere ländliche Räume, liegen in der Umweltbelastung in der Regel deutlich unter verdichteten Räumen. Freiräume der Umweltbelastung stellen bei fortschreitender Präferenz fürs Grüne ein besonders knappes Gut dar.

– Auswirkungen auf die regionale Entwicklung gehen schließlich auch von den Fachpolitiken der Europäischen Gemeinschaft aus. Der Abstimmung dieser Politiken mit den Zielen der regionalen Strukturpolitik wird künftig erhöhte Bedeutung zukommen für die Agrarpolitik, für die Stahlpolitik. Für den engeren Bereich der europäischen Regionalpolitik kommt es vor allem darauf an, daß in allen Mitgliedsstaaten der EG hinreichend konkretisierte Entwicklungsprogramme erarbeitet werden.

Von zunehmender regionalpolitischer Bedeutung wird die Problematik der kumulativen Anpassungsprozesse in – nennen wir sie – alten, häufig, aber nicht immer grundstofforientierten Industrieregionen. Nicht daß dieses Regionalproblem für die praktische Regionalpolitik oder gar für das GRW-Gesetz neu wäre. Teile des Ruhrgebiets, das Saarland, alte Textilgebiete im Zonenrand, Pechkohlereviere im Alpenvorland waren und sind Gegenstand der Regionalpolitik. Teilweise wurden erhebliche Umstrukturierungserfolge erzielt. Aber: Man muß für die Zukunft fragen: Wo sind die Wachstumsengpässe solcher Regionen, welches Aktionsbündel ist zur Reallokation der Produktionsfaktoren in solchen Regionen angemessen? Das für unterindustrialisierte Regionen entwickelte Bündel von Instrumenten ist da nicht schlicht übertragbar, teilweise eher wirkungslos. Es ist also bestenfalls halb richtig, solche Regionen zum Fördergebiet zu machen, wenn nicht eine Reihe anderer Aktionen zugleich ergriffen werden. Dies sind Bereiche der Remobilisierung von Flächen, der Überwindung der Umweltbelastung durch öffentliche und private Investitionen, des Wohn- und Gewerbeumfeldes, um einige Ansätze zu nennen. Hier entstehen Regionalprobleme, die wachstums- und beschäftigungsrelevant für die Gesamtwirtschaft sind – jedenfalls nicht weniger als die Probleme der industriellen Unterentwicklung von ländlichen Gebieten.

Wenn also – statt sich vorrangig auf den mikroökonomischen Ansatz des betrieblichen, bisher dürftig definierten und quantifizierten „Innovationspotentials" zu beschränken – die Einbeziehung der genannten Engpässe und Trends in eine operationale koordinierte regionalpolitische Strategie mit der Schlagzeile „Innovationsorientierte Regionalpolitik" betitelt werden soll, dann mag das Sinn haben. Dies ist dann eine regionalpolitische Strategie; bisher verbirgt sich hinter diesem Schlagwort ein kleiner Blasebalg, der viel Wind zu machen versucht. Dies wäre an sich nicht bemerkenswert; gewichtig ist allein, daß die wissenschaftliche und öffentliche Konzentration auf dieses eine Element der Regionalpolitik eine ganze Fülle zumindest ebenso gewichtiger Elemente zu Lasten der schwächeren oder anfälligen Regionen in den Hintergrund treten lassen könnte.

These 7:

Die Gemeinschaftsaufgabe „Verbesserung der regionalen Wirtschaftsstruktur" (GRW) hat eine wichtige Rolle als Ordnungsrahmen zu erfüllen.

Es soll hier nicht im einzelnen dargelegt werden, welche Erfolge die Gemeinschaftsaufgabe hinsichtlich Einkommens- und Beschäftigungslage in den Fördergebieten aufzuweisen hat. In einer neuen BMWi-Broschüre zur Regionalpolitik[5] wird ausführlich nüchtern, quantitativ und qualitativ bilanziert. Hier soll auch nicht über die relativ weit fortgeschrittene Erfolgskontrolle in der Gemeinschaftsaufgabe gesprochen werden.

Wichtig erscheint hier ein Hinweis auf die unbestreitbare Tatsache, daß die Gemeinschaftsaufgabe einen Ordnungsrahmen bildet, daß sie durch klare Regeln und stringente Förderprinzipien Rahmenbedingungen auf dem Gebiet der regionalen Wirtschaftsförderung setzt und damit einen Subventionswettlauf zwischen den Ländern vermeidet. Solange keine bessere Alternative in Sicht ist, will sagen: solange keine konstruktiven Verbesserungsvorschläge gemacht werden, ist es politisch nicht akzeptabel und strukturpolitisch gefährlich, die Gemeinschaftsaufgabe aufzugeben. Dies gilt es bei der vielfältigen politischen Debatte über das Thema Mischfinanzierungen im Auge zu behalten. Es könnte sogar möglich sein, daß die permanent überzogene Kritik an der GRW zum finanziellen Abbau dieses relativ wirksamen Instruments im Zuge der mit der GRW nur im Namen vergleichbaren anderen Gemeinschaftsaufgaben begründend herangezogen wird.

Für die regionale Strukturpolitik wird eine stärkere Eingrenzung von Subventionen, insbesondere von sektoralen Hilfen, zumeist Effizienzgewinne bringen, da eine Vielzahl von Subventionen im gewerblichen Bereich die Gefahr in sich birgt, die Regionalförderung durch Erhaltungssubventionen auszuhebeln. Die regionale Strukturpolitik hat daher ein starkes Eigeninteresse an einer Eingrenzung der Subventionen an die gewerbliche Wirtschaft und an einer Eindämmung der Subventionsmentalität – schon deshalb, weil politisch billigere Erhaltungssubventionen das Wachstums- und Stabilisierungsziel der GRW in praxi konterkarieren.

These 8:

Für eine stärkere Dezentralisierung der Aktivitäten gibt es auch auf dem Gebiet der regionalen Strukturpolitik eine Reihe berechtigter Argumente; eine stärkere Dezentralisierung darf aber im Interesse der Wettbewerbsordnung nicht zu einer Aushöhlung der Disziplinierungsfunktion der GRW führen.

An der Gemeinschaftsaufgabe wird kritisiert, daß sie den Handlungsspielraum der Länder und Kommunen einenge. Die Mitwirkung des Bundes ist auf die Rahmenplanung beschränkt, die Aufgabenbereiche von Rahmenplanung und Durchführung sind im Rahmenplan eindeutig abgegrenzt worden. Im übrigen wurden gerade in den letzten Jahren Be-

---

[5] BMWi, Hrsg.: Wirksame Regionalpolitik – Fortschritte in den Regionen, Bonn 1980.

schlüsse des Planungsausschusses häufig einstimmig oder nur mit wenigen Gegenstimmen gefaßt.

Es lassen sich eine Vielzahl von Argumenten für eine stärkere Dezentralisierung politischer Entscheidungsprozesse im allgemeinen uind von regionalen Förderprogrammen im besonderen finden. Stärkere Ausrichtung der Politik auf die Präferenzen der örtlichen Bevölkerung, die häufig regional unterschiedlich sind; größere Ortsnähe bei dezentralen Entscheidungsprozessen; möglicherweise größere Wohlstandssteigerungen, die aber auf Kosten des regionalen Wohlstandsausgleichs gehen können – die Argumentenliste ließe sich beliebig verlängern. Mit Blickrichtung auf die regionale Wirtschaftspolitik wird als Alternative zuweilen ein System konkurrierender Regionen angeboten, von dem deutlich höhere Wachstumsbeiträge als von der derzeitigen Regionalpolitik erwartet werden. Zur Begründung wird insbesondere darauf hingewiesen, daß die Herausarbeitung der für die einzelnen Teilgebiete unter wachstumspolitischen Überlegungen anzustrebenden Sektoral- und Betriebsgrößenstrukturen Aufgabe eines Suchprozesses sei, der zentral nicht bewältigt werden könne und daher dezentral organisiert werden müsse (wobei dezentral hier möglicherweise örtliche öffentliche Stellen, nicht etwa der Marktprozeß sein könnten).

Die denzentrale Organisation des Suchprozesses über das Wirksamwerden der Marktkräfte ist unbestritten; es kann also nur um die organisatorische Gestaltung der Rahmenbedingungen gehen. Die Vorstellung eines Systems konkurrierender Regionen geht zunächst implizit von Regionen mit möglichst geringen Finanzkraftunterschieden aus. Ist dies nämlich nicht der Fall, stehen die Gewinner dieses Wettbewerbs zu einem guten Teil schon vor dem Startschuß fest. Konkrete Vorschläge zur erforderlichen Änderung des Finanzausgleichssystems, das in letzter Konsequenz wohl auch ein ausgeklügeltes Transfersystem zwischen den Gemeinden einschließen müßte, wurden bisher nicht vorgelegt. Und weiter: Soll ein Bürgermeister Steuermittel zu Subventionen in unbegrenzter Höhe umfunktionieren können? Sozusagen mit anderer Leute Geld private Unternehmen finanzieren? Sie mit anderer Leute Geld anderen Regionen à tout prix abkaufen können?

Die Vorstellung eines Systems konkurrierender Regionen muß sich also einer weiteren Vorfrage stellen: wie soll ein bundeseinheitlich festgelegtes System von Wettbewerbsregeln zumindest für die regionalen Förderpolitiken, letztlich aber auch für Fördermittel, die zwar keine spezifische regionale Zweckbestimmung aufweisen, aber erhebliche regionale Effekte haben, aussehen? Wie soll es durchgesetzt, eingehalten, kontrolliert und flexibel angepaßt werden? Ein System konkurrierender Regionen ohne einen Ordnungsrahmen, der ein Mindestmaß von Fairness beim Start verbürgt, ist aber wohl nicht im Sinne des Erfinders.

In diesem Zusammenhang gehört auch das Thema: dierekte kommunale Wirtschaftsförderung. Eine Reihe von Kommunen ist dazu übergegangen, auch direkte Maßnahmen der kommunalen Wirtschaftsförderung zu ergreifen. Die Länder konnten dieser Aktivität bisher nicht Einhalt gebieten und sind an den Bund, der bekanntlich nichts mit Gemeindeaufsicht zu tun hat, herangetreten, um den Wildwuchs einzuhegen. Dieses Beispiel zeigt, daß die Ordnungs- und Koordinierungsfunktion der Gemeinschaftsaufgabe besonders wichtig ist; bisher bestehen keine praktikablen Ersatzmodelle. Die Vorstellung eines Systems konkurrierender Regionen ist jedenfalls solange keine Alternative, als die zentralen Voraussetzungen für das Funktionieren dieses Systems, nämlich Änderung des Finanzausgleichssystems und Schaffung eines funktionsfähigen Ordnungsrahmens, nicht im Detail mit vorgeschlagen werden.

Im übrigen hat die beklagte Politikverflechtung nicht nur Nachteile. Die vertikale Koordination, von manchen als ,,vertikale Ressortkumpanei" denunziert, sorgt auch für eine hohe Effizienz der Regionalpolitik und verhindert weitgehend, daß verschiedene Länder, Kommunen von Förderungsinteressenten gegeneinander ausgespielt werden. Wichtig erscheint vor allem, daß das Fördersystem für alle Teilregionen transparent und damit für kritische Analysen zugänglich bleibt. Vertikale Koordination ist nicht schon deshalb sachfremde Kumpanei, weil manche zuständigkeitshalber nicht daran beteiligt sind. Für die GRW, die Koordinationsmaßstäbe, Koordinationsregeln und Koordinationsergebnisse offenlegt, ist der Vorwurf schlicht unbegründet.

„Innovationsorientierte Regionalpolitik" oder „System konkurrierender Regionen" klingen angenehmer als „Gemeinschaftsaufgabe Verbesserung der regionalen Wirtschaftsstruktur". Der letzte Hit ist übrigens der Vorschlag einer „regionalen Regionalpolitik". Diese Überschrift ist etwas für ganz Feinsinnige. Dahinter steht wohl die Vorstellung, daß im allgemeinen eine externe Lenkung regionaler Produktionen erfolge, die es abzubauen gelte. Ich warte darauf, daß einer in Oberviechtach oder Aurich auf die Idee kommt, aus der Weltwirtschaft, der EG, der Bundesrepublik, dem Freistaat Bayern oder dem Land Niedersachsen auszusteigen, um den wohlstandssteigernden Segnungen der Arbeitsteilung und der Interaktionen zwischen Regionen zu entgehen. Will sagen: Solange „regionale Regionalpolitik" diesen Geruch von Autarkie verbreitet und nicht eindeutig ihre räumlichen Arbeitsteilungsvorstellungen definiert, ist sie eher als romantische Bewegung denn als rationales Konzept einzuordnen. Man kann meinen, daß insbesondere im Bereich der wissenschaftlichen Raumordnung viel über neue Systeme nachgedacht wird und zu wenig über die Reaktionen der Regionalpolitik auf neue wirtschaftliche Herausforderungen und die dann gebotene Anpassung der Politik und ihrer Koordinationsmechanismen; gerade hier aber liegen die Erfolgschancen für eine bessere Abstimmung regionalpolitischer Aktivitäten – man mag auch sagen: der Raumordnungspolitik. Es ist nötig, daß sich die Raumordnung den Anforderungen der 80er Jahre stellt, die ich zu beschreiben versucht habe. Bei der Entwicklung der Aktionen ist es geboten, raumwirksame Komponenten einzubringen. Dann ergibt sich schrittweise Koordination. Wenn die Fachpolitiken erst entwickelt sind, bleiben dann häufig nur räumliche Arabesken möglich. Daran ändert dann auch kein noch so aufwendiges Koordinierungsmodell sonderlich viel.

Referat Ministerialdirigent Dipl.-Volkswirt Hans Oettinger, Wiesbaden

Anforderungen der Raumordnungspolitik an die regionale Wirtschaftspolitik

Sehr geehrte Damen und Herren,

gestatten Sie mir, mit zwei Vorbemerkungen zu beginnen:

1. In Hessen ist die Raumordnungspolitik in die Landesentwicklungsplanung integriert. Sie bildet hier eine wesentliche Grundlage für das Bündel gesellschaftlicher quantitativer und qualitativer Ziele. Jede Fachpolitik, sei es die Umweltpolitik, die Städtebau- und Wohnungspolitik, die Sozialpolitik, die Schulpolitik, oder auch die regionale Wirtschaftspolitik, hat in diesem System zwar ihren Eigenwert, trägt aber in Teilen dazu bei, die Ziele und Grundsätze der Landesentwicklung und Raumordnung zu formen.

Jeder dieser fachlichen Politikbereiche hat sich im Planungs- und Durchführungsbereich an diese Ziele, die zunächst gemeinsam erarbeitet werden, schließlich zu halten und bei der Erfolgskontrolle daran messen zu lassen.

Für die Landesentwicklungsplanung und die Raumordnung, die außer den Möglichkeiten der rechtskräftigen Festsetzung konkreter Planungen und Maßnahmen im regionalen Raumordnungsplan über keine Instrumente verfügen, ist die plankonforme Fachpolitik das eigentliche Instrumentarium.

Diskussionen um den Stellenwert und das Verhältnis von Landesentwicklungsplanung zur Fachplanung finden insoweit in Hessen keine Basis. Unter diesen Gesichtspunkten bitte ich zu verstehen, daß sich meine Ausführungen an bundesweit diskutierten Fragen orientieren und sich im wesentlichen an die Arbeit länderübergreifender Gremien wenden.

2. Damit es schwerer fällt, mich persönlich bei der Diskussion derartiger Fragen in eine bestimmte Ecke zu stellen, möchte ich darauf hinweisen, daß ich ein Praktiker beider in dem mir gestellten Thema angesprochener Bereiche war und bin.

Als die regionale Wirtschaftspolitik und die Gemeinschaftsaufgabe ,,Verbesserung der regionalen Wirtschaftsstruktur" ihre Ausformung fanden, war ich der zuständige Referent in Hessen. Seit 1973 bin ich im Bereich der Landesentwicklung und Raumordnung tätig.

Ich meine deshalb, sachlich und ohne Emotionen in beiden Bereichen gleichberechtigt fühlen und denken zu können.

Das sage ich vorab, damit niemand den Eindruck gewinnt, ich würde Erbhöfe verteidigen oder angreifen. Mir geht es allein um die Sache; um eine möglichst stringente Formulierung und Durchführung politischer Zielsetzungen nicht nur in einem Bundesland oder in jedem Bundesland, sondern auch um ein darüber hinaus einvernehmliches Handeln im Bund und zwischen Bund und Bundesländern.

Will man das mir gestellte Thema bewältigen, so kommt man nicht daran vorbei, auf die in § 1 Abs. 1 des Raumordnungsgesetzes formulierte Aufgabe der Raumordnung hinzuweisen. Danach hat die Raumordnung die Aufgabe, ,,das Bundesgebiet in seiner allgemeinen räumlichen Struktur einer Entwicklung zuzuführen, die der freien Entfaltung der Persönlichkeit in der Gemeinschaft am besten dient. Dabei sind die natürlichen Gegebenheiten sowie die wirtschatlichen, sozialen und kulturellen Erfordernisse zu beachten."

Gemäß § 4 Abs. 1 ROG hat der für die Raumordnung zuständige Bundesminister unbeschadet der Aufgaben und Zuständigkeiten der Länder auf die Verwirklichung der Grundsätze der Raumordnung, insbesondere durch Abstimmung der raumbedeutsamen Planungen und Maßnahmen, einschl. des Einsatzes der raumwirksamen Investitionen, hinzuwirken.

Mit Blick auf die regionale Wirtschaftspolitik sind in den in § 2 Abs. 1 ROG dargestellten Grundsätzen insbesondere folgende Aussagen von Bedeutung:

Nr. 3 Satz 1:

In Gebieten, in denen die Lebensbedingungen in ihrer Gesamtheit im Verhältnis zum Bundesdurchschnitt wesentlich zurückgeblieben sind oder ein solches Zurückbleiben zu befürchten ist, sollen die allgemeinen wirtschaftlichen und sozialen Verhältnisse sowie die kulturellen Einrichtungen verbessert werden.

Nr. 4 Satz 1:

Die Leistungskraft des Zonenrandgebietes ist bevorzugt mit dem Ziel zu stärken, daß in allen seinen Teilen Lebens- und Arbeitsbedingungen sowie eine Wirtschafts- und Sozialstruktur geschaffen werden, die denen im gesamten Bundesgebiet mindestens gleichwertig sind.

Nr. 5 Satz 5:

Für ländliche Gebiete sind eine ausreichenden Bevölkerungsdichte und eine angemessene wirtschaftliche Leistungsfähigkeit sowie ausreichende Erwerbsmöglichkeiten auch außerhalb der Land- und Forstwirtschaft anzustreben.

Nach dem Gesetz über die Gemeinschaftsaufgabe ,,Verbesserung der regionalen Wirtschaftsstruktur" (GRW) ist es deren Aufgabe, die Förderung der gewerblichen Wirtschaft sowie des Ausbaus der wirtschaftsnahen Infrastruktur im Zonenrandgebiet und in Gebieten durchzuführen,

– deren Wirtschaftskraft erheblich unter dem Bundesdurchschnitt liegt oder erheblich darunter abzusinken droht oder

– in denen Wirtschaftszweige vorherrschen, die vom Strukturwandel in einer Weise betroffen oder bedroht sind, daß negative Rückwirkungen auf das Gebiet in erheblichem Umfang eingetreten oder absehbar sind.

Vergleicht man die Gesetzesgrundlagen miteinander, so zeigt sich zweierlei:

– Die Anforderungen der beiden Gesetze in Bezug auf das Zonenrandgebiet sowie die hinter der allgemeinen Entwicklung zurückgebliebenen Gebiete stimmen im wirtschaftspolitischen Bereich fast wörtlich überein.

– Der Auftrag des ROG, die raumbedeutsamen Planungen und Maßnahmen einschl. des Einsatzes der raumwirksamen Investitionen aufeinander abzustimmen, geht über die genannte Gemeinschaftsaufgage weit hinaus und stellt den Auftrag für eine komplexe ressortübergreifende Entwicklungsplanung dar.

Im Interesse gleichwertiger Lebens- und Arbeitsbedingungen sind also nicht nur Industriegelände, Arbeitsplätze und Fremdenbetten zu schaffen, sondern auch Schulen, Krankenhäuser, Straßen und dergl. zu bauen, um die Lebensqualität in diesen Gebieten allgemein zu heben und um zugleich die Anstrengungen der regionalen Wirtschaftspolitik um Ansiedlung neuer und Erweiterung bestehender Unternehmen zu flankieren.

Der instrumentelle Charakter der regionalen Wirtschaftspolitik aus der Sicht der Raumordnung kommt auch in § 2 des Gesetzes über die Gemeinschaftsaufgabe zum Ausdruck.

Dort heißt es:

„Die Förderung der (im § 1 Abs. 1 genannten) Maßnahmen muß mit den Grundsätzen der allgemeinen Wirtschaftspolitik und mit den Zielen und Erfordernissen der Raumordnung und Landesplanung übereinstimmen . . . Sie ist mit anderen öffentlichen Entwicklungsvorhaben abzustimmen."

Diesen instrumentellen Charakter anzuerkennen bedeutet nicht, über die bestehende Bedeutung oder über Zweifel an dieser Bedeutung zu entscheiden. Wichtig ist nur, daß auf seiten der Fachpolitik die notwendige netzartige Verknüpfung der Aufgabenstellungen gesehen und anerkannt wird.

Bei dieser Betrachtung stellt sich zwangsläufig die Frage, ob dies denn überhaupt ein Thema sei und ob diese Sicht der Dinge denn überhaupt umstritten ist.

Ich meine, im Prinzip sind die von mir vorgetragene Auffassung und diese Sicht der Dinge nicht umstritten. Als Beweis dafür betrachte man den 9. Rahmenplan mit seinen entsprechenden Ausführungen.

Die Probleme liegen jedoch im Detail. Hier stellt sich allerdings die Frage, ob diese Details so wichtig sind, daß sich eine Auseinandersetzung darüber lohnt. Immerhin existieren beide Politikbereiche nebeneinander seit ca. 10 Jahren, und ich frage mich, ob alles besser gelaufen wäre, wenn auch im Detail von vornherein alle Überschneidungen ausgeräumt gewesen wären.

Ich möchte diese Fragestellung nicht vertiefen, weil ich nicht einzusehen vermag, warum zwei Politikbereiche mit in Teilen gleichem Auftrag und Ziel für ein bestimmtes Problem und Gebiet bei grundsätzlicher Übereinstimmung gerade in den Einzelheiten nicht zueinander finden sollten.

Als geradezu grotesk finde ich, daß sich die Anforderungen gerade in der Analyse der Problemgebiete und ihrer Abgrenzung nicht decken, dagegen in dem nach vorn gerichteten und dem so viel wesentlicheren Bereich der Therapie keine oder nur wenige kontroverse Diskussionen geführt werden.

Wir alle wissen, daß weder die Vertreter der Raumordnung, noch die Vertreter der regionalen Wirtschaftspolitik im Hinblick auf die Abgrenzung der förderungswürdigen Gebiete im Besitz der reinen Wahrheit sind. Warum sucht man deshalb nicht die Einigung über die Kriterien und über die Abgrenzung der Gebiete, und warum übernimmt nicht der eine Politikbereich die Ergebnisse des anderen?

Dabei kann man über diesen Bereich nicht reden, ohne auch darauf hinzuweisen, daß es auf diesem Sektor ohnehin nur eine Handvoll statistischer Kriterien gibt und die diesen Kriterien zugrundeliegenden Zahlen bei der in der Bundesrepublik unterentwickelten sozialstatistischen Energie ständig älter und unbrauchbarer werden.

Die Raumordnung hat die umfassende Aufgabe und die regionale Wirtschaftspolitik die fachliche.

Wenn wirtschaftliche Strukturschwäche jedoch vorwiegend mit dem Instrument der regionalen Wirtschaftspolitik behoben und überwunden werden kann, dann sollte sich die Raumordnung des dort fachlich erarbeiteten Instrumentenbündels durch Übernahme bedienen.

Wenn eine gewisse Agglomeration und Infrastrukturausstattung aus den verschiedenen Gründen die entscheidende Voraussetzung für einen Schwerpunkt im Sinne der Gemeinschaftsaufgabe sind und gleiche Voraussetzungen zur Anerkennung einer Gemeinde als Mittelzentrum vorliegen müssen, so können von der Logik der Sache her betrachtet in Gebieten mit Strukturschwächen doch nur Mittel- und Oberzentren die Ansatzpunkte für Schwerpunkte der Gemeinschaftsaufgabe sein.

Aus reinem Ressortegoismus die eine Gemeinde zum Schwerpunkt der GA zu erklären und die Nachbargemeinde zum Mittelzentrum im Sinne der Raumordnung, ist bei allem Verständnis für das fachliche und wissenschaftliche Detail vor dem Hintergrund der realen Aufgabe unvertretbar.

Ähnlich liegen die Dinge bei den verschiedenen Strukturräumen der Raumordnung. Hier unterscheidet man, abgesichert durch Beschlüsse der Ministerkonferenz für Raumordnung, zwischen Verdichtungsgebieten, Ordnungsräumen, sonstigen Strukturräumen und Entwicklungsgebieten. Hier können nach meiner Beurteilung Gebiete, in denen etwas entwickelt werden muß – weil es sich nicht von selbst entwickelt – nur dann sinnvoll ausgewiesen sein, wenn sie mit den GA-Gebieten identisch sind.

Für Gebiete außerhalb dieser Bereiche, Gebiete in denen nur ein Nachholbedarf bei der Infrastruktur besteht oder nur unter landespolitischen Kriterien eine Wirtschaftsförderung erforderlich erscheint, lassen sich unterhalb der bundesweit einheitlichen Abgrenzung sicherlich abgesetzte – auf die landespolitische Relevanz hinweisende – Begriffe finden.

Ähnliche Probleme liegen vor und machen die tägliche Arbeit so schwierig bei der Abstimmung von Vorranggebieten für den Fremdenverkehr – wie wir sie z. B. in den in Hessen festgestellten regionalen Raumordnungsplänen ausweisen – und den Fördergebieten für den Fremdenverkehr nach der Gemeinschaftsaufgabe.

Die Diskussion über die Neuabgrenzung der Gemeinschaftsaufgabengebiete und die Diskussion über die Fortschreibung des Bundesraumordnungsprogramms bieten m. E. die große Chance der Korrektur alter Standpunkte. Bei einiger Disziplin auf beiden Seiten müßten die anstehenden Probleme zu bewältigen sein.

Wenn nunmehr über diese stark traditionellen Fragen hinaus zukünftig bedeutsame Anforderungen angesprochen werden sollen, so scheint mir die Raumordnung u. a. drei Anforderungen erfüllen zu müssen:

1. Soweit notwendig, müssen die verschiedensten Gebietskatagorien, die die Raumordnung erfindet, so plausibel und rechtzeitig ausgewiesen werden, daß sie von Fachplanern übernommen werden können und

2. regionale Raumordnungspläne mit konkreten Aussagen erstellt werden, damit die regionale Wirtschaftspolitik die benötigten Orientierungsdaten erhält und nicht in einem entwicklungsplanerischen Vakuum operieren muß, das sie selbstverständlich dazu verleitet, eigene von raumordnerischen Vorstellungen losgelöste Festsetzungen zu treffen.

3. Darüber hinaus zeigt die hessische Erfahrung, daß die Gewerbesteuer und ihre Zuweisung an die Gemeinden, wie umgekehrt die Abhängigkeit der Gemeinden von den Einnahmen aus der Gewerbesteuer und der darauf basierende Konkurrenzkampf der Gemeinden um die Ansiedlung von Wirtschaftsunternehmen, jedes Bemühen um die Durchsetzung raumordnerischer Vorstellungen und einen vorbeugenden Umweltschutz in Frage zu stellen drohen. Ich meine, daß es sich lohnt, zukünftig einmal intensiv über diese steuerliche Frage nachzudenken und meine auch – und damit leite ich über zu den Anforderungen an die regionale Wirtschaftspolitik –, daß es sich für diese Seite lohnt, darüber nachzudenken, ob das Schwerpunktprinzip unter den Bedingungen der Verteilung der Gewerbesteuer – wie sie heute vorliegen – effizient durchzuhalten ist.

An die regionale Wirtschaftspolitik habe ich von seiten der Raumordnung folgende Anforderungen vorzutragen und erwarte ihre Unterstützung bei der Bewältigung folgender Themen:

– Die regionale Wirtschaftspolitik muß bereit sein, die Raumordnung bei der Erarbeitung von Antworten auf die verschiedensten – gerade ihren fachlichen Bereich berührenden – Fragen, bei der Auswahl von Kriterien und bei Abgrenzungsfragen zu unterstützen; sie muß bereit sein, die gemeinsam und mit anderen erarbeiteten Ergebnisse zu akzeptieren und dazu beitragen, die bei dieser Diskussion gefundenen Lösungsmöglichkeiten in die Praxis umzusetzen.

– Im Hinblick auf die zu erwartenden Veränderungen im demographischen und wirtschaftlichen Bereich verlangt die Raumordnung von der regionalen Wirtschaftspolitik Antworten, die auf diese veränderten Bedingungen passen. Dazu gehören Antworten auf die Fragen:

1. Wenn es stimmt, daß damit zu rechnen ist, daß die Bereitschaft der Unternehmen, Neuansiedlungen in den ausgewählten Schwerpunkten vorzunehmen, abnimmt, welche Initiativen ergreift die regionale Wirtschaftspolitik, um diesen Ausfall an zusätzlichen Arbeitsplätzen in den von ihr zu betreuenden Gebieten zu kompensieren? Konzentriert die regionale Wirtschaftspolitik ihre gesamte Aufmerksamkeit auf die Förderung der in dem vorhandenen Potential liegenden Expansionskraft?

2. Sieht die regionale Wirtschaftspolitik in der Förderung des vorhandenen Bildungspotentials und in der Unterstützung von Forschungskapazitäten eine Grundlage für die Mobilisierung des wirtschaftlichen Wachstumspotentials?

3. Hält es die regionale Wirtschaftspolitik für erforderlich, im Hinblick auf zu erwartende Entwicklungen das Schwergewicht ihrer Förderung auf die kaufmännische, technische und innovationsfördernde Betriebsberatung zu verlagern?

4. Ist die Investitionssumme zur Bemessung der im Rahmen der GA gewährten Starthilfen noch die richtige Meßgröße oder führt diese Art der Förderung die Unternehmen zu immer größeren Rationalisierungsanstrengungen und damit auf der Basis traditioneller Produkte zu einem einseitigen Wettlauf um niedrigere Produktionskosten, anstatt die Unternehmen anzuregen, nach neuen höherwertigen Produktionen zu suchen?

   Würde sich die in der Frage verborgene Behauptung bestätigen, dann würde die heutige Förderungspraxis zu weniger und zu schlechteren Arbeitsplätzen führen und wäre dringend reformbedürftig.

5. Was kann die regionale Wirtschaftspolitik der Raumordnung an fachlicher Beratung z. B. auf dem energiepolitischen Sektor für Gebiete mit dünner Besiedlung anbieten als Alternative zum leicht und überall hintransportierbaren Öl?

   So löblich die Förderung des Baus von Gasleitungen in den GA-Gebieten ist, so muß doch festgestellt werden, daß nicht an jeden Industriestandort Gasleitungen unter Anlage gewisser ökonomischer Kriterien herangeführt werden können.

6. Was bietet die regionale Wirtschaftspolitik als Alternative zu dem im Zuge der Ölverknappung teurer werdenden Straßentransport für die in dünn besiedelten Räumen ansässigen Wirtschaftsunternehmen?

7. Wann werden die Hausnummern in den einzelnen Aktionsprogrammen über die Zahl der notwendigen Arbeitsplätze durch halbwegs begründbare Größen – abgestimmt mit der Raumordnung – ersetzt?

Sie sehen, Raumordnung und Landesentwicklungsplanung verfügen über eine große Anzahl von Anforderungen, die fachlich von der regionalen Wirtschaftspolitik zu beantworten sind. Ich meine, man sollte die Diskussion zwischen Raumordnung, Landesentwicklungsplanung und regionaler Wirtschaftspolitik stärker in diese für unser aller Zukunft so wichtige Richtung lenken; nicht nur der Sache wegen, sondern auch weil sich daran zeigt, daß Raumordnung und Landesentwicklungsplanung nur so gut sein können wie ihre Instrumente, deren sie sich zu bedienen hat.

Referat Professor Dr. Harald Spehl, Trier

Abstimmungsprobleme zwischen der Raumordnungspolitik und der regionalen Wirtschaftspolitik

1. Einleitung

Abstimmungsprobleme zwischen Raumordnungspolitik und regionaler Wirtschaftspolitik können im Bereich der Zielsetzungen, der Instrumente und der institutionellen Ausgestaltung auftreten.

Oberstes Ziel der Raumordnungspolitik des Bundes ist weiterhin „die Schaffung gleichwertiger Lebensbedingungen in allen Teilräumen des Bundesgebietes"[1]). Beispielhaft für die Zielsetzungen der Landesplanung sei das in diesem Jahr erschienene Landesentwicklungsprogramm 1980 für Rheinland-Pfalz zitiert: „Im Vordergrund steht nach wie vor das gesetzliche Gebot, für die Bürger in allen Teilen des Landes gleichwertige Lebensverhältnisse herzustellen und für die Zukunft zu sichern. Daraus leitet sich das raumordnungspolitische Ziel ab, die Entwicklungsunterschiede zwischen den Teilräumen des Landes abzubauen"[2]).

Als Instrumente stehen der Raumordnungspolitik die Verfahrensvorschriften des Raumordnungsgesetzes und der Landesplanungsgesetze, insbesondere aber die Pläne und Programme der verschiedenen Ebenen zur Verfügung, die die Fachressorts binden sollen. Die Grundlage dafür bilden das Bundesraumordnungsprogramm, die Landesentwicklungsprogramme und -pläne und die regionalen Raumordnungsprogramme und -pläne.

Die ressortmäßige Verankerung der Raumordnung erfolgt auf Bundesebene in einem Bundesministerium, während auf der Landesebene sehr unterschiedliche Konstruktionen zu finden sind. Teilweise ist die Landesplanung der jeweiligen Staatskanzlei zugeordnet, teilweise ist sie mit anderen Aufgaben in einem Ministerium zusammengefaßt. Im Bereich der Regionalplanung gibt es ebenfalls eine zwischen den Ländern stark abweichende verwaltungsmäßige Ausgestaltung, die zudem in den letzten Jahren relativ häufig verändert worden ist.

Auf der wissenschaftlichen Plenarsitzung in Mainz 1976 hat NIEMEIER zur Frage der Ressortierung der Landesplanung festgestellt: „Sie wird nicht mehr wissenschaftlich diskutiert, da man erkennen mußte, daß für diese Frage sachliche Gesichtspunkte nicht besonders entscheidend sind. Diese Zuständigkeit gehört leider zu den besonders leicht abänderbaren rechtlichen Bedingungen für Standort und Stellenwert der Raumordnung. Jeder Ressortwechsel kostet die Landesplanung Einfluß und Wirksamkeit. Das wird bei solchen Maßnahmen vielleicht übersehen oder man meint, das sei nun nicht ganz so wichtig"[3]).

Ich glaube, daß diese Sätze die Situation auch heute noch völlig richtig darstellen. Die Entwicklung seitdem weist darauf hin, daß die Stellung der Landesplanung eher schwächer geworden ist. Darin dokumentiert sich, daß Raumplanung als öffentliche Aufgabe in der Bundesrepublik Deutschland keinen hohen politischen Stellenwert erreicht hat[4]), und es

---

[1]) Raumordnungsbericht 1978 der Bundesregierung, Bundestagsdrucksache 8/2378 vom 11. 12. 1978, S. 12.
[2]) Staatskanzlei Rheinland-Pfalz (Hg.): Landesentwicklungsprogramm Rheinland-Pfalz, Mainz 1980, S. 9.
[3]) NIEMEIER, H.-G.: Standort und Stellenwert der Raumordnung – Rechtliche Bedingungen –. In: Standort und Stellenwert der Raumordnung. ARL: FuS Bd. 119, 15. Wissenschaftliche Plenarsitzung, Hannover 1977, S. 47.
[4]) Vgl. SCHARPF, F. W., SCHNABEL, F.: Steuerungsprobleme der Raumplanung, Hannover 1979, S. 5.

muß befürchtet werden, daß dieser Stellenwert in den achtziger Jahren eher noch abnimmt, wenn die Raumordnungspolitik aus den vorliegenden Analysen und Vorschlägen keine Folgerungen zieht.

Die Raumordnung wollte von Anfang an nicht nur Flächenplanung sein, sondern hat aus dem Grundgesetz abgeleitet, daß zu ihrem Aufgabengebiet die räumliche Komponente nahezu aller Lebensbereiche gehört[5]). Das Ziel der Gleichwertigkeit der räumlichen Lebensverhältnisse umfaßt damit nahezu alle Politikbereiche. So heißt es im Bundesraumordnungsprogramm: ,,Gleichwertige Lebensbedingungen im Sinne dieses Programms sind gegeben, wenn für die Bürger in allen Teilräumen des Bundesgebietes ein quantitativ und qualitativ angemessenes Angebot an Wohnungen, Erwerbsmöglichkeiten und öffentlichen Infrastruktureinrichtungen in zumutbarer Entfernung zur Verfügung steht und eine menschenwürdige Umwelt vorhanden ist; in keinem dieser Bereiche soll ein bestimmtes Niveau unterschritten werden"[6]). Eine Raumordnungspolitik, die einen solchen Anspruch vertritt, selbst aber nicht über die Mittel zu seiner Verwirklichung verfügt, muß versuchen, die entsprechenden Fachpolitiken auf ihre Ziele auszurichten[7]). Eine der wichtigsten Fachpolitiken ist dabei die regionale Wirtschaftspolitik. Sie wird seit Beginn der siebziger Jahre vor allem in Form der Gemeinschaftsaufgabe ,,Verbesserung der regionalen Wirtschaftsstruktur" betrieben. NIEMEIER ist so weit gegangen, in dieser Form der regionalen Wirtschaftspolitik ,,den weitestgehenden Einbruch in Raumordnung und Raumordnungspolitik"[8]) zu sehen. Er hat darauf hingewiesen, daß die Raumordnungsklausel des Gesetzes über diese Gemeinschaftsaufgabe bemerkenswert weit geht. Die Maßnahmen der regionalen Wirtschaftspolitik müssen nämlich nicht nur wie sonst üblich, die Ziele und Erfordernisse der Raumordnung und Landesplanung beachten oder berücksichtigen, sondern müssen mit diesen Zielen und Anforderungen *übereinstimmen*. NIEMEIER hat es als eine Lebens-, wenn nicht sogar Überlebensfrage für die Raumordnung bezeichnet, mit der regionalen Wirtschaftsförderung zu einer völligen Harmonie zu kommen, und gemeint, daß auf seiten der Raumordnung dazu Persönlichkeiten mit dem Willen und dem politischen Einfluß erforderlich seien, die diese Übereinstimmung herbeiführen könnten[9]).

Es bleibt damit festzuhalten, daß im Verhältnis von Raumordnung und regionaler Wirtschaftspolitik die Verankerung von klaren raumordnungspolitischen Anforderungen in Fachgesetzen, die im letzten Raumordnungsbericht der Bundesregierung als Hauptanliegen raumordnungspolitischer Aktivitäten genannt wurde[10]), seit über 10 Jahren realisiert ist. Ein Blick in die Praxis zeigt demgegenüber, und das haben auch die Referate anläßlich dieser Plenartagung bestätigt, daß wir von einer Abstimmung oder gar Übereinstimmung von Raumordnungspolitik und regionaler Wirtschaftspolitik eben nicht sprechen können.

Es ist sicher richtig, daß die Durchsetzungskraft der Raumordnungspolitik gegenüber den Fachpolitiken und hier insbesondere gegenüber der regionalen Wirtschaftspolitik auch ein personelles Problem ist. Die Ursachen für die Abstimmungsprobleme zwischen Raumordnungspolitik und regionaler Wirtschaftspolitik liegen jedoch tiefer. Das Verhältnis von regionaler Wirtschaftspolitik und Raumordnungspolitik ist durch die unterschiedliche Gewichtung des Wachstumsziels auf der einen Seite und der räumlichen Verteilungs- oder Ausgleichsziele auf der anderen Seite gekennzeichnet. Die Raumordnung hat immer das regionale Ausgleichsziel gegenüber dem gesamtwirtschaftlichen Wachstumsziel präferiert, während es bei der regionalen Wirtschaftspolitik umgekehrt war.

---

[5]) Vgl. z. B. SCHÄFER, K.: Die Leitbild-Konzeption der Raumordnung und ihre Konkretisierung in den Plänen der Länder, Speyer 1975.

[6]) Bundesminister für Raumordnung, Bauwesen und Städtebau (Hg.): Raumordnungsprogramm für die großräumige Entwicklung des Bundesgebietes (Bundesraumordnungsprogramm), Bonn 1975.

[7]) Vgl. SCHARPF, F. W., SCHNABEL, F., a.a.O., S. 17 ff.

[8]) NIEMEIER, H.-G., a. a. O., S. 45.

[9]) Ebenda, S. 46.

[10]) Bundestagsdrucksache 8/2378 vom 11. 12. 1978, S. 46 f.

Die regionale Wirtschaftspolitik ist schwerpunktmäßig auf das gesamtwirtschaftliche Wachstumsziel ausgerichtet. Sie hat sich in Form der jährlichen Rahmenpläne ein ausgefeiltes Instrumentarium geschaffen. Die Konzeption der regionalen Wirtschaftspolitik auf der Basis ökonomischer Theorieansätze und ihre Einbindung in klare Verwaltungsstrukturen führen zu einem ungebrochenen Selbstverständnis über Aufgaben und institutionelle Verankerung.

Die regionale Wirtschaftspolitik hat den Vorteil, daß ihre Aufgaben im wesentlichen darin bestehen, Wohltaten zu tun. Sie vergibt Fördermittel an private Investoren und beteiligt sich an bestimmten Infrastrukturinvestitionen der Kommunen in festgelegten Regionen. Allen Negativaufgaben hat sich die Gemeinschaftsaufgabe bisher entzogen. Es ist ihr weder gelungen, eine Einigung über die Reduktion der Förderkulisse oder der Förderschwerpunkte oder eine Veränderung der Mittelverwendung zu erreichen, noch ist ausdiskutiert worden, ob wirklich die Förderwürdigkeit oder die Förderbedürftigkeit Vorrang haben sollen oder ob diese beiden Prinzipien für unterschiedliche Regionen unterschiedlich zu gewichten sind.

Die regionale Wirtschaftspolitik in Form der Gemeinschaftsaufgabe hat die Präzision und Operationalität ihrer jährlichen Rahmenpläne mit einer Erstarrung bezahlt. Selbst die im Gesetz über die Gemeinschaftsaufgabe genannten Ziele der Einkommens- und Beschäftigungssteigerung in den Förderregionen sind im Verlauf von neun Rahmenplänen weitgehend aus dem Blickfeld geraten. Es hat eine „Instrumentalisierung der Gemeinschaftsaufgabe" stattgefunden[11]: die Planungen konzentrieren sich zunehmend auf das verfügbare Mittelvolumen, und dieses bestimmt über die festgelegten Fördertatbestände und die Höhe der Fördersätze den Umfang der möglichen Fördersummen bei privaten Investitionen und öffentlichen Infrastrukturinvestitionen. Bei den privaten Investitionen ergibt sich sodann aus den Erfahrungswerten über die Kapitalintensität der geförderten Betriebe die Zahl der Arbeitsplätze, die mit diesen Mitteln in den Aufgabenbereichen Schaffung bzw. Sicherung von Arbeitsplätzen gefördert werden können. Die Erfahrungswerte bezüglich der Schlüsselgrößen für die Berechnungen sind inzwischen recht verläßlich, und so sind die Zielzahlen in den regionalen Aktionsprogrammen eher ein Ausdruck der Verläßlichkeit dieser Erfahrungen der beteiligten Beamten und Politiker als die quantitativ ausformulierte Antwort auf die jeweilige regional-politische Problemlage. Die Rahmenpläne gehen nicht von einer regionalpolitischen Problemanalyse in dem Sinne aus, daß für die einzelnen Fördergebiete Arbeitsmarktbilanzen erstellt werden, aus denen sich die regionalpolitische Aufgabenstellung ergibt. Die verfügbaren Mittel und die Erfahrungswerte darüber, was in den einzelnen Regionen „abgenommen wird", bestimmten die Ansätze. Die Frage, ob mit diesem Mitteleinsatz ein weiteres Zurückbleiben der wirtschaftlichen Entwicklung der Fördergebiete hinter der Entwicklung im Bundesdurchschnitt vermieden werden kann oder ob der Mitteleinsatz ausreicht, um die regionalen Arbeitsmärkte ins Gleichgewicht zu bringen, ist dagegen weitgehend in den Hintergrund getreten[12].

Hier könnte der Versuch einer Abstimmung mit der Raumordnungspolitik ansetzen, wenn von dieser entsprechende Informationen bereitgestellt würden, die von der regionalen Wirtschaftspolitik akzeptiert und zugrunde gelegt werden können. Ein solcher Ansatzpunkt hätte in der Raumordnungsprognose 1990 bestanden[13]. Aber man muß feststellen, daß

[11] Vgl. dazu ausführlich SPEHL, H., HEMBACH, K., BACH, W., BROSI, W.: Regionale Wirtschaftspolitik und regionale Entwicklungsplanung in strukturschwachen Regionen – Erfolgskontrolle und alternative Entwicklungskonzeptionen. In: Schriftenreihe der Gesellschaft für Regionale Strukturentwicklung, Bonn, im Druck.

[12] In den ersten regionalen Aktionsprogrammen sind entsprechende Berechnungen durchaus zugrunde gelegt worden. Vgl. Ministerium für Wirtschaft und Verkehr Rheinland-Pfalz: Regionales Aktionsprogramm für das Eifel-Hunsrück-Gebiet in Rheinland-Pfalz, 1969 und 1970, Masch.schrift.

[13] Vgl. Raumordnungsprognose 1990. In: Schriftenreihe „Raumordnung" des Bundesministers für Raumordnung, Bauwesen und Städtebau, 06.012, Bonn-Bad Godesberg 1977. Bei entsprechendem Auftrag hätte diese Prognose sicher auch für die Gebietskulisse der GRW berechnet werden können.

diese Berechnungen praktisch keinen Einfluß auf die regionale Wirtschaftspolitik gehabt haben. Die jeweils unterschiedlichen Gebietsabgrenzungen der regionalen Wirtschaftspolitik und der Raumordnungspolitik, die jeweils unterschiedlichen beauftragten Forschungsinstitute und deren Forschungsansätze standen einer Abstimmung bisher im Wege. Es stellt sich somit die Frage, ob diese Abstimmung von den Beteiligten wirklich gewollt ist, ob sie erforderlich ist und ob sie möglich ist. Ich möchte dazu folgende Thesen formulieren und im folgenden näher ausführen:

– Die Abstimmung zwischen Raumordnungspolitik und regionaler Wirtschaftspolitik findet z. Z. praktisch nicht statt. Beide Politikbereiche arbeiten weitgehend unabhängig voneinander weiter.

– Die Abstimmung zwischen Raumordnungspolitik und regionaler Wirtschaftspolitik ist erforderlich und möglich. Bei unveränderten Konzepten läuft die räumliche Entwicklung an beiden Politikbereichen weitgehend vorbei. Es ist in erster Linie eine Änderung der Raumordnungspolitik erforderlich, die es der regionalen Wirtschaftspolitik ermöglicht, sich mit ihr abzustimmen. Die regionale Wirtschaftspolitik ist zu einer Veränderung aus sich selbst nicht fähig. Sie kann, will und soll die Aufgaben der Raumordnungspolitik nicht übernehmen.

– Die Ebene der Regionen ist für die Abstimmung von Raumordnungspolitik und regionaler Wirtschaftspolitik von besonderer Bedeutung. Dazu ist eine Stärkung der regionalen Ebene erforderlich. Von hier können Impulse für die notwendigen Veränderungen beider Politikbereiche ausgehen.

2. Die Abstimmung zwischen Raumordnungspolitik und regionaler Wirtschaftspolitik findet nicht statt

Das Selbstverständnis der regionalen Wirtschaftspolitik kommt im 9. Rahmenplan der Gemeinschaftsaufgabe ,,Verbesserung der regionalen Wirtschaftsstruktur" recht klar zum Ausdruck[14]). Es gibt dort einen Abschnitt zum Thema: ,,Zusammenarbeit mit anderen raumwirksamen Politiken", in dem Stand und mögliche Aussichten der Zusammenarbeit in der Reihenfolge Verkehrspolitik, Energiepolitik, Agrarpolitik, Städtebaupolitik, Berufsbildungspolitik, Forschungs- und Technologiepolitik, Umweltpolitik, Behördenstandorte und als letztes Raumordnung genannt werden. Daß die Raumordnung zuletzt genannt wird, spricht für sich, und inhaltlich findet sich dort nur die lapidare Aussage: ,,Die mit anderen Fachpolitiken koordinierte regionale Strukturpolitik trägt wesentlich zur Verwirklichung der siedlungsstrukturellen Ziele der Raumordnung und Landesplanung bei. So fügen sich die Schwerpunktorte der Gemeinschaftsaufgabe ,,Verbesserung der regionalen Wirtschaftsstruktur" in das Netz der zentralen Orte der Landesplanung ein und verstärken dessen Funktionsfähigkeit, wobei sie überwiegend aus Ober- und Mittelzentren bestehen"[15]).

Die Raumordnung wird also *nicht* als übergreifende querschnittsorientierte Politik gesehen, sondern als eine unter anderen raumwirksamen Politiken, und aus der zitierten Passage geht hervor, daß die regionale Wirtschaftspolitik einen Beitrag zu den Zielen der Raumordnung und Landesplanung einfach unterstellt, auch wenn z. B. keine volle Übereinstimmung zwischen den Schwerpunktorten und den Ober- und Mittelzentren besteht. Ansonsten geht die regionale Wirtschaftspolitik ihre eigenen Wege: Ein neuer Anlauf zur Abgrenzung der Förderkulisse, Konkretisierung der eigenen Zielsetzungen, neue Indikatoren und der Ausbau der Erfolgskontrolle sind wesentliche Programmpunkte; die Koordinierung mit den anderen Fachpolitiken erscheint wichtiger als die mit der Raumordnungspolitik.

[14]) Vgl. Bundestagsdrucksache 8/3788 vom 13. 3. 80, S. 14 ff.
[15]) Ebenda, S. 17.

Auch die Raumordnungspolitik des Bundes und der Länder macht m. E. keinen ernsthaften Versuch, mehr Einfluß auf die regionale Wirtschaftspolitik zu gewinnen. Die Frage der Abstimmung der regionalen Analyse- und Handlungseinheiten von Raumordnung und Landesplanung einerseits und raumwirksamen Fachpolitiken andererseits liegt nun seit Jahren auf dem Tisch, ohne daß es zu einer Lösung gekommen ist. Die Bundesraumordnung sieht den Schwerpunkt ihrer Tätigkeit in der Fortschreibung des Bundesraumordnungsprogramms. Landesplanung und Regionalplanung sind ebenfalls mit der Fortschreibung bzw. Neuaufstellung ihrer Pläne und Programme beschäftigt. Sie versuchen, die nun offen zutage liegenden Trends der Bevölkerungsabnahme, der Zunahme der Zahl der Erwerbspersonen und des abnehmenden gesamtwirtschaftlichen Wachstums in einer Modifikation des Netzes der zentralen Orte und der sie verbindenden Achsen aufzufangen. Die internen Abstimmungs- und Konsensprobleme innerhalb der Raumordnungspolitik zwischen Bund und Ländern einerseits, Ländern und Regionen andererseits und schließlich innerhalb der Regionen sind dabei so groß, daß für die Abstimmung mit den Fachpolitiken nur wenig Zeit und Kraft bleibt. Aus dem zutage liegenden Dilemma, daß angesichts der vorliegenden Trends entweder eine relativ gleichmäßige Ausdünnung der Bevölkerung im gesamten Siedlungsnetz erfolgen wird oder daß die Bevölkerungsverluste sich ungleichmäßig auf das bestehende Siedlungssystem verteilen werden, werden keine klaren Schlußfolgerungen gezogen. Mit der Ablehnung bzw. Nichtweiterverfolgung der vorgeschlagenen Konzepte der regionalen funktionalen Arbeitsteilung sowie der Entwicklungszentren auf Bundesebene und mit dem Festhalten am System der zentralen Orte und allenfalls der Andeutung einer „modifizierten Anwendung des punktaxialen Systems"[16]) auf der Landesebene, wird der Anspruch implizit aufgegeben, diesen Prozeß zu steuern.

Die Raumordnungspolitik beschreitet die bekannten Auswege aus der Diskrepanz zwischen Problemwahrnehmung und ihrer Fähigkeit der Problemverarbeitung in Form nicht operational formulierter Ziele bzw. zu optimistischer Prognosen. Die regionale Wirtschaftspolitik und die anderen Fachpolitiken sehen sich damit in ihrer Ansicht bestätigt, daß die Aussagen der Raumordnungspolitik zu vage sind, um als Richtschnur für die Fachpolitiken zu dienen.

v. BÖVENTER hat aus dieser Situation den Schluß gezogen, daß Raumordnungspolitik angesichts der absehbaren Entwicklungen bewußt stärker Versorgungspolitik sein und sozialpolitische Überlegungen einbeziehen sollte, um auf diese Weise das „flache Land" nachhaltig zu stärken[17]). Er geht davon aus, daß die Raumordnungspolitik in der vor uns liegenden Phase den Anspruch „gestalterischer Entwicklungspolitik", den sie schon in Zeiten hoher Wachstumsraten nicht realisieren konnte, keinesfalls einlösen kann. Er geht weiter davon aus, daß es das „flache Land" sein wird, das den Bevölkerungsrückgang durch Sterbeüberschüsse und Abwanderungen in erster Linie zu tragen haben wird, und folgert daraus, daß eine auf gleichwertige Lebensverhältnisse ausgerichtete Raumordnungspolitik in erster Linie Sozialpolitik für eben dieses „flache Land" sein müßte. Dies scheint eine sehr plausible Lösung zu sein. Abstimmungsprobleme zwischen regionaler Wirtschaftspolitik und Raumordnungspolitik würde es kaum noch geben. Aufgabe der regionalen Wirtschaftspolitik wäre es weiterhin, die Wirtschaftssituation in den Fördergebieten so gut wie möglich zu verbessern. Aufgabe der Raumordnungspolitik wäre die soziale Abfederung in den Problemregionen.

Es steht m. E. allerdings zu befürchten, daß eine solche Politik in der vor uns liegenden Periode kaum Realisierungschancen hätte. Sie erfordert den Einsatz staatlicher Finanzmittel zugunsten des flachen Landes auch für Dauersubventionierungen in einem Umfang, der

16) Vgl. z. B. Landesentwicklungsprogramm Rheinland-Pfalz, a. a. O., S. 9.
17) v. BÖVENTER, E.: Raumordnungspolitik unter veränderten wirtschaftspolitischen Bedingungen in der Bundesrepublik Deutschland. In: Standort und Stellenwert der Raumordnung, ARL: FuS Bd. 119, 15. Wissenschaftliche Plenarsitzung, Hannover 1977, S. 22 ff.

nicht problemlos verfügbar ist und gegen das politische Gewicht der Verdichtungsregionen von den Vertretern des „flachen Landes" auch nicht durchgesetzt werden kann. Raumordnungspolitik kann sich daher m. E. dem Anspruch, „gestalterische Entwicklungspolitik" zu sein, nicht entziehen.

Ich sehe die Bedeutung des Beitrages v. BÖVENTERS darin, daß er etwas angesprochen hat, was man als *unterschwelligen Konsens aller Beteiligten* bezeichnen könnte: Die Träger der Raumordnungspolitik wie der regionalen Wirtschaftspolitik wissen, daß es in dem in den achtziger Jahren ablaufenden Prozeß der räumlichen Entwicklung Verlierer geben wird, daß es die benachteiligten „Raumopfer" geben wird[18]), und es ist auch allen ziemlich klar, daß diese Raumopfer sich vor allem im ländlichen Raum finden werden. Wenn Raumordnungspolitik und regionale Wirtschaftspolitik unverändert oder nur geringfügig modifiziert weiterverfahren, werden sie tatsächlich nicht in der Lage sein, diesen Prozeß zu steuern. Also werden sich die notwendigerweise stattfindenden Absiedlungs-, Ausdünnungs- und Schrumpfungsprozesse auf der einen Seite und die auch in den kommenden Jahren parallel stattfindenden Konzentrations- und Wachstumsprozesse in dem von der Raumordnung ausgewiesenen System der zentralen Orte und Achsen und in dem der regionalen Wirtschaftspolitik zugrunde liegenden System der regionalen Aktionsprogramme und Entwicklungsschwerpunkte weitgehend „naturwüchsig" abspielen. Erst Ende der achtziger Jahre werden wir sehen, welche Raum- und Siedlungsstruktur sich daraus tatsächlich ergibt.

Es besteht m. E. auch ein Grundkonsens darüber, daß diese regionalen Probleme augenblicklich nicht politisch brisant sind und es in absehbarer Zeit auch nicht werden, daß wir in der Bundesrepublik Deutschland eine relativ ausgewogene räumliche Siedlungsstruktur haben, daß die Menschen nicht in hellen Scharen aus bestimmten Regionen abwandern werden, daß die Abnahme der Bevölkerung aufgrund der natürlichen Bevölkerungsentwicklung kaum merklich verläuft und daß eventuell doch auftretende gravierende regionale Probleme durchad-hoc-Programme gemildert und sozial abgefedert werden können. Es erscheint mir angesichts dieses Grundkonsenses nicht verwunderlich, daß ein Zwang zur Abstimmung zwischen Raumordnungspolitik und regionaler Wirtschaftspolitik von den Beteiligten kaum gesehen wird.

3. Die Abstimmung zwischen Raumordnungspolitik und regionaler Wirtschaftspolitik ist erforderlich und möglich

Der dargestellte unterschwellige Grundkonsens, den Prozeß der räumlichen Verteilung von Bevölkerungsverlusten, von Arbeitslosigkeit oder von unfreiwilligen Verzichten auf Erwerbstätigkeit und des geringen Wirtschaftswachstums in dem bestehenden Rahmen von Raumordnungspolitik und regionaler Wirtschaftspolitik ablaufen zu lassen, birgt jedoch erhebliche Gefahren:

– Es ist eine weitere Verschiebung der Positionen zwischen Raumordnung und Fachpolitiken, insbesondere der regionalen Wirtschaftspolitik zum Nachteil der ersteren zu erwarten. Die regionale Wirtschaftspolitik kann ihre Maßnahmen den veränderten Bedingungen anpassen, sie hat sogar durch die auftretende Arbeitslosigkeit und die Strukturprobleme eine besondere Legitimation, ihre Politik auszuweiten und zu vervollkommnen. Der Vorrang des gesamtwirtschaftlichen Wachstumsziels wird vor dem weltwirtschaftlichen Hintergrund kaum noch in Frage gestellt. Da die Raumordnungspolitik dagegen eine Konzeption für die regionale Verteilung der Bevölkerungsverluste und eine Neudefinition der Gleichwertigkeit der Lebensverhältnisse offensichtlich nicht leisten kann, muß sie sich mehr oder weniger passiv dem Lauf der Dinge fügen. Das führt zu einer weiteren Schwä-

---

[18]) Vgl. NASCHOLD, F.: Alternative Raumordnungspolitik, Kronberg/Ts. 1978.

chung der querschnittsorientierten Aspekte der raumwirksamen Politikbereiche. Das räumliche Bezugssystem, in das sie sich einpassen können, wird noch weniger greifbar.

- Eine solche Entwicklung kann zu gravierenden Fehlinvestitionen im Bereich der öffentlichen Infrastruktureinrichtungen, der Wirtschaftsförderung und der damit verbundenen Standortwahl privater Wirtschaftsunternehmen, der Wohnungsbauförderung und der damit verbundenen Siedlungsentwicklung, im Verkehrsausbau, im Energieausbau usw. führen.

- Es steht zu befürchten, daß in den negativ betroffenen Kommunen und Regionen nicht so sehr ein massiver Abwanderungsprozeß einsetzt, sondern ein Prozeß der Resignation, der Lethargie und des Abfindens mit den Verhältnissen. Damit gehen Kräfte verloren, die einen Beitrag zur wirtschaftlichen und gesellschaftlichen Entwicklung der Bundesrepublik in den achtziger Jahren leisten könnten.

Ich möchte in diesem Zusammenhang nochmals auf die Raumordnungsprognose 1990 eingehen[19]). Eine Überprüfung dieser Prognose für die Region Trier hat ergeben, daß das in Zeiten der Vollbeschäftigung für die interregionale Wanderungsprognose entwickelte Gleichgewichtsmodell regionaler Arbeitsmärkte für die kommenden Jahre zu irreführenden Ergebnissen und damit zum *Ausweis einer falschen regionalpolitischen Problemlage* führt[20]). Aufgrund des Gleichgewichtsmodells wird nämlich prognostiziert, daß der Regionstyp des ländlichen, industriell wenig entwickelten Raumes bei unveränderter Politik bis 1990 gravierende Bevölkerungsverluste durch Abwanderungen hinnehmen muß.

Nach Überprüfung der Ursachen des erwarteten Arbeitsmarktungleichgewichtes ergibt sich jedoch keineswegs eine massive Abwanderung von Familien als die wahrscheinlichste Folge. Es ist vielmehr damit zu rechnen, daß die Arbeitsplatzdefizite dazu führen, daß vor allem Frauen zur Nichterwerbstätigkeit gezwungen werden, daß die Jugendlichen nicht ihren Berufswünschen entsprechende Ausbildungen und Tätigkeiten aufnehmen, daß Erwerbspersonen in der Landwirtschaft verbleiben und daß niedrigere Einkommensniveaus akzeptiert werden. Nur in relativ geringem Umfang ist eine Abwanderung vor allem jüngerer lediger Erwerbspersonen zu erwarten.

Die *regionalpolitische Problemlage* für diesen Regionstyp ist damit differenzierter und weniger spektakulär, als die Raumordnungsprognose erwarten läßt. Diese Problemlage äußert sich weniger in Abwanderungsdefiziten als in *zunehmenden absoluten und relativen Disparitäten* der Chancen der Erwerbstätigkeit und der Einkommenserzielung und den damit verbundenen negativen Erfahrungen der Menschen. Es ist mehr als fraglich, ob die Raumordnungspolitik und die regionale Wirtschaftspolitik mit ihren bisherigen Ansätzen diesen Problemen gerecht werden.

Angesichts der Zementierung der Entscheidungsstrukturen im Planungsausschuß der Gemeinschaftsaufgabe ,,Verbesserung der Wirtschaftsstruktur" sehe ich keine Chance, eine grundlegende Änderung der Konzeption der regionalen Wirtschaftspolitik in absehbarer Zeit durchzusetzen. Die Impulse und Vorgaben müßten also von seiten der Raumordnungspolitik erfolgen.

Die Hindernisse, die dem auf seiten der Raumordnungspolitik entgegenstehen, sind ausführlich untersucht worden[21]), und es sind Lösungsansätze aufgezeigt worden, die ich hier kurz rekapitulieren möchte[22]):

---

[19]) Vgl. Raumordnungsprognose 1990, a. a. O.

[20]) Vgl. dazu ausführlich: SPEHL, H., HEMBACH, K., BACH, W., BROSI, W., a. a. O.

[21]) Vgl. SCHARPF, F. W.: Politischer Immobilismus und ökonomische Krise, Kronberg/Ts., 1977; SCHARPF, F. W., SCHNABEL, F., a. a. O.; ROESLER, K., STÜRMER, W.: Koordinierung in der Raumordnungspolitik, Göttingen 1975; ZIPP, G.: Ziele und Zielfindungsprozesse in der Raumordnungspolitik, Augsburg 1977.

[22]) Vgl. SCHARPF, F. W.: Politische Bedingungen der Wirksamkeit raumordnerischer Steuerungsinstrumente. In: Standort und Stellenwert der Raumordnung. ARL: FuS Bd. 119, 15. Wissenschaftliche Plenarsitzung, Hannover 1977, S. 25 ff.; SCHARPF, F. W., SCHNABEL, F., a. a. O.

- Die der Raumordnung zur Verfügung stehenden Instrumente der Flächensteuerung greifen insbesondere unter den absehbaren Entwicklungsbedingungen nicht.

- Angesichts des umfassenden Anspruchs der Raumordnungspolitik kann sie eine Beteiligung der Fachressorts und damit eine Minimierung der Verbindlichkeit ihrer Planungen nicht abwehren, was zu einer Tendenz zur Abstraktion, Ausklammerung von Zielkonflikten und Flucht in den Optimismus führt.

- Da die Raumordnungspolitik nicht über Finanzmittel verfügt, muß sie versuchen, in Form einer Frühkoordination Einfluß auf die raumwirksamen Maßnahmen der Ressorts und Gebietskörperschaften zu nehmen.

- Eine solche Einflußnahme wird von den anderen Ressorts eher als Behinderung gesehen und führt notwendigerweise zu Konflikten, da die sektorale und die regionale Perspektive häufig nicht übereinstimmen können.

- Da der Raumordnungspolitik zudem eine politisch motivierbare Klientel fehlt, ist ihre Stellung in solchen Prozessen der Frühkoordination schwach.

- Die Raumordnungspolitik ist rein personell nicht in der Lage, sich in sämtliche raumrelevanten Fachplanungen einzuschalten, so daß ihr Vorgehen immer nur punktuell sein kann.

Daraus ergeben sich folgende Vorschläge:

- Die Raumordnungspolitik könnte zu präzisen Aussagen gelangen, wenn sie den Anspruch der Verbindlichkeit aufgibt und damit den Konsensbedarf vermindert. Raumordnungsberichterstattung und Raumordnungsprognosen in regelmäßigen Abständen, eine darauf aufbauende Analyse der Abweichungen der erwarteten Entwicklung von den raumordnungspolitischen Zielen und die Herausarbeitung der wesentlichen regionalen Problemlagen und Aufgabenfelder würden der Raumordnungspolitik erheblich bessere Überzeugungschancen eröffnen.

- Die Raumordnungspolitik könnte versuchen, ihr begrenztes Durchsetzungspotential konzentriert einzusetzen, sich Engpaßbereiche und Engpaßregionen herauszusuchen und für ihre entsprechenden Programme die politische Unterstützung der begünstigten Interessengruppierungen zu mobilisieren.

- Die Raumordnungspolitik könnte versuchen, eventuell mit politischer Unterstützung der interessierten Gruppen, direkte Verfügung über finanzielle Mittel zu erhalten.

Vor diesem Hintergrund möchte ich folgende Vorschläge zur Diskussion stellen:

1. Die Raumordnungspolitik erhält auf der Bundes-, Landes- und Regionalebene die Aufgabe der laufenden Raumordnungsberichterstattung, -diagnose und -prognose in eigener Verantwortung. Sie baut dazu ein Indikatorensystem auf und übernimmt die Aufgabe, die räumliche Entwicklung der Lebensverhältnisse zu überprüfen, zu bilanzieren und über ihre Veränderung zu berichten. Dieses Material wird veröffentlicht und bildet die Basis für die Abstimmung der Fachpolitiken mit der Raumordnungspolitik.

2. Die Raumordnung und Landesplanung auf Bundes- und Landesebene wird mit einem Widerspruchsrecht analog zum Widerspruchsrecht des Finanzministers nach § 26.1. Geschäftsordnung der Bundesregierung ausgestattet[23]). Das würde bedeuten, daß dem jeweiligen Raumordnungsminister in allen *Fragen von raumordnerischer Bedeutung* ein *Widerspruchsrecht* zuständte, dergestalt, daß bei Erhebung des Widerspruchs über die fragliche Angelegenheit in einer weiteren Sitzung des Kabinetts erneut abzustimmen ist. Bei diesem Beschluß kann dann der Widerspruch nur überwunden werden, wenn sich die Mehrheit

---

[23]) Vgl. BÖCKENFÖRDE, E.-W.: Die Organisationsgewalt im Bereich der Regierung, Berlin 1964.

sämtlicher Minister einschließlich des Kanzlers bzw. Ministerpräsidenten gegen den Widerspruch erklärt[24]).

3. Raumordnung, Landesplanung und Regionalplanung erhalten *eigene Finanzmittel* zum schwerpunktmäßigen Einsatz für regionalpolitische Aufgaben. Eine Möglichkeit bestände darin, einen bestimmten Prozentsatz der Haushaltsmittel wichtiger raumwirksamer Fachressorts an die Zustimmung des Raumordnungsressorts zu binden. Das Raumordnungsressort könnte für die Verwendung dieser Mittel Vorschläge machen, bzw. die Fachressorts können ihre eigenen Mittelverwendungsvorstellungen mit dem Raumordnungsministerium abstimmen; der Einsatz wäre jedoch nur im Einvernehmen möglich. Eine solche Lösung wäre ein Anreiz für echte und frühzeitige Koordinierungsprozesse zwischen den Raumordnungsressorts und den Fachressorts. Man könnte auch noch einen Schritt weitergehen und dem Raumordnungsressort eigene Mittel zuweisen. Diese Mittel könnten dann für Schwerpunktaufgaben in eigener Verantwortung oder in Abstimmung mit anderen Fachressorts eingesetzt werden.

Ich bin mir darüber im klaren, daß diese Vorschläge im Widerspruch zu meiner eingangs gemachten Äußerung stehen, daß der räumlichen Komponente der Politik in der Bundesrepublik kein hoher politischer Stellenwert zukommt. Es gibt eine Reihe von Problemen bei der Realisierung: Für die Berichterstattungsfunktion müßte auf allen Ebenen der Raumordnungspolitik in größerem Umfang als bisher Geld und Personal zur Verfügung gestellt werden. Die Ausstattung des Raumordnungsressorts mit einem Widerspruchsrecht verlangt eine hohe Priorität räumlicher Probleme im gesellschaftlichen Bewußtsein und im Bewußtsein der Politiker. Sie beinhaltet ebenso wie der dritte Punkt des Vorschlages die Zustimmung der anderen Ressorts zu ihrer Machteinschränkung und zur Schaffung eines neuen Machtzentrums, und dieses wird zweifelsohne schwierig sein.

Ich muß also einräumen, daß ich auf absehbare Zeit keine großen Chancen für eine so grundlegende Reform der Stellung der Raumordnungspolitik in der Bundesrepublik Deutschland und damit auch für eine bessere Abstimmung zwischen Raumordnungspolitik und Fachpolitiken, insbesondere der regionalen Wirtschaftspolitik, sehe. Ich halte eine Verbesserung der Raumordnungspolitik und in ihrem Gefolge auch der regionalen Wirtschaftspolitik nur dann für möglich, wenn die Entwicklung der räumlichen Disparitäten entgegen den bisherigen Erwartungen politisch so virulent wird, daß sie einen entsprechenden Stellenwert in der gesellschaftlichen und politischen Diskussion erhält. Dann wäre eventuell auch die von mir in drei Punkten zusammengefaßte Lösung realisierbar, die dazu führen würde, daß die regionale Wirtschaftspolitik sich mit einer entsprechend konkreten Raumordnungspolitik abstimmen kann und abstimmen muß.

4. Die Ebene der Regionen ist für die Abstimmung von Raumordnungspolitik und regionaler Wirtschaftspolitik von besonderer Bedeutung

Wenn die These stimmt, daß sich in Auseinandersetzungen zwischen regionaler und sektoraler Perspektive die regional definierten Probleme und Ziele um so eher durchsetzen, je deutlicher die territoriale Dimension in der internen Gliederung des politischen Systems akzentuiert wird[25]), so ist eine wesentliche Voraussetzung für eine konkretere Problemformulierung der Raumordnungspolitik und damit für größere Chancen, die regionale Perspektive bei der Abstimmung mit den Fachpolitiken durchzusetzen, die *Stärkung der regionalen Einheiten* in der Bundesrepublik Deutschland. Sie müssen. m. E. die Grundbausteine für

[25]) Vgl. SCHNABEL, F., SCHARPF, F. W., a. a. O.
[24]) Vgl. ebenda, S. 182.

das vorgeschlagene regionale Berichts-, Diagnose- und Prognosesystem darstellen, sie müssen in die Lage versetzt werden, eigene Vorstellungen für ihre regionsspezifische Entwicklung zu formulieren und bei ihrer Verwirklichung mitzuwirken und so zur Stärkung der regionalen Perspektive der Planung beizutragen.

In einer Forschungsarbeit, die im Rahmen eines größeren Projektes des wissenschaftlichen Beraterkreises der Gesellschaft für Regionale Strukturentwicklung durchgeführt wurde[26]), wurden die Möglichkeiten und Grenzen einer regionalen Entwicklungsplanung sowie einer Erfolgskontrolle der regionalen Wirtschaftspolitik auf der Ebene der Regionen eingehend untersucht. Als Anwendungsbeispiel wurde dabei die Region Trier ausgewählt[27]). Diese Untersuchungen haben den unbefriedigenden Zustand der Regionalplanung voll bestätigt. Eine Fortschreibung der Regionalpläne nach dem bisherigen Muster wird an diesem Zustand nichts ändern, eine Abstimmung zwischen Regionalplanung und regionaler Wirtschaftspolitik auf dieser Ebene findet praktisch nicht statt.

Ich möchte vorschlagen, diesen unbefriedigenden Zustand zu beenden und die Regionen in das hier skizzierte Konzept einer geänderten Raumordnungspolitik einzubauen. Danach werden die Regionen regionale Berichts-, Diagnose- und Prognoseeinheit. Sie stellen im Rahmen der Vorgaben durch Raumordnung und Landesplanung selbständig spezielle Untersuchungen über regionale Entwicklungsengpässe an und suchen nach Ansatzpunkten für ihre zielgerechte Überwindung. Die Regionalplanung ist für diese übergreifenden Aufgaben verantwortlich, sie kann sich dabei der entsprechenden Fachplanungen bedienen, ist dazu aber nicht verpflichtet. Die Regionalplanung ist damit für die Handlungsträger einer gezielten Raumordnungspolitik auf Bundes- und Landesebene sowohl Ansprechpartner als auch Rückmeldestelle und nicht zuletzt Vorschlagsinstanz für spezielle regionale Entwicklungsprogramme. Eine solche Lösung würde die vorgeschlagene Neuorientierung der Raumordnungspolitik auf Bundes- und Landesebene aufnehmen und ihre Realitätsnähe und Wirksamkeit verstärken. Dabei ist es vom Konzept her zunächst unwesentlich, ob die regionale Ebene von den Planungsregionen, den Regierungsbezirken, den Kreisen, zentralörtlichen Verflechtungsbereichen oder Arbeitsmarktregionen gebildet wird. Ich bin allerdings der Ansicht, daß Planungsregionen und administrative Einheiten übereinstimmen müssen und daß somit die Planungsregionen der Länder die adäquate räumliche Einheit bilden und damit zur Grundlage für alle raumrelevanten Politiken werden sollten.

Von der vorgeschlagenen Stärkung der regionalen Ebene erhoffe ich mir folgende Effekte:

1. Der ohnehin stattfindende und sich wahrscheinlich noch verschärfende Wettbewerb der Regionen um private Investitionen und Betriebe sowie öffentliche Investitionen und Finanzmittel erhält einen klareren Rahmen und kann damit wahrscheinlich in geregelterer Form ablaufen.

2. Die Raumordnung des Bundes und die Landesplanungen verfügen in den zu Aktionsräumen erklärten Regionen in der dort ansässigen Bevölkerung, ihren politischen Repräsentanten sowie den dortigen Verbänden und Institutionen über eine politische Klientel, die die Durchsetzung der jeweiligen räumlichen Schwerpunktaufgaben unterstützt.

3. Da die Schlüssigkeit und Attraktivität der von den Regionen entwickelten Konzepte und vorgeschlagenen Entwicklungskampagnen die Mittelverteilung der oberen Ebenen beeinflussen soll und hoffentlich auch wird, besteht für die Regionen sowohl ein Anreiz, realistische Konzeptionen zu entwickeln, als auch ein Zwang zum intraregionalen Kompromiß.

4. Es ist zu erwarten, daß langfristig eine Identifikation der Bevölkerung mit „ihrer Region" erfolgt, die weitere Initiativen freisetzt und zu einer Stärkung der regionalen Perspektive in der Politik der Bundesrepublik beiträgt.

[26]) ABERLE, G., PRIEBE, H., SPEHL, H., ZIMMERMANN, H.: Regionalpolitik im Wandel, Bonn 1981.
[27]) SPEHL, H., HEMBACH, K., BACH, W., BROSI, W., a. a. O.

In dieser Stärkung des regionalen Elements der Raumordnungspolitik sehe ich die einzige Chance, zu differenzierten und an den regionalen komparativen Vorteilen ansetzenden Entwicklungskonzepten für die Regionen zu kommen. Angesichts der Tatsache, daß das interregional verschiebbare Entwicklungspotential vor dem Hintergrund der absehbaren Trends eher stagniert oder noch weiter abnimmt, womit jede regionale Entwicklung weitgehend auf ihr endogenes Potential angewiesen ist, kommt der regionalen Ebene in den kommenden Jahren eine besondere Bedeutung zu.

Ich bin mir der erheblichen Schwierigkeiten, die mit einer solchen Ausgestaltung der Regionalisierung der Raumordnungspolitik und der raumwirksamen Fachpolitiken verbunden sind, durchaus bewußt. Es ist unmöglich, ein solches System in einem Zuge einzuführen. Ich bin daher für ein stufenweises Vorgehen, das mit dem Aufbau eines regionalen Beobachtungs- und Berichtssystems und einer Engpaßanalyse für die Regionalentwicklung beginnen und dann je nach Bewährung und Zustimmung weiterentwickelt werden könnte, bis hin zu einer eigenen politischen Legitimation der regionalen Ebene und ihrer Ausstattung mit eigenen Finanzmitteln. Ich bin nicht der Ansicht, daß durch diesen Vorschlag die jetzt bestehenden Koordinationsprobleme und Konflikte auf vertikaler und horizontaler Ebene beseitigt werden. Ich hoffe jedoch, daß sie stärker als bisher offengelegt werden, daß sie austragbar werden und daß damit die Durchsetzungschancen für die räumliche Perspektive der Politik verbessert werden können.

Auch die regionale Wirtschaftspolitik würde bei einer solchen Stärkung der regionalen Ebene Ansatzpunkte zum Überdenken ihrer eigenen Konzeption finden. Sie müßte nicht mehr eine grundsätzliche Entscheidung darüber treffen, ob sie das Wachstums- oder das Verteilungsziel bevorzugen soll, sondern sie könnte in Abstimmung mit Bundesraumordnung, Landesplanung und Regionalplanung *regionsspezifische Schwerpunkte* setzen und aus ihrer gegenwärtigen Blockierung herauskommen. Sie könnte weiterhin die regionalen Diagnosen, Prognosen und Entwicklungsvorstellungen aufnehmen, überprüfen und hierauf eine sachliche und regionale Differenzierung der Verteilung ihrer Mittel und ihrer Förderpräferenzen gründen.

Es liegt auf der Hand, daß die Entwicklung der letzten Jahre in der Bundesrepublik exakt in die entgegengesetzte Richtung geht. Es findet keine Stärkung der Regionen statt, sondern ihre Entmündigung und ihre Behandlung als ausführende Organe der Landesplanung und der regionalen Wirtschaftspolitik. Damit müssen die regionalen Raumordnungspläne den Charakter von Wunschkatalogen behalten und weiter Spiegelbild eines regionalen Anspruchverhaltens sein. Man mag nun einwenden, daß eine Stärkung der Regionen eher noch zu einer Anspruchsinflation und zu verstärkter Fördermentalität führen könnte und daß der in den regionalen Entscheidungsorganen vorhandene Sachverstand und die Bereitschaft zum Kompromiß bislang nicht sehr ausgeprägt waren. Ich bin allerdings der Meinung, daß diese sicherlich vorhandenen Probleme ihren Grund nicht in der bislang zu starken Stellung der Regionalplanung, sondern in ihrer Schwäche und in ihrer weitgehenden Folgenlosigkeit haben. Ich halte es für falsch, daß die Landesregierungen den Versuch machen, alle großräumigen Verteilungsentscheidungen auf der Ebene der Landesregierungen zu konzentrieren. Nachdem der Bund durch die Gemeinschaftsaufgaben gemäß Artikel 91a GG und die Aufgaben gemäß Artikel 104a GG sowie die zu diesem Bereich ergangene höchstrichterliche Rechtsprechung und schließlich durch das Bundesraumordnungsprogramm an einer räumlichen Schwerpunktbildung seiner Mittelverteilung faktisch gehindert ist und die Regionen als Gesprächspartner und Gegengewichte der Entscheidungen der Landesregierungen zunehmend ausfallen, besteht die Tendenz der räumlichen Steuerung allein durch die Landesregierungen. Gerade diese Landesregierungen, die sich mit Vehemenz gegen eine Einflußnahme des Bundes auf ihre Landesentwicklung wehren, sollten jedoch sehen, daß die Kenntnis der Regionen für die Erledigung dieser Aufgaben zumindest sehr hilfreich ist, wenn man nicht sogar zu dem Ergebnis kommen muß, daß ihre Mitarbeit eine notwendige Voraussetzung für eine Verbesserung der Landesentwicklungspolitik darstellt.

Ich bin der Ansicht, daß eine stärkere Durchsetzung der Interessen der von räumlichen Entwicklungen benachteiligten „Raumopfer" eine notwendige Voraussetzung für die Veränderung der Raumordnungspolitik und der regionalen Wirtschaftspolitik ist[28]). Im Gegensatz zu NASCHOLD bin ich jedoch nicht der Ansicht, daß sich diese Interessen am ehesten in bestimmten gesellschaftlichen Gruppen organisieren lassen. Die Organisation der regionalen Interessen muß vielmehr bei den Regionen ansetzen und in diesen erfolgen[29]). Es ist sicher auch bei diesem Ansatz nicht auszuschließen, daß sich die dicht bevölkerten, wirtschaftlich weit entwickelten, in Umstrukturierungsproblemen befindlichen Regionen gegenüber den dünn besiedelten, schwach industrialisierten ländlichen Regionen im Endeffekt durchsetzen; aber ich sehe auf diesem Weg für die Raumordnungspolitik wie für die regionale Wirtschaftspolitik zumindestens eine Möglichkeit, dem entgegenzuwirken.

---

[28]) Vgl. NASCHOLD, F., a. a. O.
[29]) Vgl. dazu auch FÜRST, D., HESSE, J. J.: Dezentralisierung der Raumordnungspolitik. In: Politische Vierteljahresschrift, 20. Jg., Sonderheft 10/1979, S. 177–194, und „Regionalismus und Regionalpolitik", Informationen zur Raumentwicklung, Heft 5/1980.

Diskussion

Leitung: Professor Dr. Paul Klemmer, Bochum

Diskussionsbericht: Dr. Klaus Weichtmann, Hildesheim

In der Diskussion werden Noés Thesen weitgehend bestätigt und anhand mehrerer Einzelbeispiele verdeutlicht. Insbesondere wird betont, daß der Beitrag der Gemeinschaftsaufgabe ,,Verbesserung der regionalen Wirtschaftsstruktur" an der Strukturförderung recht niedrig sei. Vom Umfang erheblich größere Finanzmittel werden ebenfalls strukturwirksam ausgegeben, aber nicht unter regionalpolitischen, sondern unter fachpolitischen Aspekten. Als Beispiele werden das Ruhrprogramm, das arbeitsmarktpolitische Programm der Bundesregierung und die Technologieförderung angeführt. Diese Mittel seien nur zum geringen Teil in die strukturschwachen, meist ländlichen Gebiete geflossen, vornehmlich jedoch in die Verdichtungsräume. Das raumordnerische Ziel einer Verbesserung der Lebensverhältnisse in den zurückgebliebenen Gebieten könne durch einen solch unkoordinierten Mitteleinsatz nicht erreicht werden. Als Konsequenz sei eine Regionalisierung möglichst vieler, zumindest aber der wichtigsten raumbedeutsamen Ausgaben des Bundes und der Länder zu fordern.

Noé erwidert darauf, daß auch er im Prinzip für eine Regionalisierung der Ausgaben auf Bundesebene sei, betont aber, daß dies nur über längere Zeiträume (z. B. über eine Legislaturperiode) und nur ex-post geleistet werden könne. Vorhandene Ansätze seien im Ergebnis bisher unbefriedigend gewesen, zum einen, weil bestimmte Maßnahmen sich dem nationalen Einfluß weitgehend entziehen (Stichwort: EG-Agrarpolitik), zum anderen, weil die amtliche Statistik kaum in der Lage sei, disaggregierte Zahlen, nach Sektoren gegliedert, bundesweit nach einer Methode zur Verfügung zu stellen.

In der weiteren Diskussion wird darauf hingewiesen, daß eine bessere Abstimmung raumwirksamer Politikbereiche bereits bei den Ressorts anfangen müsse – und hier läge manches im Argen. Noé antwortet darauf, daß sein Haus, das Bundesministerium für Wirtschaft, generell für die Strukturpolitik zuständig sei, und jeder Vorgang innerhalb der Bundesregierung, bei dem eine strukturelle Komponente erkennbar sei, müsse über seinen Tisch laufen. Insofern habe er einen Informationsvorsprung, greife damit aber in das Selbstverständnis anderer Fachressorts ein. Eine wirksame Koordination raumwirksamer Maßnahmen und Programme zwischen den Ressorts scheitere häufig daran, daß diese bei der Vorbereitung ihrer Maßnahmen sehr schweigsam seien und eine wirkungsvolle Ressortabstimmung oft nicht erfolge. Ebenfalls unbefriedigend sei auch die Koordination räumlicher Maßnahmen zwischen den Bundesländern; hier fände Abstimmung häufig nicht statt. Aus diesen und anderen Gründen werde die Gemeinschaftsaufgabe in den Mittelpunkt des Interesses gerückt, denn diese vollziehe sich sehr transparent zwischen dem Bund und den Ländern. Nach Noé ist die Koordinationsfunktion der Gemeinschaftsaufgabe weitgehend intakt, denn es gäbe ein Konzept, das vom Bund und den Ländern gleichermaßen anerkannt sei, und das klare Förderkriterien und bestimmte Auswahlkriterien für Förderorte enthalte. Konterkarierende Effekte seien jedoch durch spezifische Landesförderprogramme außerhalb der Gemeinschaftsaufgabe und vor allem durch die kommunale Wirtschaftsförderung gegeben.

Noé spricht sich aber gegen die Ansicht aus, daß die Raumordnungspolitik als Querschnittaufgabe dann auch vom Bundeswirtschaftsministerium geleistet werden könnte. Dieses könne nur dort koordinieren, wo es einen operationalen Zugriff habe, und das sei die Koordination der Ressorts unter dem Gesichtspunkt gesamtwirtschaftlicher Auswirkungen. Andere raumordnerische oder raumplanerische Bereiche fallen nicht primär in den Aufgabenbereich des Wirtschaftsministers.

In der weiteren Diskussion wird auf die Ausführungen von HINRICHS vom Vormittag eingegangen. Dieser hatte ausgeführt, daß anhand bestimmter Indikatoren im Bereich des Wohnungswesens Defizite ermittelt worden seien mit der Konsequenz, daß auch in hochverdichteten Gebieten aktives Eingreifen erforderlich sei. Diese Ausführungen könnten dahingehend interpretiert werden, daß die Wohnungsbaupolitik im direkten Konflikt zur regionalen Wirtschaftspolitik stehe, die sich als „Anwalt" der ländlich, schlecht strukturierten Räume verstehe. NOÉ erwidert darauf, daß die regionale Wirtschaftspolitik sich nicht nur als Anwalt ländlicher Räume, sondern gleichermaßen als Anwalt für die Räume verstehe, die vom Strukturwandel besonders betroffen seien, wie das nördliche Ruhrgebiet, Teile des Münsterlandes oder das Saarland. Im übrigen seien Versuche des BMBau vor einigen Jahren gescheitert, ein regionalisiertes Wohnungsbauprogramm zu erstellen. Die Gründe waren darin zu suchen, daß einerseits der Bund keinen Einfluß auf die regionale Verteilung der Mittel nehmen konnte, andererseits war eine einheitliche Typisierung der Regionen durch die Länder nicht möglich.

Anschließend wird noch kurz auf die raumwirksamen Maßnahmenbereiche Mittelstandsförderung und Innovationsförderung eingegangen. Als Beispiel für die enge Verflechtung zwischen der regionalen Wirtschaftsförderung und der Mittelstandsförderung wird darauf hingewiesen, daß beide Programme vom Bundeswirtschaftsminister ausgehen, dennoch aber unabhängig nebeneinander stehen, weil Mittelstandsförderung auch Ländersache sei. Die fehlende Koordination könne zu regionalpolitisch unerwünschten Wirkungen führen. Ähnlich verhalte es sich mit der Innovationsförderung, die als Forschungs- und Technologieförderung zum Aufgabengebiet des Bundesministers für Forschung und Technologie gehöre. Die dort eingesetzten Mittel fließen zum größten Teil in die Unternehmen, die über ausreichende Innovationspotentiale verfügen, und diese Unternehmen haben ihren Sitz überwiegend in den Verdichtungsräumen. Also fließen auch diese Mittel in regionalpolitisch nicht förderwürdige Regionen. NOÉ nimmt hierzu Stellung und verweist auf die Zuständigkeit der Länder bei der Vergabe der Mittel. Der Bund habe kaum Einflußmöglichkeiten. Gegebenenfalls könnte über die vom Bundeswirtschaftsminister verwalteten Personalkostenzuschüsse Einfluß auf die Mittelvergabe ausgeübt werden.

Abschließend gibt NOÉ eine Einschätzung der Effizienz der Strukturpolitik in den nächsten Jahren. Unterstelle man die jüngsten Prognosen, die in den nächsten Jahren ein sehr niedriges Wirtschaftswachstum voraussagen, als richtig, dann werde auch die Strukturpolitik schwieriger. Eine bemerkenswerte Umverteilung von Investitionen werde nicht stattfinden, die Förderung des ländlichen Raumes zu Lasten der Verdichtungsräume werde noch schwieriger werden. Allerdings sieht NOÉ ein Element, das diesem Trend eventuell entgegensteht, nämlich die Vorteile von kleineren Städten als Schwerpunktorte. Diese hätten u. U. Vorteile, die sich in Form von Fühlungsvorteilen äußern könnten (gute Kontakte zwischen Verwaltung und Unternehmer, bessere Abstimmungsmöglichkeiten, weniger schwerfällige Verwaltung usw.). Es bleibe zu hoffen, daß gerade die Unternehmen zunehmend diese Vorteile in ihre Standortentscheidungen bzw. Investitionsentscheidungen einbeziehen.

In der Diskussion des Referates OETTINGER werden nacheinander die von ihm formulierten Anforderungen an die Raumordnungspolitik und die Anforderungen an die regionale Wirtschaftspolitik durchleuchtet:

Zu den beiden ersten Anforderungen an die Raumordnung: Die von der Raumordnung entwickelten Gebietskategorien sollten so plausibel sein und so rechtzeitig ausgewiesen werden, daß sie von den Fachplanern übernommen werden können, und die regionale Wirtschaftspolitik soll durch konkrete Aussagen in den regionalen Raumordnungsprogrammen Orientierungsdaten erhalten. Hierzu wird festgestellt, daß die bisherigen 38 Gebietseinheiten des BROP im Zuschnitt zu groß waren und deshalb bei der Fortschreibung auch eine Erweiterung auf 75 Regionen geplant sei. Eine Koordination mit dem Gebietszuschnitt der Gemeinschaftsaufgabe (GA) sei jedoch nicht zu erreichen gewesen, denn der GA waren auf der Diagnoseebene, d. h. Feststellung der Situation in den Regionen, die Gebietsregionen des BROP zu ungenau bzw. zu wenig informativ. Deshalb versuchte die regionale Wirtschaftspolitik durch einen anders gewählten Zuschnitt eine bessere Informationsbasis zu erhalten. Dagegen sei nicht zu verkennen, daß im BROP ein normativer Gestaltungswille zum Ausdruck komme, auf dem weitere Planungen basieren könnten. Allerdings sollte dieser normative Gestaltungswille nicht so im Vordergrund stehen, daß die planerischen und instrumentellen Notwendigkeiten zu sehr in den Hintergrund geraten, denn gerade die Regionalisierungsdiskussion müsse von praktischen Überlegungen geleitet werden.

OETTINGER stimmt diesen Ausführungen zwar zu, weist aber auf ein Mißverständnis hin: Er habe in seinen Überlegungen nicht die Gebietseinheiten des BROP gemeint, sondern die von der MKRO vor Jahren vorgenommene Unterteilung in Verdichtungsgebiete, in Ordnungsräume und Entwicklungsgebiete. Diese Unterteilung sei durch die GA-Gebiete überrollt worden. Im Endeffekt wolle die Raumordnung eine bestimmte Siedlungsstruktur kreieren, die eigentlich nicht anders aussehen dürfte als die von der regionalen Wirtschaftspolitik geförderte Strukturentwicklung, da im normativen Bereich kaum Unterschiede zwischen diesen beiden Fachpolitiken festzustellen seien. Es sei unverständlich, daß diese Gemeinsamkeiten bei der Formulierung der Gebietszuschnitte nicht stärker herausgehoben und berücksichtigt werden.

In der Diskussion zur dritten Anforderung an die Raumordnung, der Problematik der Gewerbesteuer und dem durch sie mit verursachten Konkurrenzkampf der Gemeinden um Gewerbe- und Industrieansiedlung, wird die Frage der Abschaffung oder veränderten Ausgestaltung der Gewerbesteuer erörtert. Es werden große Bedenken geäußert, die Gemeinden vom Gewerbesteueraufkommen unabhängig zu machen, denn es sei zu befürchten, daß damit das Eigeninteresse der Gemeinden an der Wirtschaftstätigkeit in ihren Grenzen abnehme. Dies würde zu unerwünschten gesamtwirtschaftlichen Auswirkungen führen und die Leistungsfähigkeit und -bereitschaft der Wirtschaft schwächen. Auch irgendwelche Ausgleichsmechanismen seien keine gute Lösung, denn es sei zu befürchten, daß die verteilten Gelder dann wenig effizient verwendet würden bzw. in andere Verwendungen fließen würden, ohne daß die ordnungspolitischen Ziele erreicht würden.

Ferner wird in der weiteren Diskussion darauf hingewiesen, daß bisher in der Raumordnungspolitik und in der regionalen Wirtschaftspolitik die Ausgabenseite zu sehr betont wurde, dagegen die Einnahmen und davon ausgehende Wohlfahrtsunterschiede zu wenig Beachtung fanden. Hier sollte intensiv nachgedacht werden, ob von der kommunalen Einnahmenseite nicht stärkere Anreizeffekte für die Wirtschaftsförderung ausgehen könnten.

Anschließend werden OETTINGERS Anforderungen der Raumordnung an die regionale Wirtschaftspolitik erörtert: Zur Frage der Bereitschaft der regionalen Wirtschaftspolitik, bei der Auswahl von Kriterien und bei Abgrenzungsfragen die Raumordnungspolitik zu unterstützen, wird bemerkt, daß die Kriterien der GA weitgehend festgelegt seien und eine Ausnahme lediglich das im Gespräch befindliche neue Kriterium, die durchschnittliche Arbeitslosenquote der letzten fünf Jahre, sei. Bei diesem Indikator könnten Verzerrungen z. B. durch die regional unterschiedlich auftretende Häufigkeit der Mitarbeit von Familienangehörigen (versteckte Arbeitslosigkeit) oder die Sozialplanarbeitslosigkeit auftreten. Dieser Indikator müßte noch intensiv ausdiskutiert werden, damit regionale Ungerechtigkeiten weitgehend vermieden werden. Hierzu wird eingewandt, daß die Regionen oder deren Planungsgemeinschaften kaum Möglichkeiten der Einflußnahme auf die Indikatoren der GA haben, denn es handle sich hierbei weitgehend um eine Bundeszuständigkeit. Daraus könne geschlossen werden, wenn schon innerhalb der Diskussion zur GA eine Abstimmung sehr schwierig sei, wie problematisch erst eine Abstimmung mit den Kriterien der Raumordnung sein würde.

Zur Anforderung, welche Antworten die regionale Wirtschaftspolitik der Raumordnung auf die veränderten Verhaltensweisen und Bedingungen der Wirtschaft geben könnte, wird zunächst auf die Förderung der vorhandenen Potentiale einer Region hingewiesen. Diese müßten wieder stärker ins Bewußtsein gerückt werden. Da aber Zuwächse in Zukunft kaum mehr zu erwarten sind, erhebe sich die Frage, ob es sinnvoll sei, nur wenige Schwerpunktorte innerhalb einer Region zu fördern bzw. Potentiale anderer Gemeinden nicht zu fördern. Diese Frage wird kontrovers diskutiert. Die Auffassungen reichen von Befürwortung einer gezielten Schwerpunktförderung mit Konzentration auf wenige Förderorte, die zudem noch Entwicklungsvoraussetzungen mitbringen, bis hin zur möglichst breiten Förderung vieler kleiner Förderorte, da gerade diese zunehmend für Unternehmen attraktiver werden.

Ferner wird die Gefahr gesehen, daß die Innovationspolitik nur die Zentren und Agglomerationen begünstigt, denn Innovationspolitik werde dort betrieben, wo Potentiale vorhanden seien; man könne Potentiale nicht für irgendwelche Gebiete reservieren. Als Kriterien, die Innovationen in strukturschwachen Gebieten häufig erschweren, werden genannt:

a) die kleine Betriebsgröße,

b) fehlende personelle Forschungskapazitäten,

c) das fehlende Risikokapital der Unternehmen.

So hätten gerade kleine und mittlere Unternehmen aufgrund fehlender personeller Kapazitäten Schwächen im Management, die sie durch freie Berater, durch das RKW (Rationalisierungskuratorium der deutschen Wirtschaft, d. V.) und andere Beratungsstellen wie die IHK'n zu kompensieren versuchten. Vielleicht könnte die regionale Wirtschaftspolitik gerade diese Betriebsberatung fördern?

Noé erwiderte darauf, daß dies mehr ein Problem der Mittelstandsförderung sei, die primär Ländersache sei. Für den Bund sehe er kein geeignetes Programm, das hierzu passen würde. Dagegen seien Überlegungen seitens des Bundes im Gange, im Rahmen der GA gerade den mittelständischen Unternehmen durch die Förderung von Management-, Forschungs- und Entwicklungsarbeitsplätzen zu helfen.

Zur Anforderung: Sollte die regionale Wirtschaftspolitik das Schwergewicht ihrer Förderung auf die kaufmännische, technische und innovationsfördernde Betriebsberatung verlagern? Oettinger konkretisiert diese Anforderung: Wenn es in den nächsten Jahren keine nennenswerten Neuansiedlungen mehr in strukturschwachen Gebieten gibt, welche Möglichkeiten hat die regionale Wirtschaftspolitik, die bestehenden Unternehmen zu fördern, so daß sie leistungsfähiger werden, expandieren und damit positive regionale Effekte hervorrufen? Im übrigen seien die Zeiten der großen Neuansiedlungen zwar vorbei, aber es gäbe dennoch Entwicklungspotentiale, die förderwürdig seien. Dies sind Erweiterungs- und Rationalisierungsinvestitionen in den Regionen, denn die Bestandspflege dürfe nicht vergessen werden. Aber keinesfalls sollte sich das Prinzip durchsetzen, daß diese Betriebe auf jeden Fall zu subventionieren seien, weil sie zufällig da sind.

Klemmer weist auf das Spezialproblem klassischer Industriegebiete hin, vor allem wenn dort eine Gemengelage vorherrsche. Dort könnten Betriebe häufig am Standort nicht erweitern, das bedeute Verlagerung an die Peripherie des Zentrums oder Verlagerung in Nachbargemeinden. Diesem Aspekt sei in der GA bisher zu wenig Aufmerksamkeit zuteil geworden, denn man fürchte, daß sich dann Kommunen untereinander noch mehr Konkurrenz machen und dabei auch noch von der regionalen Wirtschaftspolitik unterstützt würden. Dieser Aspekt sollte dennoch unter gesamtwirtschaftlichem Blickpunkt intensiver erörtert werden.

OETTINGER weist darauf hin, daß es in Hessen sogen. Entlastungsorte gibt, die zwar einerseits von starker Wohnbautätigkeit geprägt seien, andererseits raumordnerisch und regionalpolitisch für die Ansiedlung solcher Unternehmen gefördert werden, die aus dem Ballungszentrum abwandern. Durch die Verquickung von Wohnstätten und Gewerbe bzw. Industrie könnten Pendelwege verkürzt werden.

Auf die von OETTINGER im Referat formulierte Frage, ob die Investitionssumme zur Bemessung der Starthilfen noch die richtige Meßgröße sei oder damit nur Rationalisierungsanstrengungen unternommen würden, um möglichst niedrige Produktionskosten zu erzielen, wird festgestellt, daß einerseits Arbeitsplätze verstärkt freigesetzt würden, andererseits sei dies ein Wettlauf um billigere Produkte. Dies gehe auf Kosten der Innovation, und das Ziel der Förderung höherwertiger Produkte oder Verfahren werde in den Hintergrund gedrängt.

Auf diese Äußerung wird entgegnet, daß Rationalisierung nicht bedeutet, daß der output konstant gehalten wird, sondern oft seien damit ein Erweiterungseffekt und Qualitätsverbesserung verbunden. Von einem Arbeitsplatzvernichtungseffekt könne man nicht in jedem Fall sprechen. Im übrigen müsse die Neuansiedlung von der Erweiterung dadurch getrennt werden, daß sich das Prinzip durchsetzt, Erweiterungsinvestitionen im gesamten Aktionsgebiet zu fördern, Neuansiedlungen dagegen auf ausgewählte Schwerpunktorte zu beschränken.

Zur Anforderung: Was kann die regionale Wirtschaftspolitik der Raumordnung an fachlicher Beratung auf energiepolitischem Gebiet für Gebiete mit dünner Besiedlung als Alternative anbieten? In der Diskussion wird darauf verwiesen, daß Verdichtungsgebiete z. B. die Möglichkeit der Inanspruchnahme von Fernwärme oder Gasanschluß hätten, was auf dem Land nicht immer gegeben sei. Standorte von Energiegewinnungsanlagen befänden sich häufig im ländlichen Raum, dort aber seien die Verbrauchskosten aufgrund energiewirtschaftlicher Überlegungen der Energieunternehmen oft höher als im Verdichtungsgebiet. NOÉ erwidert darauf, daß der Bund ein Folgeprogramm zum Ausbau von Fernwärme und Fernwärmeschienen vorgeschlagen hatte, was dem ländlichen Raum zugute kommen sollte. Dieses Programm scheiterte, weil sich einige wenige Bundesländer an den Kosten nicht beteiligen wollten.

Zur nächsten Anforderung: Was bietet die regionale Wirtschaftspolitik als Alternative zu dem durch die Ölverknappung teurer gewordenen Straßentransport für die in dünn besiedelten Regionen ansässigen Unternehmen? OETTINGER stellt klar, daß er mit dieser Anforderung nicht in Richtung Frachthilfe argumentieren wollte. Das Problem dünn besiedelter Gebiete sei, daß bestimmte Transporte nicht über Massenverkehrsmittel wie die DB abgewickelt werden können, sondern auf die Straße angewiesen sind. Nachteile seien durch die enorme Verteuerung des Mineralöls entstanden, während z. B. Strom eine erheblich geringere Verteuerungsrate aufweist. Dieses Problem muß gemeinsam von Landesentwicklern und regionalen Wirtschaftspolitikern erarbeitet werden. Hier sei speziell der Bundesraumordnungsminister angesprochen, der seine Interessen gegenüber dem Verkehrsminister und der DB durchsetzen müßte.

Zur letzten Anforderung: Wann werden die „Hausnummern" (z. B. Arbeitsplatzziele) in den einzelnen Aktionsprogrammen endlich mit der Raumordnung abgestimmt und durch einigermaßen begründbare Größen ersetzt? In der Diskussion wird betont, daß es Ziel der Regionalpolitik von Anfang an war, diese rechenbar zu machen. So sollten auch Arbeitsplätze rechenbar gemacht werden. Fener seien die GA-Mittel bzw. vorher schon die Mittel aus dem Bundesausbauprogramm auf die einzelnen Länder quotiert worden. Diese Quoten blieben bis heute unverändert. Da diese an die Arbeitsplätze geknüpft werden, habe jedes Bundesland ein Interesse, möglichst viele Arbeitsplätze auszuweisen, damit entsprechend die Mittel erlangt werden. Deshalb war man mit dem statistischen Ausweis von Arbeitsplätzen überall recht großzügig.

Das Referat SPEHL konnte aus Zeitgründen nur noch andiskutiert werden. Die Diskussion setzte an SPEHLS These: Eine Abstimmung zwischen Raumordnungspolitik und regionaler Wirtschaftspolitik ist erforderlich und möglich, sofern eine Änderung der Raumordnungspolitik gelingt, da die regionale Wirtschaftspolitik hierzu nicht in der Lage ist.

Ein Diskussionsteilnehmer geht auf die Abstimmungsprobleme zwischen Regionalplanung und regionaler Wirtschaftspolitik ein und führt aus, daß „Abstimmungschancen" zwischen diesen beiden Bereichen nahezu nicht bestehen. Werden in Regionalplänen realistische Prognosen und Entwicklungsziele formuliert, dann komme die regionale Wirtschaftspolitik und sagt, daß dies nicht gehe, denn wir haben Angst um unsere zugeteilten Mittel, die dann reduziert werden, wenn die zugrunde gelegten Indikatoren rückläufig sind (z. B. Arbeitsplatzentwicklungsprognose). Jedes Bundesland und jede Region sei darauf bedacht, auch bei abnehmenden Entwicklungspotentialen den Bestand an Fördermitteln mindestens zu halten, wenn nicht zu vermehren.

Auch von anderer Seite wird diesen Äußerungen zugestimmt; denn es wäre ein unhaltbarer Zustand, wenn die Raumordnung der regionalen Wirtschaftspolitik vorschreiben würde, wie viele Mittel in die und die Region zu fließen haben. Der bisherige Zustand, daß die Raumordnung und Landesplanung ihre Programme und Pläne fachübergreifend erstellen und damit den Fachressorts ein Hilfsmittel für ihre eigenen Planungen zur Verfügung stellen, sei erheblich besser, zumindest auf Landes- und Regionalebene, als eine Neuorganisation der Ressorts, die im übrigen auch am Ressortegoismus scheitern würde. Die eigentlichen Probleme der Gemeinschaftsaufgabe und der Regionalpolitik lägen auf anderem Gebiet, nämlich beim ständigen Wachsen der Landesförderung außerhalb der GA und bei der Förderung auf kommunaler Ebene.

Vom Mittelaufkommen wird in den Bundesländern jeweils ein Vielfaches der GA-Mittel strukturwirksam ausgegeben. Das Problem sei deshalb, eine höhere Effizienz in der Verteilung der Mittel zu erreichen. Ein weiteres Problem mangelnder Effizienz sei durch die Handhabung der Investitionszulage mit der GA-Förderung gegeben. Vielfach können beide Fördertöpfe gleichzeitig in Anspruch genommen werden; der zu erwartende Struktureffekt bleibe aber in vielen Fällen aus. Es könne auch nicht Sinn einer Förderung sein, wenn Fördermittel nur „mitgenommen" werden, ohne daß die gewollten Effekte eintreten. Gegen den Vorwurf der mangelnden Koordinierung von Landesplanung und Regionalpolitik wendet sich ein anderer Diskussionsteilnehmer und weist auf das Bundesland Rheinland-Pfalz hin. Nach Untersuchungen der Landesregierung wurde festgestellt, daß zu mehr als 95% die Mittelbereiche bzw. Aggregate aus Mittelbereichen mit den Arbeitsmarktregionen der GA übereinstimmen. Ähnliches werde für Erholungsräume angestrebt.

Aus der Sicht eines Praktikers der Regionalplanung wird anschließend zu dem Vorwurf Stellung genommen, Regionalplanung sei eine Verhinderungsplanung, die keine positiven Impulse zu setzen vermag, sondern nur engstirnig auf die Grenzen des eigenen Planungsgebiets fixiert sei. Dies sei in der Vergangenheit aus politischen Gründen zwar der Fall gewesen, deshalb seien die Vorschläge von SPEHL, die in Richtung räumlicher Entwicklungsplanung auf allen räumlichen Planungsebenen laufen, zu begrüßen. Im übrigen sollte man aber in der öffentlichen Diskussion nicht immer so tun, als wenn zwischen den Ressorts Einigkeit bestehe. Wenn die Regionalplanung anderer Meinung sei als irgendeine Fachplanung, dann sollte sie es auch sagen und sich nicht politisch reglementieren lassen. Dies diene der politischen Glaubwürdigkeit. Darauf wird erwidert, daß sich viele Planer etwas darauf einbilden, wenn sie bestimmte Entwicklungen in Verdichtungsräumen verhindern können. Der Raumplaner könne sich darüber freuen, dient es doch der Stärkung seines Selbstbewußtseins. Die vermehrte Stärkung dieses Selbstbewußtseins würde der Raumordnung, Landes- und Regionalplanung guttun. Ihr Stellenwert in der Ressortabstimmung sei vielfach gar nicht niedrig, es gehe vielmehr darum, die Argumente für die zu treffenden Planungen überzeugend zu verkaufen. Auf die Ausführungen von SPEHL eingehend, wird betont, daß die

Instrumente der Raumordnung sehr gut greifen könnten, denn die regionalen Raumordnungsprogramme müßten aus den landesplanerischen Vorgaben entwickelt werden und diese differenzieren. Diese Programme sind dann von den Fachpolitiken zu berücksichtigen. Vielleicht könnte die Position der räumlichen Planung aber noch verstärkt werden, wenn dem für Raumordnung zuständigen Ressortchef eine Art Vetorecht eingeräumt würde, wie es ähnlich der Finanz- und der Umweltchef habe, etwa in dem Sinn: Diese Maßnahme ist mit der Raumordnung verträglich.

Abschließend wird darauf hingewiesen, daß es für die Raumordnung wenig Sinn hätte, verlorenen „Schlachten" nachzutrauern. Wenn sich z. B. Nahbereiche nicht zu Mittelbereichen addieren lassen und Mittelbereiche zu Landkreisen und Landkreise zu einer Planungsregion, dann müsse man dies hinnehmen, weil es in der Gebietsreform nicht durchsetzbar war. Augenmerk sollte vielmehr auf die Bereiche des Planens gelegt werden, die Planungsmöglichkeiten noch offenlassen.

Sektion III: Agrarpolitik und Raumordnung

Diskussion

Leitung: Professor Dr. Karl-Friedrich Schreiber, Münster

Diskussionsbericht: Dr. Volker Wille, Hannover

Die Sektion III behandelte unter dem Rahmenthema „Räumliche Planung in der Bewährung – Integrationsaufgaben, Verwirklichung, Perspektiven" Problemkreise zwischen Agrarpolitik und Raumordnung. Im Mittelpunkt standen die Themenkomplexe:

1. Koordination der Zielaussagen
2. Raumbedeutsamkeit der Markt- und Preispolitik
3. Koordination der Strukturpolitik

Die Fragen wurden diesmal in der Form eines Podiumsgespräches mit zeitweiliger Einbeziehung des Plenums unter dem Vorsitz von Prof. Dr. K.-F. Schreiber, Münster, erörtert. Die Podiumssprecher bildeten drei Gruppen aus

Fragenden: Professor Dr. K. Ganser, Bonn
Professor Dr. W. Henrichsmeyer, Bonn
Dr. Bauer, Bonn
Professor Dr. H. Kiemstedt, Hannover

Befragten: Ministerialdirektor Dr. K. Eisenkrämer, Bonn
Ltd. Ministerialrat Dr. A. Helbig, München
Ltd. Ministerialrat Dr. W. Kirchhoff, Hannover
Ltd. Ministerialrat Dr. J. Masuhr, Hannover
Ministerialdirigent A. Schuh, München

Beurteilenden: Dr. E. Ewringmann, Köln
Professor Dr. K. H. Hübler, Berlin
Professor Dr. G. Kaule, Stuttgart

1. Koordinaten der Zielaussagen

Fragen*):

Welche regionalisierten Aussagen befinden sich in den gesetzlichen und programmatischen Grundlagen zum einen in der Landwirtschaftsplanung, zum anderen in der Agrarfachplanung? Gibt es differenzierte Festlegungen über Regionen mit unterschiedlichen landwirtschaftlichen und außerlandwirtschaftlichen Bedingungen wie etwa differenzierte Aussagen für Ordnungsräume oder sinngemäße Räume?

Hat sich in jüngster Zeit an den Konfliktfeldern im Bereich der Agrarpolitik und Regionalpolitik einiges zugespitzt? Welche Konsequenzen ergeben sich durch die veränderten Rahmenbedingungen gesamtwirtschaftlicher Art aus abschwächendem Wachstum, und wie wirken sich die Arbeitsmarktprobleme in der Agrarpolitik aus?

Können Entwicklungsprobleme unseres Lebensraumes mit möglichst groben Angaben und möglichst pauschalen Zielsetzungen, wie z. B. im niedersächsischen Landesraumordnungsprogramm, gelöst bzw. gesteuert werden? Verlagert man nicht durch Pauschalität der

---

*) Die Fragen und Antworten sind gekürzt wiedergegeben.

Angaben die dahinter liegenden Zielkonflikte auf die nächst tieferliegende Planungsebene? Muß nicht deshalb auch im Interesse der Agrarplanung stärker differenziert werden?

Antworten:

Bayern verfügt über ein Landesentwicklungsprogramm, das Aussagen zum Bereich der Landwirtschaft macht, einmal grundsätzlich für das ganze Land und zum anderen auch für Regionen. Die grundsätzlichen Aussagen lassen viel Spielraum, jedoch nicht soweit, daß sie z. B. mit den agrarpolitischen Weichenstellungen der Europäischen Gemeinschaft in jedem Fall übereinstimmen. Insbesondere weichen die regionalbezogenen Aussagen des Landesentwicklungsprogramms davon ab. Im Rahmen der Fachplanung gibt es zur Zeit noch keine detaillierten Aussagen.

In dem Augenblick, in dem Aussagen, sei es im Landesentwicklungsprogramm, sei es in der Fachplanung, konkret oder genauer, also finanzwirksam werden, stößt man im politischen Raum auf größte Schwierigkeiten. Entscheidungen fallen schwer.

Der Entwicklungsspielraum der Landwirtschaft ist enger geworden. Nicht alle Betriebe sind heute in der Lage, den Anpassungsprozeß zu überstehen. Die Nebenerwerbslandwirtschaft wird zunehmen. Die Regionen sind von diesem Strukturwandel unterschiedlich betroffen. Damit wird eine regional unterschiedliche Betrachtung notwendig, wenn man die begrenzten Mittel möglichst wirkungsvoll einsetzen will.

Die vorbereitende Weichenstellung für eine Mittelverteilung ist im Gang. Dazu gehört z. B. die Festlegung und Abgrenzung der benachteiligten Gebiete wie Zonenrandgebiete, Bergbauerngebiete u. a., die eine besondere Förderung erhalten. Ergänzend sind die Bergbauernprogramme Ost-, Nordostbayern und Bayerischer Wald als erste Ansätze zu einer weiterführenden Regionalisierung der Förderung anzusehen.

Das Gesetz über die Gemeinschaftsaufgabe der Länder führt Gebote zur räumlichen Schwerpunktbildung auf. Regionalisierte Aussagen enthält das bayerische Entwicklungsprogramm im Teil D, wo für die verschiedenen Fachbereiche (Flurbereinigung, Betriebsstruktur, Wegebau, Vermarktung u. v. m.) jeder Region auf der Grundlage der allgemeinen mittelfristigen Finanzplanung genau gesagt wird, wieviel Mittel bereitgestellt werden können.

Es bleibt eine Frage, ob in Programmen und Plänen dieser Art allzu konkret festgelegt werden kann und soll, weil es durch die Raumordnung Konflikte vorweg entscheidet, die möglicherweise in dieser Art gar nicht gelöst werden dürfen, wenn sich die Voraussetzungen ganz anders entwickeln.

Im Entwurf des niedersächsischen Raumordnungsprogramms wird erstmals versucht, Gebiete mit besonderer Bedeutung, wie z. B. die Landwirtschaftsfunktion, hervorzuheben. Das heißt, daß dort vorrangig auf die landwirtschaftlichen Belange Rücksicht zu nehmen ist. Die erstmalige Gesetzlegung ist etwas problematisch, weil es an Aussagen, was man in dem einen oder anderen Gebiet eigentlich tun kann, noch mangelt. Es sind noch Arbeiten zu vergeben, die die angesprochenen Ordnungsräume mit Inhalt füllen sollen. In diesen Gebieten mit besonderer Bedeutung sind Vorränge festgelegt, wie z. B. ökologischer Vorrang. Durch das Programm ist also eine Unterscheidung von Räumen möglich. Diese pauschalierte Vorgabe ist in der Regionalplanung zu konkretisieren – die Konkretisierungsebene in Niedersachsen ist bei den Kreisen angesiedelt – und durch Ortsnähe zu füllen.

Zu dem Landesentwicklungsprogramm gibt es die Agrarstrukturentwicklungspläne. Die regionalen Agrarentwicklungspläne beinhalten allgemeine Zielvorstellungen über die räumlichen Schwerpunkte und setzen Prioritäten. Die Situation in der Landwirtschaft spitzt sich zu; denn die landwirtschaftliche Wertschöpfung hat in den 70er Jahren stagniert, dies trotz enormer Produktionssteigerungen und bei beträchtlichen Preisanhebungen. Die Abwanderung aus der Landwirtschaft in der ersten Hälfte der 70er Jahre ließ eine Pro-Kopf-Einkommenssteigerung anfangs noch zu.

Diese allgemeine Feststellung gilt nicht für alle Betriebe, alle Märkte und Bereiche. Ein empfindlicher Bereich ist der Milchmarkt. Die Bundesrepublik hat einen Selbstversorgungsgrad von 118%. Eine Veränderung im Milchmarkt trifft beispielsweise die Grünlandbetriebe der Mittelgebirge besonders, da dort kaum Alternativen vorhanden sind. Ein Lösungsansatz könnte in der Verlagerung der Milchproduktion aus Gebieten mit Produktionsalternativen in solche Räume zu sehen sein. Etwa 10% der Fläche des Bundesgebietes unterliegen dem Bergbauernprogramm, das für milchviehhaltende Betriebe Ausgleichszulagen vorsieht. Für etwa 30% der Fläche des Bundesgebietes gibt es eine Investitionsförderung. In benachteiligten Gebieten können Freibeträge beansprucht werden. Außerdem gibt es eine Mitverantwortungsabgabe, die Landwirte mit Milcherzeugung zahlen müssen. Die Mitverantwortungsabgabe wird in den nächsten Jahren aller Voraussicht nach erhöht, und zwar unterschiedlich nach den Regionen.

Fragen:

Es ist nicht leicht, Aussagen für den Bereich der Landwirtschaft aus den Programmen herauszufiltrieren. Aber reichen sinngemäße Aussagen für die Zukunft aus, wie z. B. in Gebieten, in denen es künftig Schwierigkeiten bereitet, außerlandwirtschaftliche Erwerbsmöglichkeiten zu schaffen? Was ist einem allzu schnellen Strukturwandel in der Landwirtschaft entgegenzusetzen? Besteht nicht in regionalisierten Aussagen des niedersächsischen Landesentwicklungsprogramms ein erheblicher Widerspruch, wenn es sinngemäß heißt: die lebensfähigen Betriebe sind in der Region der (dünn besiedelten, vorwiegend agrarisch geprägten) Norddeutschen Ebene zu erhalten und zu entwickeln – es sind im wesentlichen die Räume Hannover, Braunschweig und Hamburg –, und andere raumbeanspruchende Maßnahmen sind in Gebieten mit besonderer Bedeutung für die Landwirtschaft auf das unbedingt notwendige Maß zu beschränken?

Auch in den bayerischen Aussagen läßt sich Ähnliches feststellen: Vor allem in Gebieten mit günstigen Erzeugungsbedingungen sind die strukturellen, ökonomischen und absatzmäßigen Voraussetzungen zu erhalten und fortzuentwickeln, und andererseits die wirtschaftliche und soziale Lage der Bauern in ihren landwirtschaftlichen Problemgebieten, insbesondere in den Mittelgebirgen und benachteiligten Gebieten, zu verbessern. Diese Zielaussagen sind widersprüchlich.

Ist aus der Sicht der Länder heraus geprüft worden, wie man sich betriebliche Entwicklungsmöglichkeiten, betrieblichen Strukturwandel und die Einkommensmöglichkeiten vorstellt, wenn die Arbeitsmarktsituation sich weiter verschlechtert?

Die Landesplanung kann nicht weiter differenzieren, wie eben anklang. Die Agrarplanung will nicht mehr differenzieren, was die Zielkonkurrenz angeht. Gibt es denn nicht die Zielkonkurrenz zwischen den produktions- und einkommensorientierten Zielen und dem anderen Ziel der Landschaftserhaltung und Landschaftspflege? Um es deutlicher zu machen: die Landwirtschaft steht unter einem ökonomischen Zwang, der dahin führt, daß die nassen, feuchten Standorte trockengelegt werden, die trockenen Standorte durch künstliche Bewässerung feuchter gemacht werden; es erfolgt eine Nivellierung auf ein „mittelfeuchtes Niveau". Durch Nährstoffausgleich werden die Standorte auf einen gewissen Eutrophierungsgrad gebracht, der Einsatz chemischer Mittel und rationeller Bewirtschaftungsweisen verdrängt und gefährdet bestimmte Arten der Tier- und Pflanzenwelt. Hier also eine Uniformierung! Um eine Nutzungsdifferenzierung wird man aber nicht herumkommen können.

Antworten:

Die Milchpreispolitik hat sich nicht zielkonform entwickelt. Das Bergbauernprogramm ist korrigiert worden: Fest steht, daß der Abwanderungsprozeß in diesen Regionen unterbunden bzw. reduziert wird und die Landschaft in diesen Gebieten durch die Ausgleichszulage erhalten werden soll. Leider – dies muß man eingestehen – reicht das noch nicht. Wie wollen wir in diesen Gebieten alternative Arbeitsplätze schaffen, eine Frage an die Wirtschaftspolitiker? Wie wollen sie denn die Betriebe in einen Zustand bringen, der die Leute dort hält? Dies berührt auch Gebiete, die als „gesund" anzusehen sind.

Im Zielkonflikt Ökonomie und Naturschutz ist der Konflikt nicht entschieden, die Praxis orientiert sich stärker an der Ökonomie. Bisher steht dem Politiker das einkommenspolitische Hemd näher als der landschaftsschützerische Rock. Beide Dinge vertragen sich nicht gut.

Hier müssen Prioritäten gesehen werden. Diese Zielkonflikte können mit Kompromissen kaum noch ausgeglichen werden. Wir leben nicht isoliert. Wir stehen in einem Verdrängungswettbewerb bei vollen Agrarmärkten. Wenn mehr Kerngebiete im Vergleich zu anderen europäischen Produktionsräumen ins Hintertreffen geraten sind, müssen sie wettbewerbsfähig gemacht werden, ob dies den Naturschützern paßt oder nicht.

Die Landesplanung kann ihre Mitwirkung doch nur immer nach Grundsätzen und allgemeinen Zielen, die ihr vorgegeben sind, vertreten im Rahmen der Beteiligung bei konkreten Flurbereinigungsverfahren und Wasserregulierungen und ähnlichen Maßnahmen.

Bei den vielen nebeneinander bestehenden Zielsetzungen ist man bisher von einem größeren finanziellen Spielraum ausgegangen, als er heute existiert. Es steht noch die Tatsache im Raum, daß die Leute, sofern sie keine gleichwertigen Lebensbedingungen in der Landschaft finden, abwandern. Aber sie werden künftig kaum mehr abwandern können, da sich ihnen draußen keine gleichwertigen Verdienstmöglichkeiten bieten. Sie werden bleiben und die Nachteile in Kauf nehmen. Sollen wir unter solchen Voraussetzungen noch eine Förderpolitik, die auf einen Strukturwandel ausgerichtet ist, betreiben?

Frage:

Welche Konsequenzen haben Agrarpolitik und Agrarplanung aus der immer deutlicher sichtbar werdenden Konfliktsituation zu Umweltschutz, Naturschutz, Umweltpolitik und Energiepolitik gezogen?

Antworten:

Wir haben in drei Gesetzen (Landwirtschaftsgesetz, EG-Vertrag und Gemeinschaftsaufgabengesetz) die Produktivität, den Einkommensaspekt, den Aspekt der Verbesserung der Leistungen u. a. im Vordergrund stehen. Die Zielkonflikte mit der Umwelt sind eklatant. Die Probleme sind zunehmend größer geworden. Es ist sehr schwer, deutliche Prioritäten zu setzen.

Es besteht Einigkeit darüber, daß widersprüchliche Ziele vorhanden sind. Die planende Verwaltung ist sich aber erfreulich einig, im Gegensatz zu den Politikern, bei denen ja nach wie vor noch nichts zu- oder ausgesprochen wird.

2. Raumbedeutsamkeit der Markt- und Preispolitik

Fragen:

Wie sieht es eigentlich mit den marktwirtschaftlichen Steuerungsmöglichkeiten durch Preismechanismen im Bereich der Landwirtschaft aus? Kann man in dem Bereich durch indirekte Anreize im Hinblick auf ökologische und landschaftspflegerische Ziele einiges erwarten? Welche Möglichkeiten gibt es da? Wieweit ist hier der Spielraum? Oder wird vieles darauf hinauslaufen, mit direkten Geboten, Verboten zu operieren, und wie sieht es dort mit Möglichkeiten und Grenzen aus, wenn man andere gesamtgesellschaftliche Ziele, Entfaltungsmöglichkeiten von einzelnen u. a. mit in die Betrachtung einbezieht?

Ist es richtig, daß die derzeitige Ausgestaltung der Markt- und Preispolitik zur Verschärfung der Erwerbsmittel in Disparitäten in der Landwirtschaft, gemessen am Einkommensziel, und zur Verschärfung der ökologischen Unterschiede in der Bundesrepublik beiträgt?

Antworten:

Definiert man Markt- und Preispolitik so, daß sie im Grunde genommen eine Politik sind, die allen Betroffenen gleichmäßig präsentiert wird, dann wird jede Mark in der Preispolitik die innerlandwirtschaftlichen Disparitäten verschärfen müssen. Aufgrund der Tatsache, daß Kernstandorte mit günstigen Produktionsbedingungen die Tendenz zeigen, ihre Produktions- und Gewinnmöglichkeiten möglichst durch Intensivierung auszuschöpfen, werden natürlich auch die ökologischen Probleme größer. Noch stellt sich die Grundsatzfrage nicht. Bisher hat man noch nicht alle Auflagen und Möglichkeiten hinsichtlich Umweltschutz, Emmissionen, Grundwasserbelastung durch Nitrate u. a. ausgeschöpft. Auch dies ist eine politische Frage. Durch eine sensibilisierte Bevölkerung, die nicht mehr jedes Brot ißt – man denke an alternative Landwirtschaftsformen –, können sich auch neue Standortdefinitionen ergeben.

Der Marktliberalismus der EG nach außen bedingt Preisprobleme, den Preisdruck, den Druck zu Investitionen, der umweltpolitisch sehr problematisch ist. Den hätten wir möglicherweise nicht, wenn wir nicht 45–50 Mio Tonnen Futtermittel importieren und damit Überschüsse produzieren würden.

Wir haben in Bayern sowie in Baden-Württemberg ein Gesetz zur Förderung der Landwirtschaft. Mit diesem Gesetz wird der Versuch gewagt, eine bäuerliche Landwirtschaft in aller Vielfältigkeit und in allen Formen zu fördern, die weniger intensiv wirtschaftet, beispielsweise im Sinne des Naturschutzes und des Umweltschutzes. 1971 haben wir in Bayern ein Grünlandprogramm eingeführt und die Extensivierung gefördert. Wenn heute 400 Mark je Kuh durch die EG-Milchpolitik ausgegeben werden, dann müßte etwa der gleiche Betrag für eine extensive Landnutzungsform bereitstehen, wenn man es realistisch sieht. Die Extensivierung hat aber noch eine andere Seite. In Fremdenverkehrsgemeinden zahlen mitunter die Gemeinde und der Landkreis Zuschüsse zur Aufrechterhaltung der Landbewirtschaftung, damit nicht alles verwaldet. Die Entwicklung läuft aufgrund der EG-Einflüsse in vielen Bereichen davon.

Alle Vorwürfe, die wir gehört haben, sind eigentlich nicht gegen die Landwirtschaft schlechthin, sondern überwiegend gegen die Situation in bestimmten, besonders intensiv genutzten Räumen erhoben worden. Hier ist die Raumordnung aufgerufen.

Fragen:

Was passiert, wenn die EG-Preise sich verändern, z. B. in den Grenzgebieten und auf Grenzstandorten? Wie beurteilen Raumordnung und Landesplanung einerseits das mögliche Ansteigen ökologisch wertvoller Flächen durch Brachfallen in den Grenzräumen, andererseits weitere Intensivierung der landwirtschaftlichen Flächen am Rande und in der weiteren Umgebung von Agglomerationen? Ist es ökologisch oder strukturell gleichgültig, wo ökologische Flächen anfallen? Wie kann man die regionale Verteilung landwirtschaftlicher Produktion im Zusammenhang mit außerlandwirtschaftlichen Entwicklungen so steuern, daß befriedigende Lösungen dabei herauskommen?

Wenn es offenkundig ist, daß die bisherige Art der Agrarpolitik mit den derzeitigen Finanzierungsregelungen überhaupt nicht aufrechtzuerhalten ist, welches sind die Ursachen?

Wo liegen die größten Schwierigkeiten? In der Durchsetzung vor Ort jedem Eigentümer gegenüber oder in den internationalen Verflechtungen? Und wie wollen die Agrarpolitiker aus diesem Dilemma herauskommen?

Könnte es sein, daß die Konflikte in der Praxis, im Vollzug deshalb so schwierig sind, weil im Grundsatz durch die EG-Politik die Dinge nicht koordiniert werden?

Antworten:

Die Agrarpolitik spielt sich auf mehreren Ebenen ab, derjenigen der EG, des Bundes und der Länder. Die Länder versuchen eine Agrarpolitik von unten nach oben zu machen. Vor allem gilt dies für die Strukturpolitik. Auf das Instrument der Markt- und Preispolitik können wir nicht verzichten, wenn wir es mit der bäuerlichen Landwirtschaft ernst meinen.

Der bayerische Landwirtschaftsminister muß z. B. für rund 300 000 bäuerliche Familien Politik betreiben. In Diskussionen mit Umweltschützern wird oft nach den Menschen überhaupt nicht mehr gefragt und zu einseitig diskutiert. Politik ist ein Kompromiß.

Es gibt vernünftige Regelungen der Zusammenarbeit. In Bayern ist die Umweltpolitik in einem ganz anderen Ressort. Wir diskutieren heute noch darüber, was ordnungsgemäße Landwirtschaft ist!

Frage:

Glauben Sie, daß die Mitverantwortungsabgaben eine Möglichkeit darstellen, die Aufwendungen der EG-Markt- und Preispolitik etwas zu stabilisieren? Müssen sie in einer regionalisierten Form angewendet werden? Sind die Betriebe in den Bergbauerngebieten und in den benachteiligten Gebieten von der Mitverantwortungsabgabe auszunehmen?

Antworten:

Zunächst sind die Schwierigkeiten im Entscheidungsprozeß der EG zu sehen. Im EG-Ministerrat herrscht das Einstimmigkeitsprinzip, so daß Aspekte, die nicht von anderen Staaten gebilligt werden, nur schwer durchgesetzt werden können. Eins ist sicher, so wie bisher kann es nicht mehr weitergehen. Wir brauchen ein neues System. Doch läßt sich ein über viele Kompromisse und Wechselbeziehungen entstandenes Prinzip der Politik nicht einfach wegwischen. Die EG-Agrarpolitik wird sich mit bestimmten neuen Haushaltsvorgaben zurechtfinden müssen; es zeichnet sich ab, daß Steigerungsraten von 15–20 % jährlich auf 6 % schrumpfen. Das wird nach 1982 zu einer politischen Zwangsjacke. Die Verteilungskämpfe um dieses knapper werdende Geld werden hart. Mit Sicherheit wird dann eine differenzierte Mitverantwortungsabgabe eine Rolle spielen, um Geld in die Kassen zu bringen.

Man spricht heute davon, die Mitverantwortungsabgabe auch auf andere Produkte auszuweiten. Ich sehe dabei bereits eine neue Bürokratie entstehen. Ein besonderes Problem der regionalen Abgrenzung dieser Abgaben ist die Belastung der bäuerlichen Solidarität, die hierdurch untergraben wird. Wir brauchen Bauern, die zusammenarbeiten.

Eine andere Alternative für die Mitverantwortungsabgabe wäre es, sie nicht regional zu differenzieren, sondern auf den Betrieb bezogen zu erheben; d. h. es sollen die gepackt werden, die die Überschüsse verursachen, die losgelöst von der Fläche mit Hilfe von Importfutter produzieren. Dieser Ansatz hätte auch regionale Auswirkungen zugunsten der Mittelgebirge.

Die Mitverantwortungsabgabe wird, wenn sie kommt, im Endeffekt wieder durch neue Ausgleichs- und Garantieleistungen subventioniert und sanktioniert werden müssen. Ob das aber zweckmäßig ist? Wir schaffen uns eine Wirkungszweckabgabe für einen Zweck,

118

den wir gar nicht haben wollen. Es fragt sich, ob wir über andere Mechanismen, wie z. B. die Preise, nicht auch diese Änderungen herbeiführen können.

Wir haben eine ökonomisch-gesellschaftliche Entwicklung, die auf dem Prinzip der Arbeitsteilung beruht. Dieses Prinzip der Arbeitsteilung ist auch in die Raumordnung vorgedrungen, die versucht, räumlich funktional zu teilen. Es zeigt sich, daß die groß- und kleinräumige funktionale Arbeitsteilung nicht funktioniert; je kleinräumiger differenziert, um so spezieller und intensiver die Nutzungen für den kleinen Raum, um so bedenklicher aus ökologischer Sicht derartige ganz spezielle und z. T. intensive Nutzungen. Was für eine Konzeption bleibt übrig?

Man muß allerdings eine Grenze ziehen zwischen Raumordnung im wissenschaftlichen Bereich und Raumordnung in der praktischen Politik. Der wissenschaftliche Bereich müßte in der Lage sein, diese Dinge weiter zu beschreiben und zu sagen, wieviel Wert wir dem Ökologischen im Verhältnis zur Landwirtschaft beimessen müssen, damit wir hier Aussagen erhalten, die wir anwenden können. Wir wägen ab, damit gewisse Entscheidungen getroffen werden, aber das ist die politische Raumordnung unter Beteiligung verschiedener Ministerien und dem Landtag. Das raumplanerische Konzept wird von seinen ersten Anfängen an abgestimmt; aber rationale Grundlagen sind auch dazu notwendig.

Kompromißbereitschaft aus ökologischer Sicht ist gering geworden, da die Verlustraten an ökologischem Potential in diesem Jahrhundert gewaltig sind. Dies muß gesehen werden. Aus Erfahrung wissen die Ökologen, daß neu zu schaffende Ausgleichsflächen nicht einfach bereitgestellt werden können, wenn auf der anderen Seite hochwertige Böden durch entsprechende finanzielle Angebote verlorengehen.

Eine Zieldiskussion oder Leitbilddiskussion ist im Hinblick auf die Agrarpolitik noch zu führen. Wie steht es z. B. mit dem Gedanken der Autarkie? Wie sieht landwirtschaftliche Produktion ohne zusätzliche externe Energie aus? Was verstehen wir heute unter einer bäuerlichen Kulturgemeinschaft? Eine weitere wichtige Frage für Raumordnung, Umwelt und Naturschutz ist die Problematik der Eigentumsverordnung und Eigentumsnutzung, z. B. über genossenschaftliche Bestimmungen oder Selbstkontrolle.

3. Koordination der Strukturpolitik

Fragen:

Wie kann durch Vergabe der strukturpolitischen Förderung, der einzelbetrieblichen Förderung, der Mittel für die Flurbereinigung und für den Wasserbau das Ziel, die wirtschaftliche und soziale Lage der Bauern in den landwirtschaftlichen Problemgebieten zu verbessern, sichergestellt werden? Wie wirkt z. B. die Landesplanung in Bayern nicht nur bei der Zielformulierung, sondern auch bei der Verausgabung dieser Mittel mit? Wie kommt eine regionalisierte Investitionsplanung zustande? Das Landwirtschaftsministerium verteilt im Interesse dieses Zieles Mittel; welche Mitwirkungsmöglichkeit hat das Landesplanungsministerium beim Vollzug?

Antworten:

Die Gemeinschaftsaufgabe hat drei Schwerpunkte, die Flurbereinigung mit einer Bundesmittelausstattung von etwa 340 Mio DM, die Förderungsprogramme mit etwa 330 Mio DM und die Wasserwirtschaft mit etwa 440 Mio DM. Daneben gibt es noch kleinere Dinge, die forstlichen Maßnahmen mit etwa 30 Mio DM, die Marktstrukturverbesserung mit etwa 50 Mio DM, der Küstenschutz mit etwa 120 Mio DM. Im Rahmen der Agrarstrukturverbesserung durch die Gemeinschaftsaufgaben gibt es insgesamt 51 Maßnahmen. Setzt man die

Ausgaben in einen Gesamtrahmen, so umfaßt der Bundeshaushalt etwa 215 Milliarden DM; davon stehen allein für den Bundesverkehrshaushalt 27,8 Milliarden DM zur Verfügung.

Bei den Gemeinschaftsaufgaben finanzieren der Bund 60%, die Länder 40%. In Bayern wird ein Teil der Strukturmaßnahmen außerhalb der Gemeinschaftsaufgabe allein aus Landesmitteln finanziert. Soweit es sich um Mittel der Gemeinschaftsaufgabe handelt, sind die Länder an den Beschluß der Bund-Länder-Kommission rahmenmäßig gebunden. Der rund 2 Milliarden umfassende Etat wird im Planungsausschuß verwaltet. Die Mittelzuweisung ist natürlich hart umkämpft. So hat Bayern in etwa eine mittlere Zuweisung von 25% gehabt. Mit diesem Betrag von ca. 500 Mio DM kann Strukturpolitik betrieben werden. Die Ämter, die Flurbereinigungsdirektionen, die Forstverwaltung usw. melden den Bedarf, wenn man will, von unten nach oben. Es liegt dann an der Entscheidung der Ebene des Ministeriums, hier die Schwerpunkte abzustecken.

In Bayern sind das die Flurbereinigung (etwa 40% der Mittel), Wasserwirtschaft und landwirtschaftlicher Wegebau (etwa 25%). In der einzelbetrieblichen Förderung tun wir im Verhältnis weniger als andere Bundesländer. Die EG-Richtlinie 159 ermöglicht es uns aber nicht, insbesondere in den strukturschwachen Gebieten zu fördern. Die Mittel fließen deshalb bevorzugt in die Gebiete mit besserer Struktur. Bayern hat versucht, gegenzusteuern. Bei den öffentlichen Darlehen haben wir differenziert und die Höchstsumme bei Futterbetrieben auf DM 50 000,– herabgesetzt, während andere Betriebe bis DM 120 000,– erhalten konnten. Die Bezirksregierungen erhielten schwerpunktmäßig Mittel zur Verteilung. Das hatte zur Folge, daß z. B. in der Region Oberfranken und Oberpfalz alle antragstellenden Betriebe sofort bedient werden konnten, während in Oberbayern oder Niederbayern in den besseren Lagen Wartezeiten auftraten. Diese Regionen z. B. üben dann im Landtag politisch Druck aus. Es ist nicht leicht, für Schwerpunkte politische Mehrheiten zu finden.

Die Kontrolle der Verteilung der Schwerpunktsetzungen erfolgt im Rahmen des landesplanerischen Gesetzeswesens, das gleichzeitig Grundlage entsprechend dem Landesentwicklungsprogramm ist. Wir haben in Bayern 18 Regionen, davon 8 aus den Bereichen der Grenzlandregion und Regionen mit Strukturschwächen. Die Mittelverteilung sieht so aus, daß wir bei einem Anteil von 35% an der Gesamtbevölkerung Bayerns und eines Flächenanteils von 50% in diesen 8 Regionen, im Rahmen der Flurbereinigung (ohne Wegebau) 1977 und 1978 71,6%, im Wegebau 62%, für die Betriebsstruktur 52,2% der Mittel haben fließen lassen. Bayern kann dabei nur einen Teil steuern, nämlich den bayerischen Agrarkreditanteil, das übrige richtet sich nach EG-Richtlinien. Nimmt man die Förderfälle vor, so liegen hier 44,3% der Förderfälle im Rahmen der Gemeinschaftsaufgabe in den betreffenden 8 Regionen. Fragen dieser Art werden im Zusammenwirken zwischen den Fachressorts und der Landesplanung behandelt und haben in einem von der Staatsregierung gemeinsam verabschiedeten Programm, Teil D des Landesentwicklungsprogramms, ihren Ausdruck gefunden. Die Investitionsplanung 1979/82 sieht vor, diese 8 Regionen mit 72,5% für Flurbereinigung und 67,5% für den Wegebau zu fördern. Aus den Zahlen spricht eine überproportionale Förderung der benachteiligten Gebiete. Jeder Minister ist für seinen Bereich voll verantwortlich. Abstimmungen erfolgen im Kabinett. Hier hat jeder Minister die Möglichkeit, seine Schwerpunkte zu vertreten.

In Niedersachsen sind die Schwerpunkte für die Strukturmaßnahmen in den regionalen agrarstrukturellen Entwicklungsplänen und in den Flurbereinigungsprogrammen festgelegt. Die agrarstrukturellen Entwicklungspläne beinhalten im Abschnitt I eine allgemeine Bestandsaufnahme und Zielsetzung für den jeweiligen Regierungsbezirk, im Abschnitt II räumliche Schwerpunkte und ihre Entwicklung. Die Erfordernisse der Raumordnung und Landesplanung sowie die agrarpolitische Rahmenplanung sind im Hinblick auf die Probleme und Entwicklungstendenzen der Wirtschafts- und Sozialstruktur einschließlich außerwirtschaftlicher Erwerbsmöglichkeiten einzuarbeiten und Zielvorstellungen für die Agrarstrukturelle Entwicklung der einzelnen Schwerpunkte zu erarbeiten. Im Abschnitt III hat die Bezirksregion einen Entscheidungsvorschlag für die nächsten 5 Jahre vorzulegen. Über die Vergabe der Mitel wird jährlich entschieden, wobei die einzelnen Fachbereiche beteiligt sind.

Das Landesraumordnungsprogramm sagt bewußt nichts über die finanzielle Seite aus. Dies ist eine politische Entscheidung. Vielfach besteht noch die Verwechslung mit dem langfristigen Landesentwicklungsprogramm, das sämtliche Aspekte zum Inhalt hatte, einschließlich der noch nicht regionalisierten finanziellen Mittel. Dieses Landesentwicklungsprogramm gilt für Niedersachsen nicht mehr. Für Niedersachsen gibt es eine mittelfristige Planung; sie ist auf 5 Jahre angelegt und wird jedes Jahr fortgeschrieben. Dort sind zwar die Aufwendungen für die einzelnen Fachbereiche genau vorgesehen, aber eine Regionalisierung ist nicht enthalten. Es sind immer die Aufgaben für das Land insgesamt. Wir müssen mit der Politik leben. So wurde z. B. eine Karte der schwachstrukturierten Gebiete zur Diskussion gestellt, die nicht in das Raumordnungsprogramm aufgenommen wurde. Ansätze zu einer Regionalisierung finden sich in der Angabe einiger weniger Schwerpunkträume wie Emsland und Küstenplan.

Frage:

Welche Chancen sind in einer stärkeren Koordination von Struktur- und Preispolitik zu sehen? Wie hat man sich dieses vorzustellen?

Antwort:

Strukturpolitik kann nicht dazu herhalten, die Sünden in der Markt- und Preispolitik zu korrigieren. Der zentrale Ansatzpunkt müßte in der Markt- und Preispolitik liegen. Wir müßten eine stärkere marktgerechte Preispolitik haben, dann wären die strukturpolitischen Rahmenbedingungen viel eindeutiger, als sie es heute sind. Preispolitisch hat man sich viel stärker am Einkommenshorizont in Problemgebieten orientiert als am Markt. Wir haben deshalb den Überschuß im Milchbereich. Man geht nun hin und überlegt sich, diese Sünden der Markt- und Preispolitik auf dem Struktursektor zu korrigieren. Der wissenschaftliche Beirat und Politiker diskutieren darüber, die Strukturförderung, d. h. eine einzelbetriebliche Investitionsförderung, generell auszusetzen. Denn es ist ein Unding, bei vollen Märkten den Verdrängungswettbewerb auch noch mit öffentlichen Mitteln zu fördern.

Soweit will man in Brüssel aber nicht gehen. Es werden Regelungen gesucht, die Investitionen in der Milchviehhaltung und in der Schweinemast auf bestimmte Größeneinheiten zu begrenzen. Bei Milchkühen liegt die diskutierte Größenordnung bei 60 Standplätzen.

Frage:

Was bedeutet das für die benachteiligten Gebiete in Bayern?

Antwort:

Es würde die Gefahr beschweren, daß die benachteiligten Gebiete noch weiter in den Rückstand geraten. Wir wehren uns gegen die Ansicht, man müßte in strukturpolitischen Bereichen alles zusammenstreichen. Die Förderschwelle entspricht dem Mindesteinkommen, das im außerlandwirtschaftlichen Bereich der jeweiligen Region im Durchschnitt erreicht wird. Wir stellen ab auf das Durchschnittseinkommen und sagen, wir fördern nur noch den, der das Durchschnittseinkommen erreicht. Darin liegt eine enorme soziale Problematik. Es gibt doch immer Betriebe, die unter dem Durchschnitt liegen. Ein solches, durch die EG-Richtlinien aufgezwungenes Kriterium bedeutet doch, daß im niederbayerischen tertiären Hügelland etwa 20–30% der Betriebe Fördermittel erhalten könnten, in Mittelgebirgslagen vielleicht noch 5%. Es ist regionalpolitisch, raumpolitisch und gesellschaftspolitisch nicht zu verantworten, daß die Förderung in benachteiligten Gebieten nur von so wenigen Betrieben in Anspruch genommen werden kann. Die bayerische Regierung gibt daher in benachteiligten Gebieten einen um 5 % verbilligten Agrarkredit, in den nicht benachteiligten Gebieten nur um 3,8 %.

Frage:

Muß man nicht bei allen Schwierigkeiten, denen sich die Strukturpolitik ausgesetzt sieht, von bestimmten Zielvorstellungen ausgehen? Kann man bestimmte Strukturwirkungen erreichen, wenn man alle fördert? Wie kann man zwischen der jetzigen einzelbetrieblichen Förderung der EG, des Bundes und dem bayerischen Agrarkreditprogramm besser koordinieren?

Antwort:

Wir brauchen einen Mittelweg. Wir bejahen z. B. auch die Form der nebenberuflichen Landbewirtschaftung. Das setzt voraus, daß im außerlandwirtschaftlichen Bereich Alternativen geschaffen werden. Wir haben das vielerorts getan, im Bayerischen Wald mit gutem Erfolg.

Die angesprochene Förderschwelle hat das Ziel, für Betriebe die Chance einzuräumen, in den Bereich der Wettbewerbsfähigkeit auf EG-Marktebene hineinzuwachsen. Eine Förderpolitik, die nur die Sozialpolitik in den Vordergrund stellt, läuft Gefahr, daß die internationale Wettbewerbsfähigkeit sinkt, der betroffene Landwirt auf längere Sicht dann weitere Hilfe braucht, weil er es aus eigener Kraft nicht schaffen kann. Dann kommen gleichfalls die sozialen Probleme auf den Staat zu. Wir müssen nach der Zielkonformität der Mittel fragen. Wir müssen den Leuten die Gefahr klarmachen, daß sie auf der Strecke bleiben, und daß sie versuchen müssen, ihr Einkommen in außerlandwirtschaftlichen Bereichen zu finden. Dort, wo dies nicht möglich ist, muß gefragt werden, ob diesen Betrieben mit Ausgleichszahlungen, mit direkten sozialen Transfers letztlich nicht besser und ehrlicher zu helfen ist, als mit intensiver Förderung.

Fragen:

Wie sieht die andere Seite der Strukturpolitik aus? Gibt es Ansätze für die Förderung extensiver oder energiesparender Bewirtschaftungsformen? Wie sieht das Verhältnis zu den Mitteln für die intensive Förderung aus?

Offenbar bestehen Schwierigkeiten, agrarpolitische, vor allem hier strukturpolitische Maßnahmen in den Abwägungsprozeß einzubeziehen. Aus der Sicht der Ökologie ist das Instrument der Umweltverträglichkeitsprüfung eine Möglichkeit, die Abwägung bei konkreten raumrelevanten Maßnahmen auf möglichst alle Aspekte bezogen durchzuführen. Was sagt die Agrarpolitik zu der Auffassung, daß die Flurbereinigung sich in Zukunft auch einer Umweltverträglichkeitsprüfung unterziehen soll?

Antworten:

Was die Flurbereinigung betrifft, so wird in Niedersachsen die Landesplanung bei diesen Verfahren intensiv beteiligt. Viele Entscheidungen sind unter raumordnerischen Gesichtspunkten gefallen. Aber ob und wo Flurbereinigung stattfinden soll, dazu wird die Landesplanung nicht gefragt. Bei der Flurbereinigung hat ein Umdenken stattgefunden. In Bayern werden ca. 40 Träger öffentlicher Belange bei einem Verfahren eingeschaltet. Das ist eine harte Auseinandersetzung, die ein Jahrzehnt und länger dauert. Flurbereinigung ist natürlich Verbesserung der Produktionsbedingungen für die Landwirtschaft. Darüber hinaus

122

können ökologische Belange einfließen. Vor jeder Flurbereinigung wird eine Bestandsaufnahme der ökologisch wertvollen Flächen gemacht. Ob hier eine Umweltverträglichkeitsprüfung weiterhilft? Es ist zu befürchten, daß ein weiteres Gutachten, das auch noch zusätzlich finanziert werden soll, in den Papierkorb fallen wird; denn Umweltschutz und Raumordnung sind an allen Verfahren beteiligt.

Bayern hat Grundlagen ermittelt, die festlegen, was geschützt werden muß. Zum anderen läuft ein Forschungsauftrag im Zusammenwirken mit dem Bundesumweltamt, in dem für einen begrenzten Raum modellartig festgestellt wird, wie sich die Gesamtheit der Einflüsse auf die Umwelt und die Umweltbedingungen auswirken und so ein Gesamtindikator „heile" oder „nicht heile Umwelt" zur Verfügung steht.

Abschließende Betrachtung

1. Die Diskussion aus der Umweltperspektive nimmt zu. Zwischen Wissenschaft und Praxis liegt ein Problem der mangelnden Akzeptanz von wissenschaftlichen Daten.

2. Die Aussagen über die Flurbereinigungsmaßnahmen stehen hart gegeneinander. Der gute Wille für ökologische Verbesserungen ist vorhanden, doch ist das Problem des Vollzugs bei der noch nicht an die neuen Probleme gewöhnten Behörde zu sehen, ein Problem der Finanzierbarkeit, das hin- und hergeschoben wird. Ökologie ist, dies ist an die Adresse der Flurbereinigung zu richten, nicht mit Biotopschutz allein gleichzusetzen.

3. Eine flächendeckende Förderung paßt nicht in das bestehende Wirtschaftssystem.

4. Versuche, die Diskussion Landwirtschaft und Energieeinsatz unter einem energetischen Gesichtspunkt der Landwirtschaft stärker zu verknüpfen, um zu neuen Konzepten zu kommen, gelangten bisher kaum in die programmatische Ebene, geschweige denn in die Realisierung. Baute man bestimmte Maßnahmen der Landwirtschaft ab, könnte man gleichzeitig zu einem Energiesparpotential beitragen und dabei nebenher eine ganze Menge anderer Ressourcenbereiche sichern. Ansätze dazu sind da, die sowohl von der Landwirtschaft als auch von der Ökologie unterstützt würden.

5. Nutzen-Kosten-Analysen, auch andere monetäre Bewertungsverfahren, sind für die vorgenannten Sachverhalte sehr begrenzt aussagefähig, da sie ökologische oder soziale Sachverhalte, wenn wir an die Problemgebiete denken, ja nur unzureichend oder doch relativ subjektiv bewerten.

6. Es besteht noch immer ein erhebliches Defizit an Aussagen zur strukturellen Notwendigkeit sowie über die potentiale Leistungsfähigkeit von natürlichen Landschaften. Die Frage der Zukunft ist: Was wollen wir in welchen Gebieten an Landschaften und an Siedlungsstruktur haben? Wir müssen zu regionalisierten Strategien und Zielsetzungen kommen, die sich an den Bedürfnissen und Problemen einzelner Regionen orientieren.

Referat Dr. Eugen Dick, Bonn

Regionalisierungsprobleme der Wohnungspolitik

Ich bin angekündigt als Vertreter des Bundesbauministeriums. Wenn ich zu Ihnen über die Probleme der Wohnungspolitik unter regionalen Aspekten spreche, so ist das in zwei Rollen möglich. Einmal als Vertreter des Bauministeriums oder vielleicht sogar als Vertreter der Regierung; Sie würden dann eine sehr abgewogene Stellungnahme hören, die wahrscheinlich für Sie relativ uninteressant wäre. Ich ziehe es deshalb vor, hier als jemand aufzutreten, der sich in den letzten Jahren zwar sehr intensiv im Bauministerium mit Problemen der Wohnungspolitik befaßt hat, der hier aber nicht die Meinung des Bundesbauministers wiedergibt, sondern eine Privatmeinung.

Ich nenne meinen Vortrag „Regionalisierungsprobleme der Wohnungspolitik". Die regionale Ausrichtung der Wohnungspolitik findet weniger Beachtung als die sozial- und vermögenspolitische Ausrichtung. Der Gegensatz zwischen der regionalpolitischen und der vermögens- und sozialpolitischen Ausrichtung wird das Raster sein, unter dem das Verhältnis von Wohnungspolitik und Raumordnung zu diskutieren sein wird. Auf die Eingangsbemerkung von Herrn DIETRICH werde ich am Schluß meines Referates eingehen. Das Thema meines Referates „Regionalisierungsprobleme der Wohnungspolitik" verlangt, daß ich die wichtigsten Instrumente der Wohnungspolitik durchmustere daraufhin, inwieweit sie die regionale Verteilung der Wohnungsbautätigkeit beeinflussen.

Die Auswertung der Wohnungsstichprobe von 1978 und 1972 und der Vergleich dieser beiden Stichproben haben gezeigt, daß die Wohnfläche pro Person in diesen 6 Jahren um 18% gewachsen ist; das Realeinkommen hat jedoch in dem gleichen Zeitraum nur um 16% zugenommen. Die Wohnungsnachfrage ist also nicht, wie insbesondere Vertreter der Bevölkerungswissenschaft und auch der Regionalwissenschaft häufig noch meinen, in erster Linie durch demographische Faktoren bestimmt, sondern durch ökonomische; denn die ökonomischen Faktoren haben sich im Zeitraum 1972 bis 1978 in erster Linie verändert.

Der Wohnungsbau in Ballungsgebieten ist von 1973 bis 1978 von 100 auf 40% zurückgegangen, in ländlichen Gebieten von 100 auf 70%. Wenn wir die Nachfrageentwicklung auf der einen Seite sehen und den starken Rückgang der Bauproduktion, insbesondere in städtischen Räumen, auf der anderen Seite, dann braucht man nicht mehr in die Zeitung zu sehen; es ist selbstverständlich, daß sich hier die „neue Wohnungsnot" ergeben muß. Sie macht sich dadurch bemerkbar, daß es sehr viele Interessenten gibt, wenn irgendeine Mietwohnung auf den Markt kommt, daß sich zwischen 1974 und 1978 bei den Wohnungsämtern die Zahl der Wartenden in München, in Frankfurt und in Hamburg verdoppelt hat und daß der Abstand zwischen den Mieten für neuvermietete Wohnungen und Bestandswohnungen erheblich größer geworden ist.

Die Erklärung dafür, daß die Wohnungsbauproduktion in Ballungsräumen stärker zurückgegangen ist als in ländlichen Gebieten, ist relativ einfach. Der wesentliche Grund ist, daß die traditionelle Angebotsstruktur in städtischen Räumen ganz anders aussieht als auf dem Land. In städtischen Räumen hat der Eigentümer-Wohnungsbau in der Vergangenheit einen Anteil von 20% gehabt, während er in ländlichen Räumen einen Anteil von 70% hatte. Auf der anderen Seite hat in städtischen Räumen der Mietwohnungsbau einen Anteil von 70%. Und beim Mietwohnungsbau, sowohl beim freifinanzierten wie auch beim sozialen, hat es große Einbrüche gegeben.

Weshalb? Da ist zuerst einmal offensichtlich eine Verschiebung der Nachfrage und der Präferenzen. Die Gruppen, die bisher in erster Linie als Nachfrager nach neuen Mietwohnungen infrage kamen, haben jetzt entweder ihre Vorliebe für das Eigenheim noch stärker als in der Vergangenheit entdeckt, oder sie sind Nostalgiesucher, und d. h., sie rücken in die Altwohnungsbestände und modernisieren sie.

Zweiter Grund. Dieses Modernisieren wird erheblich stärker als in der Vergangenheit staatlich unterstützt; einmal ist 1977 der § 7 b EStG auch für den Erwerb von selbstgenutzten Altbauten eingeführt worden, zum anderen gilt nach wie vor die Abschreibungsvergünstigung des § 82 a EStG, die darauf hinausläuft, daß man innerhalb einer relativ kurzen Frist, nämlich in 10 Jahren, den Modernisierungsaufwand vollkommen abschreiben kann. Zum Dritten kann ein großer Teil des Aufwands als Instandhaltungsaufwand im 1. Jahr abgesetzt werden.

Der dritte Grund für den starken Rückgang bei dem großstädtischen Wohnungsangebot: Der Eigentümersektor ist konstant geblieben, aber er ist nicht gewachsen. Und hier sind sicherlich die planerischen Restriktionen ein wesentlicher Grund.

Dieses relativ geringe Zusatzangebot in Städten hat nicht nur eine langsam wachsende Wohnungsverbesserung in Städten zur Folge, sondern auch eine Verschärfung der Disparitäten. Denn in der Vergangenheit war es so, daß die unteren Einkommensgruppen in die Wohnungen eingezogen sind, die von Haushalten freigesetzt wurden, die in Eigentümerwohnungen oder in die neugebauten Mietwohnungen gezogen sind. Jetzt aber nehmen ihnen die Angehörigen der oberen Einkommensgruppen diese Altbauwohnungen weg. Der Akademiker zieht halt nicht mehr in die Neubauwohnung, sondern er wertet eine Altbauwohnung durch „Hochmodernisierung" auf. Diese Wohnungen stehen damit nicht mehr den mittleren und unteren Einkommensgruppen zur Verfügung. Zudem können die ausgesprochenen Zielgruppen der Wohnungspolitik, also kinderreiche Haushalte und die Angehörigen der untersten Einkommensgruppe, sich auch deshalb noch schlechter als früher auf dem Wohnungsmarkt durchsetzen, weil bei starker Nachfrage die Vermieter entsprechend ihren Vorlieben die Mieter aussuchen können. Mit dem Rückgang der Wohnungsbautätigkeit in den Städten ist also eine Verschärfung der Disparitäten einhergegangen.

Ich komme damit zum zweiten Teil meines Vortrages, in dem ich noch etwas ausführlicher als bisher auf die Rolle eingehen will, die die öffentliche Förderung für die Verteilung der Wohnungsbautätigkeit auf Ballungsgebiete und ländliche Gebiete spielt. Kurz behandelt habe ich schon die Modernisierungsförderung.

Im Rahmen der Förderung des sozialen Wohnungsbaus ist der Förderungsaufwand pro Wohnung in den letzten 7 bis 8 Jahren gigantisch gewachsen. Während 1974 noch etwas weniger als die Hälfte der gesamten Kosten durch die öffentliche Förderung abgedeckt werden mußte, sind es inzwischen 70%. Das hat natürlich zur Folge, daß bei im wesentlichen konstantem Förderungsvolumen die Zahl der geförderten Wohnungen entsprechend zurückgeht. Der Rückgang in der Zahl der geförderten Wohnungen um 50% hat trotz der gleichzeitigen Schwerpunktverlagerung zugunsten der Städte auch in jenen Städten, in denen traditionell viele Sozialwohnungen gebaut worden sind, zu einem Rückgang des Sozialwohnungsbaus geführt.

Im Bereich der öffentlichen Hilfen für die Eigentumsförderung haben diese den Einfluß der Faktoren, die die Eigentumsbildung auf dem Land begünstigen, eher noch verstärkt. Das gilt besonders für die steuerlichen Hilfen. Die direkten Hilfen, insbesondere im Rahmen des „Eigentumsprogramms", haben dem Einfluß der niedrigen Bodenpreise und Baukosten auf dem Land auf die Eigentumsbildung nicht genügend entgegenwirken können. In den letzten Jahren sind im 1. Förderungsweg ca. 15 000 Wohnungen jährlich gefördert worden. Dabei handelt es sich in jedem einzelnen Fall um sehr hohe Förderungssummen in Höhe von 100 000 bis 150 000 DM. Diese Förderung ist in den letzten Jahren fast nur noch großen

126

Haushalten, d. h. also Haushalten mit vier und mehr Kindern, zugute gekommen. Daneben gibt es in quantitativ erheblich stärkerem Maße den 2. Förderungsweg, der in erster Linie durch das Eigentumsprogramm des Bundes finanziert wird. Hier wurden 50 000 bis 60 000 Wohnungen gefördert mit Beträgen – ausgedrückt im Barwert – in Größenordnungen von 20 bis 25 000 DM. WOLLMANN und Mitarbeiter haben vor kurzem eine Studie vorgelegt zur Praxis der regionalen Steuerung in verschiedenen Politikbereichen, unter anderem auch in der Wohnungsbauförderung[1]. Die Verfasser haben die Verteilung der Wohnungsbauförderungsmittel in je einem Regierungsbezirk in Nordrhein-Westfalen, Bayern und Hessen verfolgt und kamen bezüglich der Eigentumsförderung zu dem Ergebnis, daß diese im 1. Förderungsweg wesentlich stärker nach sozialpolitischen Kriterien erfolgt – insbesondere nach der Zahl der Kinder –, daß aber im Rahmen des 2. Förderungsweges die Städte gegenüber einem reinen Einwohnerschlüssel etwas begünstigt werden. Die regionale Differenzierung der Förderungsbeträge pro Haushalt ist zudem relativ schwach ausgeprägt. Wenn man Bauherr auf dem Lande ist, bekommt man z. B. pro gefördertem Quadratmeter 4,– DM pro Monat im 2. Förderungsweg, wenn man Bauherr in der Stadt ist, bekommt man 5,– DM. In Niedersachsen aber gibt es z. B. eine solche Differenzierung nicht.

Im Rahmen der Steuerförderung spielt in erster Linie der vieldiskutierte § 7 b eine Rolle. Danach können jeweils 5 % über 8 Jahre von den Baukosten bis zu einer Höchstgrenze von 150 000 DM abgeschrieben werden. Diese Baukostengrenze ist der Hauptgrund, daß der Förderungsbetrag pro Eigentumsmaßnahme auf dem Land und in der Stadt in etwa gleich hoch ist. Wegen der höheren Häufigkeit des Eigentumserwerbs auf dem Land haben jedoch in den letzten Jahren die ländlichen Regionen im Rahmen des § 7 b EStG sowie der Bausparförderung pro 1 000 Einwohner 60 000 DM pro Baujahrgang bekommen, die städtischen Regionen 30 000 DM. Die bisher nach sozialen und vermögenspolitischen Kriterien ausgestaltete Eigentumsförderung hat sich also so ausgewirkt, daß das Ungleichgewicht in der Angebotssituation zwischen städtischen und ländlichen Regionen verstärkt wurde.

In Ballungsgebieten muß das Angebot insbesondere mit Hilfe der Eigentumspolitik verstärkt werden. Nur auf diese Weise kann vermieden werden, daß es zu erheblichen Mietenanstiegen in Ballungsgebieten und den entsprechenden Umverteilungswirkungen kommt. Die Regionalplaner unterschätzen bisher grundsätzlich die sozialen Wirkungen und insbesondere die Umverteilungswirkungen, die mit ihren Vorstellungen für die regionalpolitische Steuerung verbunden sind. Eine Politik der Verschlechterung der Lebensbedingungen für die Bevölkerung in Ballungsgebieten als Mittel, um die Wanderungsströme zwischen Regionen zu lenken, ist unsozial. Ansatzpunkte der Steuerung müssen die Arbeitsbedingungen der Bewohner sein.

M. E. sind die Markttrends, die ich kurz vorgestellt habe, zu stark und die öffentlichen Kassen zu leer, als daß man hoffen könnte, daß die entsprechende Angebotslücke alleine und in erster Linie durch den sozialen Mietwohnungsbau in den Städten ausgeglichen werden könnte. Sicherlich muß man sich überlegen, ob man nicht Modelle für den sozialen Wohnungsbau findet, bei denen der Subventionsaufwand pro Quadratmeter nicht mehr wie bisher 10,– bis 15,– DM beträgt, sondern erheblich reduziert werden kann. Aber auch mit solchen Modellen wird nur ein relativ kleiner Teil der Angebotslücke ausgefüllt werden können. Offensichtlich ist eine erhebliche Verstärkung des Eigentümerwohnungsbaus in Ballungsgebieten notwendig, um die Angebotslücke zu schließen.

Begünstigt eine solche Politik nicht übermäßig die oberen Einkommensgruppen? In der Vergangenheit hat es mehrere Studien gegeben, die die indirekten Wirkungen, die mit dem Eigentümerwohnungsbau verbunden sind, nachvollzogen haben. So hat Infratest 1976 eine

---

[1] BAESTLEIN, HUNNIUS, KONUKIEWITZ, WOLLMANN: Implementationsstruktur und Steuerung im Bereich staatlicher Raum- und Siedlungsstrukturpolitik. Berichtsentwurf (Veröffentlichung in Vorbereitung), Berlin 1980.

vom BMBau finanzierte Studie über die „Sickereffekte" durchgeführt[2]). Diese Studie kam zu dem Ergebnis, daß von den Wohnflächen, die insgesamt durch den Eigentümerwohnungsbau erstellt werden, etwa ein knappes Drittel im Endeffekt bei den untersten Einkommensgruppen geblieben sind. Die Studie wurde 1976 in relativ lockeren Wohnungsmärkten durchgeführt. Würde sie im Moment wiederholt, so wäre das Ergebnis sicherlich nicht so günstig, weil sich bei sehr angespannten Wohnungsmärkten die unteren Einkommensgruppen sicherlich sehr viel mehr von dem Markt holen. Allerdings bleibt mehr für sie im Rahmen der Umzugsprozesse übrig, die nicht durch Neubau, sondern durch andere Faktoren wie Wegzug aus der Region, Tod etc. angestoßen werden. Würde es keinen Neubau geben, so würden sich die einkommenstarken Haushalte mehr Wohnfläche bei dieser Gelegenheit sichern. Der Neubau verhindert die Verdrängung der einkommensschwachen Haushalte aus dem Altwohnungsbestand durch modernisierungswillige einkommensstarke Haushalte.

Wie müssen die staatlichen Förderungsinstrumente aussehen, damit die Eigentumsbildung in den Städten stärker als bisher gefördert wird? Die Diskussion der letzten Jahre hat sich in erster Linie auf den § 7 b konzentriert. Dabei ist zu wenig gesehen worden, daß die steuerliche Förderung so ausgestaltet sein muß, daß sie geeignet ist, die Wohnungsversorgungsprobleme in den Städten zu erleichtern. Außerdem ist übersehen worden, daß der § 7 b heutzutage im Vergleich zu der steuerlichen Regelung des Zweifamilienhauses im Zusammenwirken mit der pauschalierten Nutzungswertbesteuerung des Einfamilienhauses zu einer Benachteiligung des Einfamilienhauses gegenüber der Normalbesteuerung, die für die anderen eigengenutzten Wohnungen und für Mietfamilienhäuser gilt, führt.

Bisher ist der § 7 b angebunden an die Baukosten, nicht z. B. an die Verschuldung. Die Verschuldung als Basis der steuerlichen Begünstigung wäre eine mögliche Alternative, die zwei Vorteile hätte.

Einerseits ist die Verschuldung in den Städten etwas höher als auf dem Land, d. h. die Städte würden auf diese Weise einen Vorteil bekommen. Zum anderen könnte man auf diese Weise auch zwischen Haushalten differenzieren, von denen die einen das Glück haben, ein relativ hohes Erbe zu haben, während die anderen darauf angewiesen sind, sich voll zu verschulden. Die Förderung würde dann etwa so aussehen, daß man einen bestimmten Prozentsatz der Verschuldung steuerlich berücksichtigt. Wie diese steuerliche Berücksichtigung erfolgen soll, ist natürlich vom politischen Glaubensbekenntnis abhängig. Die einen werden den Abzug von der Steuerbemessungsgrundlage, also vom steuerbaren Einkommen, die anderen den Abzug von der Steuerschuld vorziehen. Das erste Verfahren ist mit dem wesentlichen Nachteil der Progressionswirkung verbunden. Sie ist nicht nur unter sozialpolitischen Gesichtspunkten negativ zu beurteilen. Eine gleichmäßige steuerliche Förderung für alle Haushalte, unabhängig von ihrem Einkommen, wäre sicherlich mit einer höhren Anstoßwirkung der Förderung verbunden. Steigt die Förderung dagegen mit dem Haushaltseinkommen, so werden häufig Haushalte gefördert, die auch ohne Förderung bauen würden.

Die steuerliche Förderung müßte ergänzt werden – wie das auch heute bei 40 % der Fälle üblich ist – durch eine zusätzliche direkte Förderung. Sie könnte ausgestaltet sein als Programmförderung oder als Rechtsanspruchsförderung. Im 2. Förderungsweg gibt es ja heute eine Programmförderung, die allerdings mit schwerwiegenden Mängeln behaftet ist. Hier haben wir einmal den schon angesprochenen Mangel der ungenügenden regionalen Differenzierung der Förderungsbeträge. Zudem gibt es den noch schwerwiegenderen Mangel der verwaltungsmäßigen Ausgestaltung dieses Programms. Das Antragsverfahren läuft nämlich so ab, daß ein Einzelbauherr zusammen mit seinem Förderungsantrag die kompletten Bauunterlagen abgeben muß, insbesondere also die Architektenpläne. Er muß sich also schon

---

[2]) Infratest. Sichereffekte verschiedener Formen der Wohnbau- und Bausparförderung. In Heft Nr. 07 003 der Schriftenreihe „Wohnungsmarkt und Wohnungspolitik" vom Bundesminister für Raumordnung, Bauwesen und Städtebau, Bonn-Bad Godesberg (vergriffen).

128

vorher entschlossen haben, ein Grundstück zu kaufen sowie einen Architekten zu beauftragen. Dieses Verfahren spricht dafür, daß hier in erster Linie Haushalte gefördert werden, die sich schon vorher zum Bau entschlossen haben. Ihnen geht es in erster Linie um eine Verringerung der Belastung. Jedoch sind hier verwaltungsmäßige Verfahren denkbar, die dafür sorgen, daß die Anstoßeffekte höher sind. Der große Vorteil einer Rechtsanspruchsförderung, z. B. im Rahmen einer – geänderten – Lastenzuschußförderung im Rahmen des Wohngeldgesetzes ist es, daß Haushalte, die wirklich auf die öffentliche Förderung angewiesen sind und davon ihren Eigentumserwerb abhängig machen, sicher sein können, daß sie diese Förderung auch wirklich bekommen.

Ein solches Rechtsanspruchsinstrument hätte außerdem den Vorteil, daß die Förderung stärker an das jeweilige Einkommen angepaßt werden könnte. Mit der heutigen Förderungsmethode ist häufig ein groteskes Mißverhältnis verbunden. Das gilt insbesondere, weil die Förderung abhängig gemacht wird von dem Einkommen. Viele von ihnen dürften Geförderte kennen, die vor endgültigem Abschluß ihrer Ausbildung, z. B. als Referendar, eine Eigentumsförderung im 1. Förderungsweg von 50 bis 100 000 DM zugesprochen bekommen haben. Diese Förderung bleibt jedenfalls nach den früheren Förderungsmethoden relativ lange erhalten, auch wenn man inzwischen Oberstudienrat geworden ist.

Die Franzosen haben seit 2 Jahren ein individualisiertes Fördersystem. Sie haben das Förderungssystem 1978 von der Objektförderung auf eine Individualförderung umgestellt. Die Bevorzugung der städtischen Regionen in den Förderungskonditionen ist aber angesichts der Nachteile in den Bedingungen der Eigentumsbildung zu schwach ausgefallen.

Ein Förderungskonzept, durch das der Eigenheimbau in städtischen Räumen besonders begünstigt wird, müßte ergänzt werden durch stadtplanerische Maßnahmen. Einmal wäre hier eine entsprechende Ausweitung des Bodenangebots notwendig. Die Bodenpreissteigerungen in den letzten 5 Jahren haben zu einer Erhöhung der Bodenpreise geführt, die größer sind als die durchschnittliche öffentliche Förderung pro Eigentumsobjekt insgesamt. Man hat den Eindruck, daß gerade die Planer in den letzten Jahren eher unwillig neue Bauflächen ausgewiesen haben. Dieses war sicherlich ein Grund für die im Vergleich zu der allgemeinen Preisentwicklung überproportionalen Bodenpreissteigerungen. Notwendig dafür ist m. E. ein angepaßtes Siedlungsleitbild. ,,Zersiedlung" ist nicht notwendigerweise mit einer Ausweitung der Siedlungsflächen verbunden. Man vergißt, daß in London der Anteil der die eigene Wohnung bewohnenden Haushalte 50 bis 60% beträgt. Dabei werden sogar meist Reiheneigenheime bewohnt. Es sollte inzwischen hinlänglich bekannt sein, daß der Bedarf an Siedlungsflächen bei entsprechender Wahl der Bauformen nur unwesentlich höher ist als im traditionellen Mietwohnungsbau. Es ist an sich bekannt, daß bei einem Achsenkonzept der Zugang zur freien Natur auch bei vergrößerten Siedlungsflächen nicht unmäßig eingeschränkt wird.

Ich komme damit zum Schluß meines Referates und möchte es noch einmal in Thesenform zusammenfassen:

1. Die Marktentwicklung, die planerischen Entscheidungen und die starke steuerliche Förderung der Modernisierung haben in Ballungsgebieten die Wohnungsproduktion erheblich weniger steigen lassen, als es der Nachfrage entsprach. Dadurch ist es zu erheblichen Marktanspannungen mit vielen negativen Folgen gekommen, gerade für die unteren Einkommensgruppen.

2. Es ist deshalb notwendig, die traditionelle Eigenheimförderung umzuorientieren. Sie war bisher sozial- und vermögenspolitisch orientiert und begünstigte auf diese Weise die Regionen, in denen der Eigenheimerwerb traditionell leichter ist. Die Eigentumsförderung sollte so eingesetzt werden, daß die Engpässe im Wohnungsangebot der Ballungsgebiete beseitigt werden. Die Eigentumsförderung sollte also regionalpolitisch genutzt werden.

Damit kommen ich zum letzten Punkt: der Auseinandersetzung mit der Eingangsbemerkung von Herrn DIETRICH.

Es hat ja immer wieder Versuche gegeben, Regionalpolitik zu betreiben, indem man die Lebensbedingungen der Bevölkerung verschlechterte. Ein solcher Versuch ist etwa in London gemacht worden mit den Green Belts. Er hat erschreckende Folgen auf den Wohnungsmärkten gehabt. Es hat sich gezeigt, daß solche Versuche politisch nicht durchgehalten werden können, weil offensichtlich das Wohnen, aber auch die Verkehrsverhältnisse zu direkt mit den Lebensverhältnissen der Einzelnen verbunden sind. Das Ziel ,,Veränderungen der Verteilung der gesamten Bevölkerung in der Bundesrepublik" wird als zu allgemein empfunden gegenüber dem Ziel, die Lebensbedingungen der Bevölkerung in einzelnen Regionen zu verbessern. Man kann dieses Problem natürlich auch als eins der kurzfristigen und langfristigen Wirkungen von Politik und der Kurzfrist- und Langfristorientierung der Politiker formulieren. Es läßt sich immer wieder beobachten, daß die Kommunalpolitiker als Sachwalter der Bevölkerung in den Kommunen erheblich stärker sind als die Regionalpolitiker.

Ich wundere mich immer wieder, daß nicht viel klarer die Alternativen formuliert werden, daß man entweder durch die Verschlechterung der Lebensbedingungen für die Bevölkerung das Wachstum der Regionen beschränken kann oder durch den Einsatz an den Arbeitsplätzen. Ich glaube, daß nur die zweite Alternative sich sozialpolitisch vertreten läßt und politisch durchsetzungsfähig ist.

Referat Professor Dr. Helmut W. Jenkis, Hannover

Die Wohnungswirtschaft vor einer Kurskorrektur?

Zum Standort und zur Wohnungspolitik der 80er Jahre*)

Dieser Arbeitskreis befaßt sich mit der Wohnungspolitik und der Raumordnung. Wie Sie aus der Ankündigung entnommen haben, bin ich in der Wohnungswirtschaft tätig; es ist daher naheliegend, daß ich mich vornehmlich mit wohnungswirtschaftlichen, weniger aber mit raumordnungspolitischen Fragen beschäftigen werde. Des weiteren ist angekündigt, daß ich aus dem Verband niedersächsisch-bremischer Wohnungsunternehmen komme. Ich lege großen Wert darauf, daß ich nicht für den Verband, geschweige denn für die gesamte gemeinnützige Wohnungswirtschaft spreche, sondern nur für mich selbst. Hierdurch gewinne ich die Freiheit, meine persönliche Auffassung darzulegen.

Das Referat möchte ich in zwei Hauptteile gliedern: Einmal in den Teil, den ich Diagnose nenne; im zweiten Teil will ich dann – wie ein Arzt – die Therapie entwickeln.

Zur Diagnose und Therapie will ich einige Vorbemerkungen machen: Gleichgültig, ob in der Politik, im Gesellschafts- oder Wirtschaftsbereich, in der Diagnose – die zugleich Kritik am Ist-Zustand bedeutet – werden insbesondere von der jüngeren Generation bewundernswerte Leistungen vollbracht und ganze Bibliotheken gefüllt. Fragt man aber danach, wie der beschriebene, mangelhafte Ist-Zustand verbessert werden kann, d. h. die Therapie aussehen soll, so erhält man entweder keine oder eine nebulöse Antwort. Um hierfür zwei Beispiele zu nennen: Dieses gilt sowohl für OTA ŠIK's[1] „dritten Weg" zwischen Kapitalismus und Sozialismus als auch für RUDOLF BAHRO's „Alternative"[2]. Dennoch oder gerade deswegen will ich versuchen, einige therapeutische Ansätze zu bringen, wobei ich zugeben muß, daß die Diagnose – die Kritik – auch mir leichter fällt.

I.

Wie sieht es mit der *Diagnose* der wohnungswirtschaftlichen Gegebenheiten zu Beginn der 80er Jahre aus?

Lassen Sie mich den Ist-Zustand mit einem Zitat umschreiben: Das Niedersächsische Sozialministerium – das für den Wohnungsbau zuständig ist – hat unter dem 17. Oktober 1980 eine Pressenotiz herausgegeben, aus der ich zwei Sätze vorlese: „Die Bundesregierung sieht sich nicht mehr in der Lage, ihrer Zahlungsverpflichtung im Wohnungsbau nachzukommen." Und weiter heißt es: „In Niedersachsen fehlen auf Grund dieser Zahlungsunfähigkeit des Bundes allein in den Monaten November und Dezember an bewilligten Förderungsmitteln 46 686 800 DM." Diese Feststellung wirft ein Schlaglicht auf die gegenwärtige wohnungswirtschaftliche Lage.

Der Vizepräsident der Deutschen Bundesbank, Herr SCHLESINGER[3], hat vor wenigen Tagen erklärt, der Staat solle sich aus der Wohnungsbauförderung zurückziehen, um durch

---

*) *Hinweis:* Das Referat wurde auf Grund von Notizen frei gehalten und auf Tonband mitgeschnitten. Der ursprüngliche Redetext wurde stilistisch überarbeitet, ohne dabei die Diktion des Vortrages zu beseitigen. An einigen Stellen erfolgten inhaltliche Ergänzungen, da inzwischen die wohnungspolitische Diskussion sich weiterentwickelt hat. In begrenztem Umfange habe ich auch Literaturhinweise gegeben.
[1] ŠIK, O.: Der dritte Weg. Die marxistisch-leninistische Theorie und die moderne Industriegesellschaft, Hamburg 1972.
[2] BAHRO, R.: Die Alternative. Zur Kritik des real existierenden Sozialismus, Köln-Frankfurt 1977.
[3] Siehe den Bericht SCHLESINGER: Der Staat sollte sich heraushalten. In: „Handelsblatt" vom 14. Oktober 1980.

Begrenzung der öffentlichen Aufgaben und ihrer Kreditaufnahmen der Wirtschaft den nötigen Spielraum an den Finanz- und Gütermärkten zu lassen. Er fordert den Abbau von Subventionen und Steuererleichterungen zur Verlustabdeckung staatlicher und privater Unternehmen, nicht zuletzt für private Bauten. Das Karl-Bräuer-Institut[4]) des Bundes der Steuerzahler hat unter dem 15. Oktober 1980 u. a. folgendes geschrieben: „Neben der Eindämmung der Personalausgaben in den öffentlichen Haushalten und der Ausgaben für die Bundesbahn und den Straßenbau," die auch mit der künftigen demographischen Entwicklung begründet sind, fordert das Institut vor allem „den Abbau der Wohnungsbau- und Sparförderung". Und weiter heißt es: „Der Wohnungsbedarf sei heute gedeckt. Die Zahl der Wohnungen wurde Ende 1978 vom Statistischen Bundesamt mit 23,4 bis 24,7 Mio. und die Zahl der privaten Haushalte auf 24,2 Mio. beziffert."

Gleichzeitig hat sich der Vorstandsvorsitzende der Neuen Heimat, ALBERT VIETOR[5]), dafür eingesetzt, daß der ertragsteuerlich begünstigte Pfandbrief eingeführt werden sollte, um über die Wiederherstellung der Rentabilität die Investitionen im (Miet-)Wohnungsbau anzureizen. Der Deutsche Städtetag[6]) spricht von einer neuen Wohnungsnot und die GEWOS[7]) diskutiert über die Warteschlangen vor den Wohnungsämtern. Der Bundesfinanzminister hat vorgestern erklärt, daß der Bund in diesem Jahr 53 Mrd. DM an Krediten aufnimmt, davon werden 29 Mrd. DM für Tilgung und 14 Mrd. DM für Zinsen verwendet; lediglich 10 Mrd. DM und damit ein knappes Fünftel bleiben zur Finanzierung staatlicher Maßnahmen übrig. Und schließlich hat der Sparkassenpräsident, Herr GEIGER, für hohe Zinsen plädiert als Mittel gegen die DM-Schwäche.

Ich könnte diese Zitate durch zahlreiche weitere ergänzen, doch es soll genügen, um die Lage der Wohnungswirtschaft zu charakterisieren. Ein wenig pauschal kann man den derzeitigen Zustand des (sozialen) Wohnungsbaues dahingehend umschreiben, daß man sozial und politisch vor einem unbefriedigenden Zustand steht, daß trotz nahezu 20 Mrd. DM öffentlicher Subventionen jährlich sich eine neue Wohnungsnot für die geburtenstarken Jahrgänge abzeichnet und daß die Politik dieser Situation machtlos gegenübersteht. Die derzeitige Wohnungspolitik wird als teuer, veraltet und unsozial bezeichnet[8]).

II.

Das Stichwort von der „neuen Wohnungsnot" habe ich bereits genannt. Wie sieht die wohnungswirtschaftliche Versorgung in der Bundesrepublik Deutschland aus?

Zuerst einmal muß man die bedauerliche Feststellung machen, daß wir keine genauen statistischen Angaben über die Wohnbevölkerung, den Wohnungsbestand, die Ausstattung der Wohnungen usw. haben, denn die letzte Gebäude- und Wohnungszählung erfolgte am 25. Oktober 1968. Seitdem gibt es entweder nur den Mikrozensus (1%-Erhebung) oder fortgeschriebene Werte; diese Statistiken stecken aber voller Unzulänglichkeiten. Für 1982 ist eine Totalerhebung geplant; es ist aber zu befürchten, daß diese nicht durchgeführt wird, weil man sich bisher zwischen dem Bund und den Ländern nicht darüber einigen konnte, wie die damit verbundenen Kosten von etwa 450 bis 500 Mill. DM aufgeteilt werden sollen, obgleich auf Grund der unzulänglichen Daten Fehlinvestitionen in Milliardenhöhe möglich oder sogar wahrscheinlich sind. Aber selbst dann, wenn diese statistische Erhebung durch-

[4]) Siehe den Bericht: Wohnungsbau- und Sparförderung sind überflüssig geworden. In: „Handelsblatt" vom 15. Oktober 1980.
[5]) Siehe den Bericht: Wohnungsbau braucht zusätzliche Anreize. In: „Handelsblatt" vom 14. Oktober 1980.
[6]) Deutscher Städtetag (Hrsg.): Neue Wohnungsnot in unseren Städten – Wohnungspolitische Fachkonferenz des Deutschen Städtetages am 4. und 5. März 1980. In: Neue Schriften des Deutschen Städtetages, Heft 41, Köln 1981.
[7]) GEWOS (Hrsg.): Warteschlangen vor den Wohnungsämtern. In: Gewos-Schriftenreihe, N.F. 35, Hamburg 1980.
[8]) Siehe CHRIST, P.: Teuer, veraltet, unsozial – gegen die drohende Wohnungsnot fehlt ein wirksames Konzept. In: „Die Zeit" vom 24. Oktober 1980.

geführt werden sollte: Die Auswertung erfordert einige Jahre, so daß erst etwa Mitte der 80er Jahre verläßliche Basisdaten verfügbar sein würden. Zumindest kurz- oder mittelfristig müssen wir damit leben, daß wir keine genauen statistischen Angaben über die Wohnungswirtschaft haben.

In der wohnungswirtschaftlichen Diskussion geht man – global – davon aus, daß ein Ausgleich zwischen der Zahl der Haushalte und der der Wohnungen vorliegt, d. h., es wird angenommen, daß wir jeweils zwischen 24 und 25 Mill. Haushalte bzw. Wohnungen haben. Aber bereits hier beginnen die statistischen Zweifel: Wieviel Haushalte haben wir tatsächlich? Ist jeder, der das 18. Lebensjahr vollendet und damit volljährig geworden ist, bereits ein „Haushalt", obgleich er in der elterlichen Wohnung gut versorgt ist und dennoch ausziehen will? Und ist jede Ferien- oder Zweitwohnung als Angebot auf dem Wohnungsmarkt anzusehen? Und was bedeutet das schon für die Wohnungsversorgung, wenn in Entleerungsgebieten – wie zum Beispiel an der Zonengrenze – Wohnungen leer stehen, zugleich aber Wohnungen in Hamburg, Berlin oder München gesucht werden? Und was bedeutet es, eine „Wohnung zu suchen": Zum Quadratmeterpreis von DM 20,– oder zu einem solchen von DM 5,–? Allein diese wenigen Hinweise machen deutlich, daß man selbst bei der Diagnose – der Beschreibung des Ist-Zustandes – eine Reihe von Vor-Fragen klären muß, bevor man eine Antwort geben kann. Es sei nur angemerkt, daß man in der wohnungspolitischen Diskussion sich häufig wenig um diese und andere Vor-Fragen kümmert, sondern von einer oder anderen (unbewiesenen) Annahme ausgeht und dann entweder Behauptungen aufstellt oder Forderungen anmeldet. Trotz dieser statistischen Unzulänglichkeiten soll der gegenwärtige wohnungswirtschaftliche Versorgungsgrad wie folgt umschrieben werden: Die 1 %-Wohnungsstichprobe[9] im Frühjahr 1978 ergab, daß von insgesamt 23,84 Mill. Wohnungen insgesamt 22,82 Mill. Hauptwohnungen bewohnt waren, d. h., daß etwa 1 Mill. Wohnungen Zweit- oder Ferienwohnungen vorhanden waren bzw. leer standen. Dagegen weist das Statistische Bundesamt[10] zum Jahresende 1978 einen Bestand von 24 708,2 Wohnungen aus. Es liegt somit eine statistische Differenz von nahezu 1 Mill. WE vor. Es bedarf keiner Erläuterung, daß angesichts der Faktenlage eine fundierte wohnungspolitische Diskussion außerordentlich problematisch ist.

Für den wohnungswirtschaftlichen Versorgungsgrad seien die folgenden Werte genannt: In nahezu 30 Jahren hat sich der Versorgungsgrad – ausgedrückt durch die Zahl der Wohnungen je 1 000 Einwohner und die Zahl der Personen je Wohnung bzw. je Raum – wesentlich verbessert[11]):

Wohnungsdichte

Land	Wohnungen je 1 000 Einwohner[1]						
	13. 9. 1950[2]	6. 6. 1961	1967	1970	31. 12. 1974	1977	1978
Schleswig-Holstein ...	175	291	328	354	389	409	414
Hamburg	210	301	359	390	432	461	468
Niedersachsen	165	271	311	330	362	383	389
Bremen.............	216	314	355	384	419	446	453
Nordrhein-Westfalen ..	202	290	317	336	367	388	393
Hessen.............	204	298	328	344	377	399	403
Rheinland-Pfalz	234	297	316	334	366	392	399
Baden-Württemberg ..	224	288	315	324	358	384	390
Bayern	187	283	315	332	367	388	394
Saarland		304	321	338	369	393	402
Berlin (West)	300	384	439	475	526	570	576
Bundesgebiet ...	202	292	323	341	374	397	403

[1]) Wohnbevölkerung. — [2]) Ohne Saarland.

[9]) Siehe hierzu SCHRÖTER, A.: Ergebnisse der 1 %-Wohnungsstichprobe 1978 – Ein erster Überblick. In: Bundesbaublatt, Heft 7 (1978), S. 431–438.

[10]) Siehe: Bestand an Wohngebäuden und Wohnungen am Jahresende 1978. In: Wirtschaft und Statistik, Heft 8 (1979), S. 571–575.

[11]) Ebenda, S. 574.

Die Zahl der Wohnungen je 1 000 Einwohner stieg von 202 (13. 9. 1950) auf 403 (31. 12. 1978), d. h., sie verdoppelte sich in knapp 30 Jahren. Als Folge dieser quantitativen Verbesserung sank die Zahl der Personen je Wohnung von 4,9 (1950) auf 2,5 (1978); gleichfalls ging die Zahl der Personen je Raum von 1,21 (1950) auf 0,59 (1978) zurück, obgleich nach 1950 Vertriebene und Flüchtlinge in erheblichem Umfange hereinströmten.

Wohnungsbelegung

Land	13. 9. 1950[1])	6. 6. 1961	31. 12.				
			1967	1970	1974	1977	1978
Personen[2]) je Wohnung							
Schleswig-Holstein ...	5,7	3,4	3,0	2,8	2,6	2,4	2,4
Hamburg	4,8	3,3	2,8	2,6	2,3	2,2	2,1
Niedersachsen	6,0	3,7	3,2	3,0	2,8	2,6	2,6
Bremen.............	4,6	3,2	2,8	2,6	2,4	2,2	2,2
Nordrhein-Westfalen ..	5,0	3,4	3,2	3,0	2,7	2,6	2,5
Hessen.............	4,9	3,4	3,0	2,9	2,7	2,5	2,5
Rheinland-Pfalz	4,3	3,4	3,2	3,0	2,7	2,6	2,5
Baden-Württemberg ..	4,5	3,5	3,2	3,1	2,8	2,6	2,6
Bayern	5,4	3,5	3,2	3,0	2,7	2,6	2,5
Saarland		3,3	3,1	3,0	2,7	2,5	2,5
Berlin (West)	3,3	2,6	2,3	2,1	1,9	1,8	1,7
Bundesgebiet ...	4,9	3,4	3,1	2,9	2,7	2,5	2,5
Personen[2]) je Raum							
Schleswig-Holstein ...	1,42	.	0,74	0,68	0,62	0,59	0,58
Hamburg	1,26	.	0,75	0,69	0,62	0,58	0,57
Niedersachsen	1,29	.	0,73	0,68	0,62	0,58	0,57
Bremen.............	1,17	.	0,71	0,66	0,61	0,57	0,56
Nordrhein-Westfalen ..	1,28	.	0,80	0,75	0,68	0,64	0,63
Hessen.............	1,18	.	0,72	0,69	0,62	0,58	0,58
Rheinland-Pfalz	1,07	.	0,72	0,67	0,61	0,57	0,56
Baden-Württemberg ..	1,08	.	0,74	0,71	0,64	0,60	0,59
Bayern	1,24	.	0,76	0,72	0,65	0,61	0,60
Saarland		.	0,72	0,68	0,62	0,58	0,56
Berlin (West)	1,03	.	0,69	0,64	0,57	0,53	0,52
Bundesgebiet ...	1,21	.	0,75	0,71	0,64	0,60	0,59

[1]) Ohne Saarland. — [2]) Wohnbevölkerung.

Diese globale (bundesweite) Aussage bedarf allerdings der Differenzierung, um die Unterschiede in den einzelnen Regionen herauszuarbeiten[12]):

Den besten Versorgungsgrad weist West-Berlin auf: Ende 1978 kamen auf 1 000 Einwohner 576 Wohnungen (Bundesdurchschnitt dagegen 403). Am unteren Ende der Versorgungsskala steht die Gebietseinheit Münster: Auf 1 000 Einwohner kamen 323 Wohnungen und auf eine Wohnung 3,10 Personen. Aber selbst diese Regionalisierung ist noch zu grob, denn der Wohnungsmarkt ist durch Teilmärkte – regional, nach Rechtsformen (Mietwohnungen bzw. Eigentumsobjekte) sowie nach Förderungsart (Sozialbauwohnungen bzw. freifinanzierte Wohnungen) – gekennzeichnet. Derartige statistische Unterlagen sind aber nicht oder nur unvollkommen vorhanden.

Selbst bei einer isolierten Betrachtung wird man feststellen, daß die Bundesrepublik Deutschland einschl. West-Berlin trotz der Kriegszerstörungen und des Zustroms an Vertriebenen und Flüchtlingen einen guten Versorgungsgrad aufweist. Zum Vergleich sei nur darauf hingewiesen, daß in der DDR[13]) die Neubauwohnungen des Jahres 1978 eine durchschnittliche Wohnfläche von 61,7 qm, in der Bundesrepublik aber eine solche von 102,5 qm hatten; in der DDR hatte eine Neubauwohnung durchschnittlich 2,8 Räume, in der Bundes-

---

[12]) Ebenda, S. 575.
[13]) Siehe: Economic Commission for Europe: Annual Bulletin of Housing and Building Statistics for Europe, published by the United Nations, Vol. XXIII, New York 1980, p. 18–19.

Wohngebäude und Wohnungen am 31. 12. 1978 nach Gebietseinheiten des Bundesraumordnungsprogramms

Gebietseinheit	Wohngebäude 1 000	Wohnungen in Wohn- und Nichtwohngebäuden insgesamt 1 000	davon mit … Räumen (einschl. Küche) % — 1 und 2	3	4	5	6	7 und mehr	Räume je Wohnung	Wohnungen je 1 000 Einwohner Anzahl	Personen je Wohnung
1. Schleswig	96,4	178,0	9,4	21,1	29,9	20,8	10,5	8,3	4,34	415	2,41
2. Mittelholstein–Dithmarschen	264,6	579,5	10,4	26,1	31,9	17,8	7,9	5,9	4,08	425	2,36
3. Hamburg	437,0	1 218,6	10,8	27,5	33,9	16,3	6,7	4,8	3,97	435	2,30
4. Lüneburger Heide	126,2	222,9	5,4	19,0	30,8	20,7	12,0	12,1	4,65	393	2,55
5. Bremen	442,0	850,4	6,7	21,4	32,7	20,1	10,6	8,5	4,39	397	2,52
6. Osnabrück	127,8	223,0	6,0	16,4	27,4	21,7	13,4	15,1	4,82	344	2,91
7. Ems	174,5	237,8	5,4	15,7	25,2	22,5	15,5	15,7	4,89	334	3,00
8. Münster	244,6	435,8	6,6	15,8	26,2	20,5	14,3	16,6	4,85	323	3,10
9. Bielefeld	333,8	673,4	7,1	21,3	30,6	20,0	11,1	9,9	4,44	373	2,68
10. Hannover	307,2	789,4	8,4	22,7	36,5	17,7	8,1	6,6	4,19	421	2,37
11. Braunschweig	194,6	478,1	7,4	21,3	37,3	18,2	8,5	7,3	4,28	422	2,37
12. Göttingen	93,3	198,5	8,4	19,6	31,3	19,1	10,7	10,9	4,46	395	2,53
13. Kassel	174,5	342,5	6,6	19,8	30,4	20,2	11,5	11,5	4,55	394	2,54
14. Dortmund–Siegen	473,2	1 218,1	10,7	28,2	31,3	15,5	7,8	6,5	4,06	393	2,55
15. Essen	526,9	1 616,2	12,7	30,8	34,3	13,2	5,2	3,8	3,80	410	2,44
16. Düsseldorf	399,9	1 217,8	15,9	29,7	30,1	14,2	5,9	4,2	3,78	417	2,40
17. Aachen	227,9	426,3	9,4	23,6	28,4	18,0	12,0	8,6	4,31	376	2,66
18. Köln	432,9	1 096,9	13,4	26,6	30,4	16,1	7,9	5,6	3,97	398	2,51
19. Trier	115,0	172,9	5,8	16,2	23,6	20,8	16,9	16,7	4,91	367	2,72
20. Koblenz	261,0	441,4	7,3	21,3	27,2	19,5	13,8	10,9	4,54	392	2,55
21. Mittel–Osthessen	273,2	467,3	6,7	18,1	26,4	18,2	16,4	14,2	4,72	365	2,74
22. Bamberg–Hof	214,4	421,3	10,0	23,3	26,8	19,9	9,2	10,8	4,39	399	2,50
23. Aschaffenburg–Schweinfurt	245,7	455,6	8,2	20,1	28,8	17,3	14,7	10,9	4,50	383	2,61
24. Frankfurt–Darmstadt	500,9	1 242,6	10,3	24,5	33,0	17,1	8,4	6,7	4,12	418	2,39
25. Mainz–Wiesbaden	219,3	483,8	10,1	24,4	29,6	17,1	10,1	8,7	4,24	412	2,43
26. Saarland	243,0	430,9	8,4	21,8	28,3	18,6	12,7	10,2	4,42	402	2,49
27. Westpfalz	119,3	219,2	8,4	22,8	30,2	17,8	10,5	10,3	4,42	420	2,38
28. Rhein–Neckar–Südpfalz	328,5	730,5	9,8	26,6	33,8	17,4	5,7	6,7	4,14	409	2,44
29. Oberrhein–Nordschwarzwald	247,0	554,1	7,9	22,6	34,9	19,6	8,3	6,7	4,24	409	2,44
30. Neckar–Franken	607,8	1 348,0	6,8	18,1	32,8	22,0	12,7	7,6	4,38	392	2,55
31. Ansbach–Nürnberg	264,6	620,9	9,1	23,2	25,3	17,9	16,6	7,9	4,23	411	2,43
32. Regensburg–Weiden	219,5	396,8	10,8	22,5	22,2	18,5	15,1	10,9	4,41	377	2,65
33. Landshut–Passau	210,5	343,9	11,3	20,1	26,5	18,4	9,4	14,3	4,60	380	2,63
34. München–Rosenheim	481,4	1 303,1	18,5	24,1	25,6	15,6	8,8	7,4	3,94	399	2,51
35. Kempten–Ingolstadt	375,6	727,5	11,0	20,5	26,3	20,3	12,0	9,9	4,38	393	2,55
36. Alb–Oberschwaben	305,8	545,8	5,0	14,5	29,9	24,4	14,6	11,6	4,72	368	2,72
37. Oberrhein–Südschwarzwald	327,6	700,2	7,0	18,1	33,8	21,5	10,9	8,7	4,43	380	2,63
38. Berlin (West)	170,8	1 099,2	23,8	37,7	25,2	9,0	2,6	1,7	3,32	576	1,74
Bundesgebiet	10 808,2	24 708,2	10,6	24,0	30,6	17,7	9,3	7,8	4,20	403	2,48

135

republik aber 4,9 Räume. Nach Aussage des DDR-Bauministers WOLFGANG JUNKER[14]) ,,(wurde) eine Konzeption erarbeitet, wie die Wohnungsfrage in unserer Republik (der DDR, Jk.) bis 1990 gelöst werden kann.'' Von 1949 (Gründung der DDR) bis 1970 wurden 1 240 000 Wohnungen gebaut, doch – so führt JUNKER aus –: ,,Wir alle wissen aber, daß trotz dieser Anstrengungen unseres Staates die Wohnbedingungen noch hinter den Anforderungen unserer gesellschaftlichen Entwicklung zurückbleiben. Viele Altbauten entsprechen insbesondere hinsichtlich ihrer Ausstattung und ihrer hygienischen Bedingungen nicht mehr den heutigen Erfordernissen''[15]).

Aber nicht nur in quantitativer, sondern auch in qualitativer Hinsicht bestehen Unterschiede; denn 1976 setzte sich der Wohnungsbestand in beiden deutschen Staaten wie folgt zusammen:

Wohnungsbestand 1976[16]):

Baujahr	Bundesrepublik	DDR
vor 1919	25 %	51 %
1919 – 1945	15 %	21 %
nach 1945	60 %	28 %

Da inzwischen in der Bundesrepublik in größerem Umfange als in der DDR Modernisierungen durchgeführt wurden, hat sich die Wohnungsqualität bei uns wesentlich verbessert.

Der quantitative und qualitative Versorgungsgrad wird im wesentlichen durch die Neubautätigkeit beeinflußt. Hierüber gibt die folgende Tabelle (s. nächste Seite) Auskunft[17]).

Aus dieser Tabelle geht hervor, daß im Zeitraum von 1949 bis 1979 insgesamt 16,1 Mill. WE fertiggestellt wurden, so daß rund zwei Drittel des Wohnungsbestandes auf Nachkriegsbauten entfällt. Das bedeutet aber nicht, daß die insbesondere in den 50er Jahren gebauten Wohnungen modernen Ansprüchen genügen oder modernisierungsfähig sind; dagegen sind zahlreiche aus den 20er und 30er Jahren durchaus modernisierungsfähig, weil sie so solide gebaut wurden. Eine zweite Feststellung bezieht sich darauf, daß – bezogen auf 10 000 Einwohner – die Neubautätigkeit erheblich schwankte, seit 1974 aber rückläufig ist. So problematisch auch eine generelle Aussage ist, so kann man doch feststellen, daß spätestens Mitte der 70er Jahre die kriegs- und nachkriegsbedingte Wohnungsnot überwunden war.

III.

Warum spricht man dennoch von einer sich abzeichnenden ,,neue'' Wohnungsnot? Meines Erachtens sind es drei Elemente, die diese ,,neue'' Wohnungsnot markieren:

1. Die *Erwartungen* an die Erfüllung materieller Ansprüche im allgemeinen, an die des Wohnens im besonderen sind seit 1948 (Währungsreform) gestiegen, d. h., die Ansprüche an die Wohnraumversorgung des Jahres 1980 sind nicht mit denen des Jahres 1950 zu vergleichen. Mit anderen Worten: In den 50er und 60er Jahren befand man sich in der Phase des Wiederaufbaues, hoffte auf die eigene Initiative und die Hilfe des Staates, ohne Ansprüche an die Gesellschaft anzumelden. Die ,,Anspruchsgesellschaft'' dominierte noch nicht.

---

[14]) JUNKER, W.: Das Wohnungsprogramm der Deutschen Demokratischen Republik für die Jahre 1976 bis 1990. 10. Tagung des Zentralkomitees der SED am 2. Oktober 1973, Ost-Berlin 1973, S. 13.

[15]) Ebenda, S. 16.

[16]) Bundesministerium für innerdeutsche Beziehungen (Hrsg.): Zahlenspiegel Bundesrepublik Deutschland/Deutsche Demokratische Republik – Ein Vergleich, o. O., o. J. (Bonn 1978).

[17]) Entnommen aus dem Jahresbericht 1979/80 der Unternehmensgruppe Neue Heimat, Hamburg, Juli 1980, S. A. 11.

Der gesamte Wohnungsbau (Bundesgebiet)

	Genehmigungen	Fertigstellungen							
	Wohnungen[1])	Wohnungen[1])		Wohnungen im sozialen Wohnungsbau		Wohnungen in Ein- und Zweifamilienhäusern			
Jahr	insgesamt	insgesamt	auf 10 000 der Bevölkerung	insgesamt	Anteil an Spalte 3 in v.H.	insgesamt[2])	Anteil an Spalte 3 in v.H.	im sozialen Wohnungsbau[2])	Anteil an Spalte 7 in v.H.
1	2	3	4	5	6	7	8	9	10
1949	rd. 315 000	221 960	45	153 340	69,1	74 000	33,3	36 200	48,9
1950	550 005	371 924	74	254 990	68,6	124 000	33,3	59 800	48,3
1951	482 406	425 405	84	295 580	69,5	144 600	34,0	69 400	48,0
1952	506 963	460 848	91	317 500	68,9	159 727	34,7	76 500	47,9
1953	607 500	539 683	105	304 130	56,4	183 793	34,1	87 687	47,7
1954	641 503	571 542	110	309 502	54,2	208 641	36,5	95 333	45,7
1955	650 287	568 403	109	288 988	50,8	216 893	38,2	88 134	40,6
1956	592 088	591 082	112	305 740	51,7	228 972	38,7	94 210	41,1
1957	543 229	559 641	104	293 160	52,4	226 453	40,5	93 863	41,4
1958	592 908	520 495	96	269 234	51,7	211 575	40,6	89 631	42,4
1959	624 388	588 704	107	301 187	51,2	231 633	39,3	98 051	42,3
1960	635 777	574 402	104	263 205	45,8	235 484	41,0	88 169	37,4
1961	648 766	565 761	101	241 899	42,8	247 579	43,8	87 540	35,4
1962	648 101	573 375	101	242 464	42,3	245 410	42,8	84 758	34,5
1963	575 677	569 610	99	228 757	40,2	246 380	43,2	80 959	32,9
1964	601 021	623 847	108	248 543	39,8	265 840	42,6	82 458	31,0
1965	622 772	591 916	101	228 606	38,6	261 188	44,1	78 067	29,9
1966	581 549	604 799	102	203 510	33,6	259 434	42,9	64 021	24,7
1967	532 752	572 301	97	192 690[2])	33,7	239 820	41,9	67 200	28,0
1968	536 840	519 854	87	177 686	34,2	213 750	41,1	60 700	25,3
1969	560 218	499 696	83	183 217	36,7	203 324	40,7	57 900	28,5
1970	609 356	478 050	79	137 095	28,7	196 107	41,0	48 700	24,8
1971	705 417	554 987	91	148 715	26,8	224 121	40,4	51 200	22,9
1972	768 636	660 636	107	153 214	23,2	248 460	37,6	47 400	19,1
1973	658 918	714 226	115	169 336	23,7	263 087	36,8	49 900	19,0
1974	417 783	604 387	97	148 121	24,5	229 765	38,0	47 200	20,5
1975	368 718	436 829	71	126 660	29,0	195 045	44,6	47 100	24,1
1976	380 352	392 380	64	127 766	32,6	207 842	53,0	55 100	26,5
1977	352 055	409 012	67	139 630	34,1	226 562	55,4	61 500	27,1
1978	425 751	368 145	60	90 225	24,5	239 532	65,1	57 100	23,8
1979	380 000	360 000	60	90 000	25,0	240 000	66.6	50 000	20,8
–1979	17 116 736	16 093 900		6 634 800	41,2	6 698 967	41,6	2 155 781	32,2

Wohn- und Nichtwohnbauten;
ten bis 1951 geschätzt;
1967 einschließlich des (geschätzten) 2. Förderungsweges.

en:
esbaublatt Nr. 9/1979, Statistisches Bundesamt,
iumsband der Deutschen Bau- und Bodenbank „50 Jahre im Dienste der Bau- und Wohnungswirtschaft", S. 189

2. Die *geburtenstarken Jahrgänge* gelangen in das Alter der Haushaltsgründung, die nicht immer mit der Eheschließung gleichzusetzen ist. Hieraus ergibt sich eine erhöhte Nachfrage nach Wohnraum, insbesondere nach preiswerten (subventionierten) Mietwohnungen. Diese Nachfrage wird auch dadurch verstärkt, daß junge Menschen mit ihrer Volljährigkeit (18 Jahre) trotz guter wohnlicher Versorgung im Elternhaus ausziehen und Wohnraum suchen. Da sie sich noch in der Ausbildung befinden bzw. ihr Einkommen am Anfang des Berufslebens noch niedrig ist, sind sie nicht in der Lage, den Markt- oder Kostenpreis zu bezahlen, sondern sie fragen nach subventioniertem (preisgünstigen) Wohnraum. Dieser ist aber knapp, weil ältere Sozialwohnungen belegt sind und neue nur in sehr begrenztem Umfange gebaut werden.

3. Seit Mitte der 70er Jahre ist die *Neubautätigkeit* zurückgegangen und hat sich nahezu halbiert, so daß einer erhöhten Nachfrage ein geringes Angebot gegenübersteht.

Als Vertreter der Wohnungswirtschaft will ich mich nur mit dem letzten Argument – dem Rückgang der Neubautätigkeit – beschäftigen:

Aus der Tabelle über die Neubautätigkeit geht hervor, daß 1973 mit der Fertigstellung von rund 714 000 Wohnungen der absolute Rekord in der Nachkriegszeit erreicht wurde. Danach ging das Fertigstellungsvolumen kontinuierlich auf rund 360 000 WE (Wohnungseinheiten) im Jahre 1979 zurück; für 1980 wird mit einem etwas niedrigeren Volumen gerechnet. Es ist aber nicht nur die quantitative, sondern auch die qualitative Seite, die Beachtung verdient: Während bis Mitte der 70er Jahre die Ein- und Zweifamilienhäuser einen Anteil von etwa 35 % bis 45 % am Fertigstellungsergebnis aufwiesen, erhöhte sich dieser danach laufend und erreichte 1979 = 66,6 %. Während die Eigentumspolitiker mit diesem Ergebnis sehr zufrieden sein können, wird insbesondere die jüngere Generation – die sich weder ein Eigenheim finanziell leisten kann und wegen des zu erwartenden Standortwechsels auch nicht leisten will – ihre Unzufriedenheit über diese Verschiebung ausdrücken. Diese qualitative Akzentverschiebung wird noch dadurch verstärkt, daß der Anteil des sozialen (subventionierten) Wohnungsbaues erheblich zurückgegangen ist: In den 50er und 60er Jahren entfielen etwa 35 % bis 70 % der jährlich fertiggestellten Wohnungen auf den sozialen Wohnungsbau. Selbst nach Einbeziehung des Zweiten Förderungsweges ab 1967 ging dieser kontinuierlich auf etwa 25,0 % (1979) am Neubauvolumen zurück.

Für die 80er Jahre ist auf Grund der Finanzlage der öffentlichen Hände nicht mit einer Ausweitung dieser Quote zu rechnen; denn einmal liegt bereits eine hohe Staatsverschuldung[18]) vor und zum anderen subventionieren die öffentlichen Hände den Wohnungsbau mit rund 20 Mrd. DM jährlich:

Die öffentlichen Schulden (des Bundes, der Länder, der Gemeinden, des Lastenausgleichsfonds sowie des ERP-Sondervermögens) stiegen von 20,6 Mrd. DM (1950) auf 125,9 Mrd. DM (1970) und erreichten 1979 den Stand von 414,8 Mrd. DM. Auf Grund der Finanzplanung wird damit gerechnet, daß sich die gesamten öffentlichen Schulden 1983 auf 555,5 Mrd. DM belaufen werden. Zwar nimmt die Bundesrepublik Deutschland mit einem Anteil am Bruttosozialprodukt von zur Zeit rund 30 % im internationalen Vergleich eine mittelbare Position ein (Italien = 65 %, Großbritannien = 61 %, USA = 52 %); es ist aber zu berücksichtigen, daß der deutsche Fiskus auf Grund der Währungsreform von 1948 praktisch ohne Schuldenbelastung anfing und die rapide Verschuldung erst nach 1970 (= 125,9 Mrd. DM) bzw. 1975 (= 256,4 Mrd. DM) einsetzte. Folge dieser Verschuldung ist, daß der Schuldendienst (Zinsen und Tilgung) von rund 26 Mrd. DM (1974) auf 70 Mrd. DM (1980) gestiegen ist und 1982 sich voraussichtlich auf 90 Mrd. DM belaufen wird.

Es soll hier nicht darauf eingegangen werden, ob – wie es „alternative" Ökonomen fordern – noch eine weitergehende Verschuldung möglich sei, es soll lediglich dargelegt wer-

---

[18]) Cassel, D.: Wachsende Staatsverschuldung – Wohltat oder Plage? In: List-Forum, Bd. 10, Heft 5 (Mai 1980), S. 265–283, insbesondere S. 266.

den, daß im Rahmen der gegebenen Wirtschaftsordnung einer weitergehenden öffentlichen Verschuldung Grenzen gesetzt sind, zumal sowohl innen- als außenpolitisch in den 80er Jahren neue Belastungen auf die öffentlichen Hände zukommen.

Bei der Frage, ob und in welchem Umfange Bund, Länder und Gemeinden den (sozialen) Wohnungsbau subventionieren können, ist zu beachten, daß dieser bereits in erheblichem Umfange staatlich gefördert wird. Das Deutsche Institut für Wirtschaftsordnung (DIW) hat die folgenden Werte (s. nächste Seite) ermittelt[19].

Auf den sozialen Wohnungsbau entfällt für 1980 nur ein Subventionsbeitrag von 5,90 Mrd. DM, auf die anderen Förderungsarten (indirekte Wohnungsbauförderung, Städtebau- und Bausparförderung sowie das Wohngeld) aber weitere 14,15 Mrd. DM, so daß sich gesamte staatliche Aufwendungen von rund 20,05 Mrd. DM ergeben. Wenn es gelingen sollte, diesen Betrag real zu halten, d. h. die Inflation auszugleichen, so wäre dieses bereits ein beachtlicher Erfolg. Ob durch eine Umschichtung innerhalb des Gesamtbetrages eine höhere Effizienz erreicht werden kann, bleibt abzuwarten.

Zu Beginn der 80er Jahre wird man davon ausgehen müssen, daß bei einer gestiegenen Erwartungshaltung der jüngeren Generation und bei einem verstärkten Andrang der geburtenstarken Jahrgänge dem öffentlich geförderten sozialen Wohnungsbau voraussichtlich enge Grenzen gesetzt sind. Das dürfte aber bedeuten, daß der Mietwohnungsbau im allgemeinen und der Sozialwohnungsbau weiterhin auf niedrigem Niveau stagnieren werden. Dagegen ist es wahrscheinlich, daß der Eigenheimbau trotz steigender Preise und Kosten fortgeführt werden kann, weil hierfür offensichtlich eine sehr große Opferbereitschaft vorhanden ist[20]. Über den – allerdings umstrittenen – Sickereffekt werden auch einkommensschwache und jüngere Haushalt erreicht[21]. Ob und in welchem Umfang damit die „neue" Wohnungsnot in den 80er Jahren gelöst werden kann, bleibt abzuwarten.

IV.

Es ist bereits angeklungen, daß der Belebung der Wohnungsbautätigkeit im allgemeinen und der des Mietwohnungsbaues gewisse Grenzen gesetzt sind. Ich will mich nunmehr dieser Frage zuwenden und damit auch gleich den schrittweisen Übergang von der Diagnose zur *Therapie* vollziehen. Bevor ich den Versuch unternehme, diese Frage zu beantworten, will ich kurz auf die Gründe für den Rückgang der Neubautätigkeit eingehen. Meines Erachtens gibt es hierfür drei Ursachen:

1. Nach dem inflationär bedingten Bauboom zu Beginn der 70er Jahre brach dieser 1974/75 abrupt zusammen, da die Deutsche Bundesbank eine rigorose Geldpolitik verfolgt. Dieser Konjunkturumschwung führte zu einer Reihe von „Baupleiten", die die Investoren davon abhalten, sich im (Miet-)Wohnungsbau zu engagieren.

2. Mit dem ersten Wohnraumkündigungsschutzgesetz 1971 bzw. mit dem Zweiten Kündigungsschutzgesetz Ende 1974 wurde ein Kurswechsel in der Wohnungspolitik eingeleitet, d. h., die Einordnung der Wohnungswirtschaft und die der Mietenentwicklung in den marktwirtschaftlichen Prozeß wurde zum Teil aufgehoben und durch administrative Regeln – zum Beispiel durch die Vergleichsmiete – ersetzt. Dadurch werden Investoren davon abgehalten, ihr Geldkapital in den Wohnungsbau zu lenken. (Es sei aber darauf hingewiesen, daß die Ansichten darüber, ob die Wohnraumkündigungsschutzgesetze investitionshemmend

---

[19] BARTHOLOMAI, B.: Keine Neuorientierung der Wohnungsbauförderung? In: DIW-Wochenbericht 50/80 vom 11. Dezember 1980, S. 517–525, Tabelle auf S. 518.

[20] Siehe hierzu die interessanten Ausführungen von KORNEMANN, R.: Zur Verschuldungs- und Opferbereitschaft von Eigenheimern. In: Der langfristige Kredit, Heft 20 (1979), S. 626–630.

[21] Mit der Diskussion über den Sickereffekt haben sich WEISSBARTH, R./SCHUCK, R. auseinandergesetzt: Anmerkungen zur Diskussion über die Wirkungsweise des Sickereffektes. In: Privates Bausparen 1980, herausgegeben vom Verband der privaten Bausparkassen, Bonn 1980, S. 57–62.

Staatliche Aufwendungen für den Bereich Wohnungswesen und Städtebau
– soweit quantifizierbar (in Mrd. DM) –

Aufgabenbereich/ Maßnahmen	1974 Bund	Länder Gemeinden	insges.	1978 Bund	Länder Gemeinden	insges.	1980 Bund	Länder Gemeinden	insges.
1. Sozialer Wohnungsbau¹)	–	–	3,80	–	–	4,15	–	–	5,20
Zins- und Tilgungszuschüsse (Objektbezogene Beihilfen)	0,30	0,60	0,90	0,55	1,20	1,75	0,75	1,95	2,70
Zinsermäßigungen, die mit dem Darlehensbestand verbunden sind	–	–	2,90	–	–	2,40	–	–	2,50
nachrichtlich:									
Darlehensauszahlungen	0,70	1,90	2,60	0,60	1,85	2,45	0,80	1,90	2,70
Darlehensrückflüsse	0,60	–	–	0,65	–	–	0,70	–	–
2. Sonstige Zinsermäßigungen¹)	–	–	0,80	–	–	0,70	–	–	0,70
Wohnungsfürsorge öff. Arbeitgeber	–	–	0,60	–	–	0,55	–	–	0,55
Lastenausgleich (Aufbaudarlehen)	0,20	–	0,20	0,15	–	0,15	0,15	–	0,15
Zwischensumme¹)	1,65	2,95	4,60	1,65	3,25	4,90	1,90	4,00	5,90
davon Zinsermäßigungen	–	–	3,70	–	–	3,10	–	–	3,20
3. Indirekte Wohnungsbauförderung¹)²)	0,70	2,00	2,70	1,60	3,45	5,05	1,95	3,85	5,80
Steuervergünstigungen §§7b u. 54 EStG	0,70	0,95	1,65	1,50	2,00	3,50	1,75	2,35	4,10
Steuervergünstigungen §7.5 EStG	–	–	–	0,10	0,10	0,20	0,20	0,20	0,40
Grundsteuervergünstigung auf 10 Jahre	–	1,05	1,05	–	1,35	1,35	–	1,30	1,30
4. Gemeinnützige Wohnungsunternehmen, Organe der staatl. Wohnungspolitik³)	0,20	0,20	0,40	0,40	0,25	0,65	0,25	0,25	0,50
Steuerbefreiung	0,20	0,20	0,40	0,20	0,25	0,45	0,25	0,25	0,50
Investitionszuschüsse	–	–	–	0,20	–	0,20	–	–	–
5. Modernisierung, Energieeinsparung³)	0,15	0,15	0,30	0,30	0,30	0,60	0,60	0,65	1,25
Finanzhilfen (Bund-Länder-Programm)	0,10	0,10	0,20	0,15	0,15	0,30	0,40	0,40	0,80
Steuervergünstigungen (§82a EStDV)	0,05	0,05	0,10	0,15	0,15	0,30	0,20	0,25	0,45
1.–5. Wohnungsbauförderung⁴)	2,70	5,30	8,00	3,95	7,25	11,20	4,70	8,75	13,45
6. Städtebauförderung⁵)	0,25	0,55	0,80	0,45	1,05	1,50	0,50	1,45	1,95
Finanzhilfen (StBauFG)	0,15	0,25	0,40	0,20	0,35	0,55	0,25	0,45	0,70
Finanzhilfen Konjunkturprogramme, ZIP	0,10	0,10	0,20	0,25	0,40	0,65	0,25	0,50	0,75
Finanzhilfen zusätzl. Länderprogramme	–	0,20	0,20	–	0,30	0,30	–	0,50	0,50
7. Bausparförderung⁶)	1,80	1,85	3,65	1,30	1,35	2,65	1,25	1,35	2,60
Wohnungsbauprämien	1,55	1,55	3,10	0,95	0,95	1,90	0,95	0,95	1,90
Steuervergünstigungen	0,25	0,30	0,55	0,35	0,45	0,75	0,30	0,40	0,70
8. Wohngeld¹)	0,75	0,85	1,60	0,90	1,05	1,95	0,95	1,10	2,05
1.–8. Wohnungswesen, Städtebau⁴)	5,50	8,55	14,05	6,60	10,70	17,30	7,40	12,65	20,05

¹) Nach Angaben im Sozialbericht 1980.
²) Ergänzende Angaben: Subventionsberichte und „7b-Bericht" der Bundesregierung.
³) Nach Angaben im Subventionsbericht und Finanzbericht 1980.
⁴) Ohne Berücksichtigung der Grunderwerbssteuerbefreiung (1978 ca. 3,5 Mrd. DM).
⁵) Verschiedene Quellen: Subventionsberichte, Bundestagsdrucksache 8/2085 (Städtebaupolitik), Länderfinanzberichte.
⁶) Nach Angaben im Sozialbericht und Subventionsbericht.

DIW Deutsches Institut für Wirtschaftsforschung, Wochenbericht 50/80 vom 11. 12. 1980.

wirken, auseinandergehen. Insbesondere die Versicherungswirtschaft hat hierauf aufmerksam gemacht.)

3. Die Entwicklung der Grundstücks-, Bau- und Kapitalkosten hat dazu geführt, daß die sich daraus ergebenden Mieten für Neubauwohnungen so hoch sind, daß sie vom Markt nicht mehr akzeptiert werden. Diese fehlende Rentabilität führt dazu, daß die Kapitalanleger sich anderen, lukrativen und sicheren Anlagemöglichkeiten zuwenden.

Die Meinungen darüber, welche dieser drei Einflüsse einzeln oder gemeinsam den Attentismus der (privaten) Investoren maßgeblich verursacht haben, gehen auseinander. Im Rahmen dieses Vortrages würde es zu weit führen, diese Argumente einzeln zu prüfen. Daher soll der Frage nachgegangen werden, ob und wo man Kosten einsparen kann (um hierdurch die Mieten zu senken) und ob die fehlende private Investitionsbereitschaft durch staatliche Subventionen ganz oder teilweise ersetzt werden kann.

Obgleich örtlich unterschiedliche Kostenstrukturen vorliegen, wird man für Herbst 1980 von den folgenden Durchschnittswerten ausgehen können[22]): Die durchschnittlichen Gesamtherstellungskosten belaufen sich auf DM 2 500,– je qm Wohnfläche; die Wohnfläche einer Mietwohnung beträgt zwischen 70 und 80 qm, so daß die Gesamtherstellungskosten etwa 180 000,– DM betragen. Es wird von einem vereinfachten Finanzierungssystem ausgegangen:

Kapitalmarktmittel:
DM 153 000,–, zu einem Effektivzins von 9,5%,
Eigenkapital:
DM 27 000,–, das mit 4% verzinst wird.

Unter Berücksichtigung der in der II. BV (Berechnungsverordnung) festgelegten Sätze für die Abschreibung, die Instandhaltung und der realistisch veranschlagten Beträge für die Betriebskosten ergibt dieses eine kostendeckende (Kalt-)Miete von etwa 20,– DM je qm Wohnfläche und Monat. Selbstverständlich unterliegt diese Mietenkalkulation gewissen Schwankungen, dennoch dürfte diese Durchschnitts(kalt-)miete durchaus realistisch sein.

Es bedarf keiner besonderen Begründung, daß diese Neubaumieten nicht tragbar sind; denn würde man unterstellen, daß ein Haushalt 25% des Familiennettoeinkommens für die Miete aufwenden soll (gegenwärtig liegt der Durchschnitt bei etwa 15%), dann müßte sich das Nettoeinkommen dieser Familie auf rund DM 7 000,– monatlich belaufen. Im Vergleich sei angeführt, daß 1978 das ausgabefähige Einkommen des Haushaltstyps I (2-Personen-Haushalt von Rentnern und Sozialhilfeempfängern) bei 1 170,– DM, das des Haushaltstyps II (4-Personen-Arbeitnehmer-Haushalt mit mittlerem Einkommen) 2 630,– DM betrug und das des Haushaltstyps III (4-Personen-Haushalt von Beamten und Angestellten mit höherem Einkommen) sich auf 4 386,– DM belief. Seit 1978 sind diese Einkommen keineswegs in dem Umfange gestiegen, um eine Kaltmiete von DM 20,– pro qm zu bezahlen.

Wenn die Haushalte aus ihrem Einkommen die kostendeckende Miete nicht tragen können, dann bieten sich zwei Wege an: Einmal Senkung der Gesamtherstellungskosten und damit der Mieten und zum anderen Herabsubventionierung der Mieten auf eine tragbare Höhe.

Untersuchungen über die Struktur der Kostenmieten haben zu den folgenden Ergebnissen geführt[23]): Anteil der

| Kapitalkosten | von | 75,47% (1963) bis 83,55% (1974) |
| Bewirtschaftungskosten | von | 16,45% (1974) bis 24,53% (1963) |

---

[22]) Siehe hierzu den Aufsatz des Verfassers: Kurskorrektur der Wohnungspolitik? – Über Notwendigkeit und mangelnde Bereitschaft. In: Gemeinnütziges Wohnungswesen, Heft 6 (1980), S. 314–324, insbesondere S. 316.

[23]) HOFFMANN, U.: Kostenmiete im öffentlich geförderten sozialen Wohnungsbau von 1975 bis 1977. In: Wirtschaft und Statistik, Heft 3 (1979), S. 163–166, insbesonders S. 164.

Abschreibungen	von	9,21% (1974) bis 11,86% (1963)
Verwaltungskosten	von	1,19% (1974) bis 2,16% (1963)
Betriebskosten	von	1,71% (1974) bis 2,95% (1977)
Instandhaltungskosten	von	3,66% (1974) bis 7,00% (1964)
Mietausfallwagnis	von	0,68% (1974) bis 1,18% (1962)

In dem Zeitraum von 1962 bis 1977 (16 Jahre) dominierten mit etwa 75 bis 80% die Kapitalkosten, die in der Hochzinsphase 1974 sogar einen Anteil von 83,55% erreichten. Wenn man die Miete senken will, dann kann man selbstverständlich an den Grundstücks-, Erschließungs- und Baukosten ansetzen, doch noch entscheidender ist eine Senkung der Kapitalkosten. Daher wird immer wieder die Einführung des (steuerbegünstigten) Sozialpfandbriefes gefordert. Für die nahe Zukunft ist aber nicht damit zu rechnen, daß dieser eingeführt wird, da einmal hierdurch ein Steuereinnahmeausfall entsteht und zum anderen eine Spaltung des Kapitalmarktes erfolgt[24]. Es ist auch nicht sehr wahrscheinlich, daß der Wohnungsstandard – Wohnfläche bzw. Ausstattungsgrad – wesentlich gesenkt wird. Sofern hier Einsparungen erfolgen, dürften diese durch zusätzliche Aufwendungen für die Verbesserungen im Interesse der Energieeinsparungen kompensiert werden.

Ein weiterer Ausweg besteht darin, eine in etwa gegebene Kostenstruktur durch Subventionen in dem Maße zu beeinflussen, daß die sich dann ergebenden Mieten sozial tragbar sind:

Im öffentlich geförderten Wohnungsbau wird – wenn auch in den einzelnen Ländern unterschiedlich – eine Mietobergrenze von 5,– bis 6,– DM je qm Wohnfläche und Monat als tragbar angesehen. Um die Kostenmiete von etwa 20,– DM auf rund 6,– DM herabzusubventionieren, benötigt man ein zinsloses öffentliches Darlehen (zu 0,5% Verwaltungskosten und 1% Tilgung p. a.) von rund 150 000 DM je Wohneinheit. Um die geburtenstarken Jahrgänge mit Mietwohnungen zu tragbaren Bedingungen zu versorgen, benötigt man schätzungsweise 120 000 oder sogar 150 000 Neubauwohnungen jährlich. Wenn ich davon ausgehe, daß nur 100 000 Sozialbauwohnungen subventioniert werden sollen, so handelt es sich um ein Subventionsvolumen von 15 Mrd. DM jährlich. Wenn nur sechs oder sieben Jahre für die geburtenstarken Jahrgänge diese Subvention aufgebracht werden sollte, so müßten 90 bzw. 105 Mrd. DM bereitgestellt werden; wenn die Kosten sich erhöhen sollten, dann wären noch höhere Subventionsbeträge erforderlich. Angesichts der bereits vorhandenen staatlichen Verschuldung sowie angesichts der auf die öffentlichen Hände zukommenden – innen- und außenpolitisch motivierten – Lasten ist nicht damit zu rechnen, daß der genannte Subventionsbetrag von 15 Mrd. DM jährlich zur Verfügung gestellt werden kann. Mit anderen Worten: Wenn die Privatinvestition nicht angeregt werden kann (bei mangelnder Rentabilität ist dieses nicht zu erwarten) und wenn die öffentliche Hand diese Lücke nicht schließt, dann ist davon auszugehen, daß in den kommenden Jahren der (Miet-)Wohnungsbau keine nennenswerte Belebung erfährt. Das aber bedeutet, daß für die geburtenstarken Jahrgänge eine ,,neue" Wohnungsnot entsteht.

V.

Die Wohnungspolitik steht aber nicht nur vor dem geschrumpften Mietwohnungsbau – der Bestandteil der Neubaupolitik ist –, sondern auch vor Problemen der *Bestandspolitik*. In diesem Bereich muß man zwischen den technischen Problemen (der Modernisierung, der Sanierung und schließlich dem Abbruch) und den wirtschaftlichen Fragen unterscheiden. Obgleich beide Komplexe zusammengehören, will ich mich den wirtschaftlichen Aspekten zuwenden und hier lediglich auf die Mietenverzerrung sowie auf die Fehlbelegung eingehen.

---

[24] Siehe hierzu SCHNEIDER, M.: Sozialpfandbrief und öffentliche Wohnungsbauförderung. In: Zeitschrift für das gemeinnützige Wohnungswesen in Bayern, Heft 11 (1980), S. 430–433.

Im Gegensatz zur Kalkulation bzw. Preisbildung in anderen Wirtschaftsbereichen wird in der Wohnungswirtschaft vom „Erstarrungsprinzip" ausgegangen, d. h., die Herstellungskosten bilden die Grundlage für die Mietenkalkulation. Dieses führt dazu, daß trotz gleicher Lage, ähnlicher Ausstattung und Größe der Wohnung unterschiedliche (zufällige) Kosten vorliegen, die zur Mietenverzerrung führen. Ein typisches Beispiel ist die unterschiedliche Finanzierung eines größeren Neubauobjektes: Für einen Teil der Wohnungen standen Pfandbriefhypotheken mit festen Konditionen, für den anderen aber Sparkassenhypotheken mit variablen Zinskonditionen zur Verfügung, obgleich es sich um gleichartige und gleichwertige Wohnungen handelt. Während der Nutzungsdauer ergeben sich – unabhängig vom Wohnwert – unterschiedliche Mieten, die weder wirtschaftlich noch sozialpolitisch vertretbar sind.

Es hat zahlreiche Überlegungen und Vorschläge gegeben, diese auf historischen Kosten und Preisen beruhenden Mietenverzerrungen zu beseitigen. Zur Lösung dieses Problems werden immer zwei Vorschläge genannt: Die Unternehmensmiete[25]) und die (einkommensabhängige) Wohnwertmiete[26]). Ohne hier in eine detaillierte Diskussion einzutreten, kann gesagt werden, daß beide Mietenentzerrungsinstrumente entweder überhaupt nicht oder nur unter ganz bestimmten Bedingungen einführbar bzw. realisierbar sind. Für die Unternehmensmiete ist nicht nur ein größerer Wohnungsbestand mit unterschiedlichen Miethöhen erforderlich, sondern es muß auch die rechtliche Voraussetzung geschaffen werden, daß – kostenunabhängig – die Mieten zusammengefaßt und nach bestimmten Kriterien nivelliert werden. Soweit mir bekannt ist, haben nur gemeinnützige Wohnungsunternehmen in Wolfsburg – wo die besonderen Verhältnisse einer jungen Stadt mit einem großen Werk als Arbeitgeber vorliegen – und in Delmenhorst die Unternehmensmiete praktiziert. Der Einführung der (einkommensabhängigen) Wohnwertmiete stehen – wie bei anderen administrativen Regelungen – zwei Probleme entgegen: Einmal die Schaffung objektiver Kriterien für die Ermittlung des Wohnwertes und zum anderen die damit verbundene Verwaltungsarbeit bzw. die Verwaltungskosten. Sofern überhaupt, werden diese beiden Instrumente nur in bestimmten Ausnahmefällen eingesetzt. Sie spielen bei den gegenwärtigen Koalitionsverhandlungen auch keine Rolle.

Dagegen wird nach der letzten Bundestagswahl die Staffelmiete diskutiert: Künftig soll es – abweichend vom Zweiten Wohnraumkündigungsschutzgesetz – zugelassen werden, daß Vermieter und Mieter Mietsteigerungen für einen gewissen Zeitraum vereinbaren. Hierdurch will man die Aussichten auf die Rentabilität im Wohnungsbau verbessern und damit die privaten Investoren – so zum Beispiel die Lebensversicherung – zurückgewinnen. Abgesehen davon, daß sich die Mieter hierauf kaum einlassen – sobald die vereinbarten Mietpreissteigerungen eintreten, werden sie umziehen („Mietspringer") –, dürfte dieses kaum einen nennenswerten Anreiz für die Investoren bedeuten. Schließlich haben sich auch im politischen Raum gegen diesen Vorschlag erhebliche Bedenken gemeldet[27]). Ein wesentliches Argument für die Marktwirtschaftler geht dahin, daß auch hierdurch nicht der Markt herbeigeführt wird, dagegen befürchten Sozialpolitiker, daß dieses der erste Schritt zur Aufweichung der Sozialbindung des Gutes Wohnung bedeuten könnte.

---

[25]) JENKIS, H. W.: Die Unternehmensmiete – Die Notwendigkeit und Problematik der Neuorientierung der Mietenpolitik, Institut für Siedlungs- und Wohnungswesen der Westfälischen Wilhelm-Universität Münster. Sonderveröffentlichung Nr. 9, Münster 1968.

[26]) JENKIS, H. W.: Die Wohnwertmiete. In: Zeitschrift für das gemeinnützige Wohnungswesen in Bayern, Heft 11 (1974), S. 576–580; Heft 12 (1974), S. 637–641. – BELLINGER, C.H./KORNEMANN, R./KÜHNE-BÜNING, L./KURTH, M./NORDALM, V. (Bearbeiter): Ökonomische, rechtliche und verfahrenstechnische Möglichkeiten zur Einführung der Wohnwertmiete bei öffentlich geförderten Wohnungen. In: Schriftenreihe „Wohnungsmarkt und Wohnungspolitik" des Bundesministers für Raumordnung, Bauwesen und Städtebau, Bonn-Hamburg 1976.

[27]) HORT, P.: Kein Mut zum Markt. In: „Frankfurter Allgemeine Zeitung" vom 17. November 1980. – GILLIES, P.: Staffelmiete: gefährlicher Unsinn? In: „Die Welt" vom 3. Dezember 1980.

VI.

Wohnungswirtschaftliche Fragen stehen wiederum im Vordergrund der Innenpolitik und der Koalitionsverhandlungen. Hinsichtlich der Beseitigung der Mietenverzerrung ist aber zu befürchten, daß man – aus politischen Gründen – nicht den Mut hat, wieder den Wohnungsbestand in die soziale Marktwirtschaft zu überführen. Wie aber steht es mit der vielzitierten Fehlbelegung von Sozialbauwohnungen?

Bei der Fehlbelegung handelt es sich darum, daß zum Zeitpunkt des Bezuges die Mieter die Voraussetzungen der Zuweisung einer Sozialwohnung erfüllen, sich dann aber ihr Einkommen erhöht, so daß sie aus der Wohnberechtigung „herauswachsen". Solange man einerseits am Erstarrungsprinzip festhält (folglich bleiben die Mieten relativ statisch) und die Einkommen zumindest nominal steigen, wird sich dieses Problem immer wieder stellen. Je besser die Ausbildung der ursprünglich wohnberechtigten Mieter, desto höher die Einkommenssteigerung und desto schneller tritt die Fehlbelegung ein. Es handelt sich somit um ein „systemimmanentes" Problem des sozialen Wohnungsbaues.

Das Problem der Fehlbelegung ist keineswegs neu, und die Vorschläge, um es zu lösen, werden nicht erst seit dem Herbst 1980 gemacht[28]; denn bereits im Jahre 1973 gab es einen „Entwurf eines Gesetzes zum Abbau der Fehlsubventionierung und zur Entzerrung des Mietpreisgefüges im sozialen Wohnungsbau". Die Einführung einer Fehlbelegungsabgabe ist aus zahlreichen Gründen gescheitert: Einmal wurde und wird darauf hingewiesen, daß die Mehreinnahmen mit der damit verbundenen Verwaltungsarbeit in keinem angemessenen Verhältnis stehen, zum anderen erhebt sich die rechtliche Frage, wie die Fehlbeleger unter den Eigenheimern und Wohnungseigentümern herangezogen werden können, und schließlich sind sich alle politischen Parteien (unausgesprochen) darüber einig, daß mit einer derartigen Abgabe Wähler negativ gestimmt werden könnten. Der Gesetzesentwurf über die Einführung einer Fehlbelegungsabgabe ist 1973 gescheitert. Bei Koalitionsverhandlungen 1980 ist der Vorschlag wieder aus der Versenkung aufgetaucht und wird lebhaft diskutiert:

Selbst nach der beachtlichen Erhöhung der Einkommensgrenzen durch das Wohnungsbauänderungsgesetz 1980 wird vom Parlamentarischen Staatssekretär im Bundesstädtebauministerium, DIETRICH SPERLING, geschätzt, daß knapp ein Drittel aller Sozialmieter nicht berechtigt sind, in ihren preisgünstigen Sozialwohnungen zu wohnen[29]. Diese Fehlbelegung ist nicht nur ein soziales und politisches Ärgernis, sondern führt auch dazu, daß höhere Einkommensbezieher preiswerte Sozialwohnungen blockieren, während berechtigte Haushalte – zum Beispiel junge Familien – ihren formalen Anspruch auf eine geförderte Wohnung nicht realisieren können. Das Bonner Städtebauinstitut[30] geht von den folgenden Fakten aus:

1. Zahl der Sozialmietwohnungen im ersten Förderungsweg	4,3 Mill. WE
2. *davon* etwa 25% Fehlbeleger	*1,1 Mill. WE*
3. mithin sind richtig belegt	*3,2 Mill. WE*

---

[28] KORNEMANN, R.: Fehlsubventionierungen im öffentlich geförderten sozialen Wohnungsbau – Bilanz einer systemwidrigen Marktintervention. Schriftenreihe des Instituts für Städtebau, Wohnungswirtschaft und Bausparwesen e.V., Bd. 25, Bonn 1973.

[29] Siehe den Bericht: 32 Prozent Fehlbelegung. In: „Frankfurter Allgemeine Zeitung" vom 27. Dezember 1980.

[30] Siehe: Hausbau-Informationen, Folge 46 (1980) vom 20. November 1980.

4. Zahl der Anspruchsberechtigten auf eine Sozialwohnung (nach der Einkommenserhebung ab 1. 3. 1980)	10 Mio. Haushalte
5. *davon* mit Sozialwohnungen versorgt (Ziff. 3)	*3,2 Mio. Haushalte*
6. mithin Anspruchsberechtigte, aber nicht versorgt	*6,8 Mio. Haushalte*

Das Bonner Städtebauinstitut vertritt die meines Erachtens richtige Auffassung, daß es nicht einzusehen sei, wieso diese 6,8 Mill. Haushalte schlechter gestellt sein sollen als diejenigen, die bereits eine Sozialwohnung erhalten haben, zumal die Aussichten auf eine Zuteilung einer neuen Sozialwohnung nahezu aussichtslos sind.

Der Vorschlag, eine Fehlbelegungsabgabe einzuführen, hat zu einer lebhaften und kontroversen Diskussion geführt. Es sind eine Reihe von Gegenargumenten angeführt worden, wovon ich nur einige nennen will[31]):

1. Es wird geschätzt, daß die Fehlbelegungsabgabe zusätzliche Einnahmen von schätzungsweise 500 Mill. DM jährlich erbringt. Bei einem Subventionsaufwand von 150 000,– DM je WE könnten damit etwas mehr als 3 000 WE subventioniert werden.

2. Der Verwaltungsaufwand wird auf 10% (50 Mill. DM) geschätzt. Kritiker weisen darauf hin, daß die Verwaltungsarbeit weit höher liegen dürfte. Insbesondere die Hauseigentümer verweisen darauf, daß sie nicht bereit seien, für den Staat kostenlos die Verwaltungsarbeit durchzuführen und noch dazu das Risiko des Mietausfalles tragen zu müssen.

3. Die Vermieter befürchten ferner, daß auf Grund der Fehlbelegungsabgabe die besser verdienenden Mieter ausziehen (Fehlbelegungs-Verdrängungseffekt), sich damit die Sozialstruktur dieser Wohnungen entsprechend verschlechtert, so daß die Vermietungsrisiken zunehmen.

4. Wie 1973, so bereitet es auch gegenwärtig rechtliche Schwierigkeiten, die Eigenheime in die Fehlbelegungsabgabe einzubeziehen. Wenn dieses aber nicht erfolgt, dann liegt eine rechtlich und politisch problematische unterschiedliche Behandlung wirtschaftlich gleichartiger Tatbestände vor.

5. In die Fehlbelegungsabgabe sollen die Wohnungen der Wohnungsfürsorge des öffentlichen Dienstes nicht einbezogen werden, da diese nicht öffentliche Mittel im Sinne des Ersten bzw. Zweiten Wohnungsbaugesetzes erhalten haben. Rechtlich ist dieses richtig, politisch und psychologisch gegenüber dem ,,kleinen Mann'' aber außerordentlich problematisch.

6. Sowohl die Gesetzgebung als auch die dann folgenden Erhebungen über die Sozialwohnungen, die Einkommensverhältnisse der Mieter usw. erfordern Zeit. Man schätzt, daß erst Mitte 1983 die rechtlichen und administrativen Voraussetzungen für die Erhebung der Fehlbelegungsabgabe erfüllt sein werden – etwa ein Jahr vor der nächsten Bundestagswahl. Unausgesprochen kann oder will sich keine Partei einen derartigen Griff in die Taschen der Mieter bzw. Wähler leisten.

Aus den genannten Gründen hat auch dieses Mal die Fehlbelegungsabgabe nur eine geringe Chance, realisiert zu werden. In der Konferenz der Wohnungsbauminister Mitte Dezember 1980 haben nur die drei Stadtstaaten und Nordrhein-Westfalen den Plan der Fehlbelegungsabgabe unterstützt, Hessen enthielt sich der Stimme, und die christdemokratisch re-

---

[31]) Brüggemann, J.: Fehlbelegungsabgabe verzerrt die Mieten. In: ,,Die Welt'' vom 10. Dezember 1980; Hausbau-Informationen, Folge 49 (1980) vom 11. Dezember 1980.

gierten Länder lehnten diesen Plan ab[32]). Diese Länder empfehlen dagegen, daß die früher zinslos gewährten Mittel nachträglich verzinst werden sollen. Insbesondere der Finanzminister des Landes Rheinland-Pfalz, GADDUM, spricht sich für marktkonforme Lösungen aus, d. h., für eine schrittweise Eingliederung der Sozialwohnungen in den allgemeinen Wohnungsmarkt, indem die künstlich herabsubventionierten Kostenmieten an die Vergleichsmieten herangeführt werden.

VII.

Neben der Fehlbelegung gibt es aber noch ein weiteres Problem der Bestandspolitik, dem bisher keine Beachtung geschenkt wurde: der Unterbelegung.

Innerhalb des Lebenszyklus entstehen unterschiedliche Wohnbedürfnisse: Nach dem Verlassen des Elternhauses sucht man – zum Beispiel als Student – ein Zimmer als Untermieter; als junges Ehepaar benötigt man eine kleine Wohnung; wenn die Familie wächst, dann wachsen auch die Wohnansprüche. Wenn die Kinder den elterlichen Haushalt verlassen, dann sinken – mit zunehmendem Alter auch physisch bedingt – die Wohnansprüche. Der überlebende Ehepartner begnügt sich – sofern er nicht ein Pflegefall wird – wiederum mit einer kleinen Wohnung oder sogar mit einer Einraumwohnung in einem Seniorenstift. Entsprechend den demographischen Veränderungen wurde – zumindest in der Vergangenheit – auch die Wohngelegenheit angepaßt, d. h., entweder zog man mehrfach im Leben um, um größere bzw. kleinere Wohnungen zu mieten, oder – wenn man nicht umziehen wollte – man nahm einen Untermieter auf. Typisch hierfür waren die Zimmervermieter in den klassischen Universitätsstädten wie in Göttingen, Tübingen oder Heidelberg.

Dieser „Kreislauf" ist unterbrochen: Ökonomisch sind die schrumpfenden Restfamilien (das ältere Ehepaar bzw. der überlebende Ehepartner) nicht mehr gezwungen, umzuziehen bzw. unterzuvermieten; rechtlich besteht keine Möglichkeit, diese Wohnraumhortung – darum handelt es sich bei der Unterbelegung – zu unterbinden.

Aus sozialpolitischer Sicht wird man sicherlich die ökonomische und rechtliche Absicherung der Wohnraumversorgung älterer Menschen begrüßen. Man muß aber auch die Kehrseite dieser an sich positiven Entwicklung sehen: Einerseits blockieren ältere Bürger mit ein oder zwei Personen Wohnungen, in denen eine junge Familie mit vier oder sogar fünf Köpfen Unterkunft finden könnten, andererseits muß entweder der Staat erhebliche Mittel aufbringen, um diese Haushalte angemessen mit Wohnraum zu versorgen, oder – wenn dieses finanziell nicht möglich ist – diese Haushalte müssen „draußen vor der Tür"[33]) warten. Auch dieses ist ein Beispiel für die „Omnibus-Theorie": Wenn ein Omnibus bereits überfüllt ist, dann wird jeder Wartende an der nächsten Haltestelle sich noch hineindrängen, dann aber an der nächsten Haltestelle – auch wenn die Wartenden wichtigere Gründe dafür haben, mitgenommen zu werden – darauf verweisen, daß der Bus bereits überfüllt ist. Mit anderen Worten: Die Wartenden fordern ein Zusammenrücken, die Habenden werden ihren Besitzstand verteidigen. In diesem Verteilungskampf sind die Besitzenden in der stärkeren Position, denn sie zahlen ihre Miete pünktlich und können sich darauf berufen, daß ihnen nach zehn oder zwanzig Jahren nicht zugemutet werden könne, die ihnen vertraute Umgebung zu verlassen. Ist es aber gerechter, daß junge Ehepaare oder Familien deswegen vergeblich auf eine preiswerte Wohnung – zumal sie noch einkommensmäßig hierfür berechtigt sein können – warten müssen?

---

[32]) GILLIES, P.: Keine Einigung über Fehlbeleger. In: „Die Welt" vom 1. Dezember 1980. – Fehlbelegungsabgabe schon eine Tot-Geburt. In: „Handelsblatt" vom 22. Dezember 1980. Die Fehlbelegungsabgabe bleibt umstritten. „In: Frankfurter Allgemeine Zeitung" vom 22. Dezember 1980. – Fehlbelegungsabgabe: Haack hopst wie bei der Springprozession. In: „ Handelsblatt" vom 22. Dezember 1980.

[33]) So BORCHERT, W. in seinem gleichnamigen Nachkriegsschauspiel, in dem er die Hoffnungslosigkeit des Heimkehrers Beckmann beschreibt.

Wir haben gesehen, daß das Fehlbelegungsproblem geringe Aussichten hat, rechtlich gelöst zu werden. Das Unterbelegungsproblem, das wahrscheinlich eine noch größere Dimension haben dürfte, entzieht sich nahezu vollkommen einer rechtlichen Lösung. Sofern überhaupt, kann eine Umschichtung innerhalb des Wohnungsbestandes nur mit ökonomischen Mitteln erfolgen, d. h., die Mietpreise müßten so flexibel sein, daß die kleiner werdenden Familien prüfen, ob sie sich eine große Wohnung leisten oder ob sie umziehen bzw. abvermieten.

VIII.

Insbesondere im Zusammenhang mit der Skizzierung der Bestandsprobleme sind zwei Probleme grundsätzlicher Art deutlich geworden, die über den engen wohnungswirtschaftlichen Rahmen hinausgehen: Einmal die Frage, ob man die Regelung der anstehenden Probleme dem Staat oder dem Markt überlassen soll und zum anderen, was bei diesen Anpassungen als sozial gerecht empfunden wird. Auch und gerade in der Wohnungswirtschaft wird darüber gestritten, ob der Markt die notwendigen Anpassungsprozesse bewältigen soll oder ob man nicht dem Staat – dem Gesetzgeber und der Verwaltung – den Vorrang geben sollte.

Gegen den Markt wird angeführt, daß dieser unvollkommen und darüberhinaus sozial blind sei. Die Marktunvollkommenheit wird gerade für das Gut Wohnung angeführt, da Wohnungen nicht transportabel seien, es sich nicht um ein homogenes Gut handele, es nicht beliebig teilbar sei, die Markttransparenz fehle usw. Ohne Zweifel sind diese und andere Argumente richtig. Die Kritiker des Marktmechanismus haben aber übersehen, daß – von einigen Ausnahmen abgesehen – das Modell des vollkommenen Marktes in der Wirklichkeit nur ausnahmsweise anzutreffen ist. Seit Jahrzehnten befaßt sich daher die nationalökonomische Theorie weniger mit dem vollkommenen, denn mit dem unvollkommenen Markt. Heute dürfte die von JOHN MAURICE CLARK (1884 bis 1963) bereits im Jahre 1939 entwickelte „workable competition" das realitätsnahe Wettbewerbsbild sein[34]. Über die workable competition ist seitdem sehr viel diskutiert worden[35]), sie macht aber deutlich, daß nicht die Modellannahmen eines vollkommenen Marktes erfüllt sein müssen, um zu brauchbaren Marktergebnissen zu gelangen. Mir scheint, daß man in der wohnungspolitischen Diskussion diesen (theoretischen) Ansatz bisher vernachlässigt hat, so daß es noch an einer Integration in das ökonomische Gebäude mangelt.

Ein anderer Vorwurf gegen den Markt zielt darauf ab, daß der Marktmechanismus sozial blind sei, d. h., nicht danach fragt, ob ein wohlhabender Alleinstehender oder eine kinderreiche bzw. einkommensschwache Familie ein Grundstück oder eine Wohnung nachfrage. Dieser Einwand ist durchaus zutreffend, doch es ist auf folgendes aufmerksam zu machen:

Welche Aufgaben hat der Wettbewerb, auf dem der Marktmechanismus beruht? Doch offensichtlich nicht, ein bestimmtes soziales (und damit normatives) Ziel zu erreichen oder Postulat zu erfüllen, sondern es ist ein Verfahren zur Entdeckung von Tatsachen, die ohne den Wettbewerb entweder unbekannt bleiben oder zumindest nicht genutzt werden würden[36]). Dieses aber bedeutet, „daß Wettbewerb *nur* deshalb und insoweit richtig ist, als seine Ergebnisse unvoraussagbar und im ganzen verschieden von jenen sind, die irgend jemand bewußt anstreben hätte können . . ."[37]). Der Markt führt eine spontane Ordnung herbei, die sich aber nicht so verhält, wie sie sich viele Menschen vorstellen, d. h., daß der Markt nicht in der Form einer workable competition darüber entscheidet, welche Bedürfnisse befriedigt bzw. nicht befriedigt werden sollen. „Die Folgen dieser *irrigen Interpretation* der

---

[34]) CLARK, J.M.: Zum Begriff eines wirksamen Wettbewerbs. In: Wettbewerb und Monopol, hrsgg. von BARNIKEL, H.H.: Wege der Forschung, Bd. XLVIII, Darmstadt 1968, S. 148–172.

[35]) STEGMANN, K.: Workable Competition nach zwanzig Jahren. Bemerkungen zu einem Buch von CLARK, J.M. In: Hamburger Jahrbuch, Bd. 9 (1964), S. 237–255.

[36]) VON HAYEK, F.A.: Der Wettbewerb als Entdeckungsverfahren. Kieler Vorträge, N.F. 56, Kiel 1968, S. 3.

[37]) Ebenda, S. 3.

Marktordnung als einer Wirtschaft, deren Aufgabe es ist, die verschiedenen Bedürfnisse nach einer gegebenen Rangordnung zu befriedigen, zeigen sich in den Bemühungen der Politik, die Preise und Einkommen im Dienste einer sogenannten ,sozialen Gerechtigkeit' zu korrigieren"[38]). Nach VON HAYEK wäre ein Wirtschaftssystem, in dem jeder das erhielte, was er nach Ansicht der anderen verdient, nicht nur ein ineffizientes, sondern auch ein unerträgliches, tyrannisches System. Wenn der Marktmechanismus im allgemeinen und der auf dem Wohnungssektor im besonderen kritisiert wird, dann darf man ihm nicht bestimmte (soziale) Komponenten zuschreiben, die er gar nicht hat und auch nicht haben kann.

Wie aber steht es dann mit der sozialen Gerechtigkeit, wenn diese nicht Inhalt des Marktprozesses sein kann?

Auch mit dieser Frage hat sich VON HAYEK[39]) auseinandergesetzt: Nach mehr als zehnjähriger, intensiver Beschäftigung mit dem Sinn des Begriffs „soziale Gerechtigkeit" gelangt er zu dem Ergebnis, daß dieser Versuch gescheitert sei; oder – so fügt VON HAYEK hinzu – besser gesagt, „ich (VON HAYEK) bin zu dem Schluß gelangt, daß für eine Gesellschaft freier Menschen dieses Wort überhaupt keinen Sinn hat"[40]). Auch der Rechtsphilosoph HANS KELSEN[41]) hat die Frage nach der sozialen Gerechtigkeit aufgeworfen. Er kam gleichfalls zu einem negativen Ergebnis; denn: „Und in der Tat, ich weiß nicht und kann nicht sagen, was Gerechtigkeit ist, die absolute Gerechtigkeit, dieser schöne Traum der Menschheit. Ich muß mich mit der *relativen* Gerechtigkeit begnügen und kann nur sagen, was Gerechtigkeit für mich ist"[42]). Als relative Gerechtigkeit bezeichne ich die *normative Gerechtigkeit*, die aus dem (subjektiven) System von Werturteilen stammt, die nicht den Anspruch auf Absolutheit erheben kann. Lediglich dann, wenn man sich freiwillig auf gleichartige Werte stützt und von diesen aus bestimmte wirtschafts- und sozialpolitische Maßnahmen beurteilt, wird man zu gleichen Ergebnissen hinsichtlich der Ziele und Mittel gelangen.

Man mag diesen Exkurs als überflüssig für die gegenwärtige bzw. künftige Wohnungspolitik betrachten. Doch dieses ist keineswegs der Fall; denn wenn wir klare Vorstellungen über das Ziel „soziale Gerechtigkeit" hätten, dann wären auch ohne Diskussionen die Rahmenordnung sowie die Instrumente für die Wohnungswirtschaft gegeben. Da dieses aber nicht der Fall ist, stimme ich mit VON HAYEKs Aussage – die allgemeiner (philosophischer) Natur sind – überein, wenn er sagt: „Obwohl viele Leute mit dem derzeitigen System der Verteilung unzufrieden sind, hat niemand von ihnen, wie eine kleine Nachprüfung zeigen würde, eine wirklich klare Vorstellung davon, welches System der Verteilung als gerecht anzusehen wäre. Alles, was wir finden können, sind *individuelle Urteile* über als ungerecht empfundene Einzelfälle. Der Grund, daß die meisten Leute weiterhin an eine soziale Gerechtigkeit glauben, auch wenn sie entdeckt haben, daß sie nicht wissen, was sie bedeutet, liegt darin, daß sie meinen, es müsse doch etwas an dieser Phrase sein, wenn alle an sie glauben"[43]).

Kehren wir zur künftigen Gestaltung der Wohnungspolitik zurück:

Die gegenwärtige wohnungspolitische Landschaft ist durch die folgenden Elemente gekennzeichnet:

1. Wir haben keine rein marktwirtschaftliche Ordnung der Wohnungswirtschaft, da die „Lücke-Gesetzgebung" Anfang der 70er Jahre durch intensive staatliche Eingriffe zum größten Teil ersetzt wurde.

---

[38]) Ebenda, S. 12 (Hervorhebung erfolgte durch mich, Jk.).

[39]) VON HAYEK, F.A.: Drei Vorlesungen über Demokratie, Gerechtigkeit und Sozialismus. Walter Eucken Institut, Vorträge und Aufsätze, Heft 63, Tübingen 1977. – Die zweite Vorlesung (Der Atavismus ,soziale Gerechtigkeit') ist unter dem Titel: Die soziale Gerechtigkeit – eine Fata Morgana, in: „Frankfurter Allgemeine Zeitung" vom 16. April 1977 erschienen.

[40]) VON HAYEK, F.A.: Drei Vorlesungen. a.a.O., S. 23.

[41]) KELSEN, H.: Was ist Gerechtigtkeit? 2. Aufl., Wien 1975.

[42]) Ebenda, S. 43 (Hervorhebung erfolgte durch mich, Jk.).

[43]) VON HAYEK, a.a.O., S. 24 f. (Hervorhebung erfolgte durch mich, Jk.).

2. Zu Beginn der 80er Jahre haben wir eine „neue Wohnungsnot", die offensichtlich nicht mit administrativen Mitteln beseitigt werden kann; denn sonst hätte in den 70er Jahren die gegenwärtig beklagte Entwicklung nicht eintreten können.

3. Wenn die bisherige Staatsintervention nicht die gewünschten Ergebnisse gebracht hat, dann gibt es logisch nur zwei Lösungsansätze: Noch mehr Staatseingriffe (in letzter Konsequenz müßte die Wohnungswirtschaft sozialisiert werden) oder mehr Markt.

4. Wenn man auf Grund der bisherigen Erfahrungen die These „noch mehr Staat" ablehnt, dann muß man sich für „mehr Markt" entscheiden. Diesem darf man dann aber nicht vorwerfen, daß er „sozial blind" sei, sondern muß erkennen, was der Marktmechanismus leisten bzw. nicht leisten kann. Der Wettbewerb und der Marktmechanismus sind ein Entdeckungsverfahren, nicht aber eine Sozialeinrichtung.

5. Es gibt keine absoluten oder allgemeingültigen Regeln oder Auffassungen über die soziale Gerechtigkeit, diese kann lediglich aus einem System normativer (subjektiver) Kriterien abgeleitet werden, d. h., es gibt nur eine relative Vorstellung darüber, was sozial gerecht ist.

Mit diesen knappen Feststellungen – die in diesem Zusammenhang unzulänglich bleiben müssen – will ich den „*ideologischen Nebel*" zerreißen, der sich über die wohnungspolitischen Ziele und Instrumente gelegt hat. Erst wenn man klar erkannt hat, was der Staat bzw. der Markt leisten bzw. nicht leisten kann, wird man das jeweils eingesetzte Instrument richtig beurteilen können.

IX.

Wie kann die „neue Wohnungsnot" in den 80er Jahren gelöst werden?

Wir müssen uns darüber im klaren sein, daß die sich abzeichnende Wohnungsnot – die zu Protesten und Ausschreitungen in Berlin und Göttingen führte – nicht mit der Wohnungsnot der Nachkriegszeit zu vergleichen ist. Um diese Aussage zu belegen, sei nochmals auf die Entwicklung des wohnungswirtschaftlichen Versorgungsgrades (s. nächste Seite) verwiesen[44].

Angesichts dieses Versorgungsgrades kann man nicht von „Wohnungsnot" im traditionellen Sinne sprechen. Wohl aber davon, daß für die geburtenstarken Jahrgänge unter gewandelten wirtschaftlichen und gesellschaftlichen Ansprüchen nicht ein *preiswertes* Wohnungsangebot vorliegt. Auf Grund der geänderten Erwartungen wird der Anspruch erhoben, der Staat habe dieses Angebot zu ermöglichen. Da aber die öffentlichen Hände wegen der bereits vorhandenen Verschuldung bzw. wegen der anderweitigen außen- und innenpolitischen Verpflichtungen hierzu nicht oder nur bedingt in der Lage sind, zusätzliche Subventionsmittel bereitzustellen, sind die Aussichten für die Bereitstellung von preiswerten Neubauwohnungen sehr begrenzt. Aber selbst dann, wenn ein finanzieller Spielraum vorhanden wäre, sollte man in großem Umfange neue Wohnungen bauen, da es doch darum geht, in einer begrenzten Zeit die geburtenstarken Jahrgänge wohnungsmäßig zu versorgen?

BIEDENKOPF und MIEGEL[45] haben darauf hingewiesen, daß bei einem jährlichen durchschnittlichen Neubauvolumen von 300 000 WE/p. a., einer Abbruchquote von 150 000 WE/p. a. und einem Rückgang der Einwohnerzahl von 61,35 Mill. (1977) auf 59,00 Mill. (1985) bereits im Jahre 1985 ein Wohnungs*überhang* von 1,83 Mill. WE vorhanden sein wird[46]. Wenn diese Prognose richtig sein sollte, dann wäre es – von Ballungszentren abgesehen – selbst dann problematisch, in großem Umfange Neubauwohnungen zu subventionieren, wenn dieses die Finanzlage der öffentlichen Hände zulassen würde.

---

[44] Bestand an Wohngebäuden und Wohnungen am Jahresende 1978, a.a.O., S. 574.
[45] BIEDENKOPF, K.H./MIEGEL, M.: Wohnungsbau am Wendepunkt – Wohnungspolitik in der sozialen Marktwirtschaft. Schriften des Instituts für Wirtschafts- und Gesellschaftspolitik, Bd. 2, Stuttgart 1978.
[46] Ebenda, S. 135 (Tabelle 12).

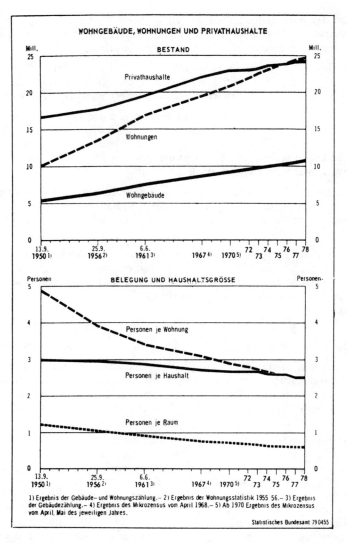

WOHNGEBÄUDE, WOHNUNGEN UND PRIVATHAUSHALTE

BESTAND

Privathaushalte

Wohnungen

Wohngebäude

13.9. 1950 1)   25.9. 1956 2)   6.6. 1961 3)   1967 4)   1970 5)   72 73 74 75 76 77 78

BELEGUNG UND HAUSHALTSGRÖSSE

Personen je Wohnung

Personen je Haushalt

Personen je Raum

13.9. 1950 1)   25.9. 1956 2)   6.6. 1961 3)   1967 4)   1970 5)   72 73 74 75 76 77 78

1) Ergebnis der Gebäude- und Wohnungszählung.– 2) Ergebnis der Wohnungsstatistik 1955 56.– 3) Ergebnis der Gebäudezählung.– 4) Ergebnis des Mikrozensus vom April 1968.– 5) Ab 1970 Ergebnis des Mikrozensus vom April, Mai des jeweiligen Jahres.

Statistisches Bundesamt 79 0455

Auch wenn der von BIEDENKOPF und MIEGEL prognostizierte Wohnungsüberhang im Jahre 1985 nicht in dieser Exaktheit vorliegen sollte, können die folgenden Überlegungen zu ähnlichen Ergebnissen führen:

Es geht darum, eine quantitative begrenzte Zahl an sich neu bildenden Haushalten mit Wohnraum zu versorgen; danach wirkt sich der Pillenknick aus, d. h., die Wohnbevölkerung schrumpft. Ähnlich wie bei den Kindergärten, den Schulen usw. muß ein großer Brocken „verdaut" werden, danach normalisiert sich die Nachfrage. Wenn für diesen „großen Brocken" Wohnungen mit einer Nutzungsdauer von 50 oder 100 Jahren gebaut werden, dann haben wir – wie sich am Beispiel der Kindergärten und der Grundschulen bereits zeigen läßt – spätestens Anfang der 90er Jahre Überkapazitäten – es sei denn, daß dieses Zusatzangebot entweder aus dem Individualeinkommen oder aus dem Transfereinkommen (Subventionen) bezahlt wird. Entsprechend den weltwirtschaftlichen Perspektiven wird man von stagnierenden Realeinkommen ausgehen müssen, und die Staatsverschuldung begrenzt die Subventionen.

150

Wenn diese Voraussagen in etwa zutreffen sollten, dann bliebe nur noch die Konsequenz, den vorhandenen Wohnungsbestand umzuverteilen, d. h., das Problem der Fehl- und vor allem das der Unterbelegung zu lösen. Hierbei gibt es – wie weiter oben dargelegt – zwei Lösungsansätze: Einmal den administrativen – Durchführung der Umverteilung durch Gesetze und Erlasse – und zum andren den marktwirtschaftlichen. Ich persönlich entscheide mich für die marktwirtschaftliche Lösung, wobei ich unterstelle, daß die durch Markt nicht vorzunehmende ,,soziale Abfederung'' durch den Staat – zum Beispiel das Wohngeld – erfolgt. Mit anderen Worten: Hier hat der Staat zu korrigieren, nicht aber im Umverteilungsprozeß.

Die Kurskorrektur für die 80er Jahre hat meines Erachtens eine zweifache Zielsetzung:

1. Betonung der Bestandspolitik, da für die Neubaupolitik die öffentlichen Mittel fehlen, d. h., Umverteilung des vorhandenen Bestandes, um die geburtenstarken Jahrgänge unterzubringen.

2. Übergang von den administrativen Regelungen zu mehr Markt, wobei die soziale Blindheit des Marktes nach normativen (subjektiven) Gesichtspunkten korrigiert wird.

Der Staat ist somit auf *Korrektur*maßnahmen zurückzudrängen. Durch die Betonung des Marktes werden sicherlich vorhandene Besitzstände verändert und auch zugleich übertriebene Sozialverheißungen gedämpft, zugleich aber auch die Grenzen des Sozialstaates aufgezeigt. An die Stelle der Euphorie wird das realitätsbezogene Denken und Handeln treten – es ist der Abschied vom Wachstumsdenken, der auch im Wohnungssektor eine paradiesische Zukunft verhieß.

X.

Ist eine derartige doppelte Kurskorrektur wahrscheinlich?

Die Notwendigkeit einer wohnungspolitischen Kurskorrektur ist offensichtlich. Dagegen erscheint es mir kaum wahrscheinlich, daß sie politisch realisiert werden wird, da eine derartige Entscheidung Besitzstände von Wählern berühren würde. Bereits bei der Verabschiedung des Zweiten Wohnraumkündigungsschutzgesetzes – das lediglich mit einer Gegenstimme eines CSU-Abgeordneten angenommen wurde – ist deutlich geworden, daß über die sachlichen Argumente die politische Taktik gestellt wird, insbesondere dann, wenn Wahlen bevorstehen.

Wenn diese nicht optimistische Beurteilung zutreffen sollte, wie wird sich dann die Wohnungswirtschaft in den 80er Jahren entwickeln? Ich vermute, daß man weiterhin an den Symptomen kurieren wird. Die nicht gelösten Probleme werden dann dem angeblichen Versagen des marktwirtschaftlichen Systems angelastet, nicht aber dem mangelnden Mut der politischen Entscheidungsträger. Die Besitzstände bleiben weiterhin geschützt, während die junge Generation ,,draußen vor der Tür'' bleibt. Hierfür wird sie kein Verständnis haben, sondern auf die Straße gehen und protestieren; die letzte Konsequenz werden Hausbesetzungen und militante Auseinandersetzungen sein.

Die 80er Jahre werden auch in der Wohnungswirtschaft problematisch sein, nicht, weil wir vor unüberwindbaren Problemen stehen, sondern deshalb, weil hierzu der Mut und die Kraft fehlen.

Referat Dipl.-Geograph Wolfgang Schultes, Hamburg

Aktuelle Erfordernisse kommunaler Wohnungsbaupolitik in Gebieten unterschiedlichen Verdichtungsgrades

Thesen*)

1. Der *kommunale Handlungsrahmen* ist im Prinzip einheitlich: Rechtliche und wohnungswirtschaftliche Rahmenbedingungen, staatliche Programm- und Förderkulisse, (maßstabsabhängige) Verwaltungsorganisation.

2. Die *regionalen Wohnungsmärkte* sind in Abhängigkeit von der Siedlungsstruktur grundverschieden:

– Der *großstädtische Wohnungsmarkt* ist gekennzeichnet durch vergleichsweise geringen Wohneigentumsanteil, hohen Mietwohnungsanteil mit rentabilitätsorientiertem Verwertungsdruck, extreme Baulandpreise, hohe Baupreise und rigide Bauordnungen. Diese Bedingungen und der erhebliche Modernisierungsdruck schlagen durch auf überdurchschnittliche Wohnkostenbelastung der Haushalte und Warteschlangen vor den Wohnungsämtern als Indiz für gruppenspezifische Wohnungsnot.

– Der *Wohnungsmarkt in Mittelstädten mit eher ländlichem Umland* ist häufig gekennzeichnet durch höheren Wohneigentumsanteil bei insgesamt niedrigeren Wohnkosten und geringeren Versorgungsproblemen; dieser Markttyp bleibt meist ohne ausreichendes Mietwohnungsangebot für Kleinhaushaltsnachfrage.

– Der *ländliche Wohnungsmarkt* außerhalb von Fremdenverkehrsgebieten ist gekennzeichnet durch hohen Wohneigentumsanteil, günstige Produktions- und Herstellungsbedingungen für Wohneigentum (niedrige Baulandpreise und Selbsthilfe beim Bau) und zum Teil erhebliche qualitative Probleme im Wohnungsbestand (Modernisierungsbedarf), ohne daß diese Probleme auf echte Notlagen durchschlügen.

3. Die *staatliche Programm- und Förderkulisse* hat in den unterschiedlichen Marktkategorien durchaus verschiedene Wirkungen:

– Die direkte und steuerliche Förderung von Bauherren reicht in Verdichtungsräumen nicht zur Kompensation der überdurchschnittlich hohen Herstellungskosten aus; die Progressionseffekte der steuerlichen Förderung begünstigen eher Hochverdienende. Die zielgruppenspezifische Neubauförderung trifft nicht die Versorgungsengpässe. Die Förderung qualitativer Modernisierungen vergrößert den Preisdruck am Mietwohnungsmarkt, ohne die absehbaren Leerstände im Kleinwohnungsbestand vermeiden zu helfen.

– Die Programm- und Förderkulisse erreicht die Mittelstädte kaum bei der Herstellung von Mietwohnungen; dafür sind auch in diesem Markt die Herstellungskosten zu hoch. Die Wohneigentumsförderung bleibt in diesem Markt ohne wesentlichen Sickereffekt in Richtung Mietwohnungsangebote (,,Umsteiger" im Wohneigentum).

– Die undifferenzierte Wohneigentumsförderung trägt im ländlichen Raum wenig zur Bestandsmodernisierung bei; sie kumuliert zudem ohnehin günstige Herstellungsbedingungen (Mitnehmereffekte).

4. Die *kommunale Wohnungsbaupolitik* ist in erster Linie als ,,Reparaturbetrieb" für die Schwächen und ,,Leerstellen" der staatlichen Programm- und Förderkulisse ausgelegt. Mit

---

*) Aus zeitlichen Gründen war es dem Autor nicht möglich, eine Ausarbeitung seines Referates bis Redaktionsschluß vorzunehmen.

erheblichen kommunalen Haushaltsmitteln erfolgen vor allem Nachsubventionen im Bestand oder Ergänzungssubventionen für die Überwindung von Investitionsschwellen im Mietwohnungsbau.

Bei der Exekution der staatlichen Förderung bleiben die Kommunen Erfüllungsgehilfen ohne wesentlichen eigenen Bewertungsspielraum. Die wesentlichste Forderung der kommunalen Wohnungsbaupolitik für die 80er Jahre ist deshalb die Gewährung von mehr Eigenständigkeit in der Ausfüllung der Programmkulisse nach örtlichen Prioritäten: Die Aufgabenverteilung zwischen den gebietskörperschaftlichen Ebenen muß zur Diskussion gestellt werden.

5. Die *kommunalen Wohnungsämter* sind auch und gerade in Großstädten die „Underdogs" der Verwaltung (ähnlich wie die übrige Sozialverwaltung). Ihre Benachteiligung im Haushalts- und Stellenplan und die unzureichende Instrumentierung ihrer Informationsgrundlagen behindert die Entwicklung eigenständiger Programme und Forderungen an den Staat erheblich. Die personelle Kapazität und Qualifikation reicht oft nicht für eine intensive Beratung im Sinne einer dienstleistenden Verwaltung aus. Die kommunale Wohnungspolitik kann ohne durchgreifende verwaltungsinterne organisatorische Verbesserungen nicht leistungsfähiger werden. Das gilt auch für die noch immer unterentwickelte interkommunale Kooperation.

6. Die *Aufgabenschwerpunkte* der kommunalen Wohnungspolitik sind trotz unterschiedlicher Marktstrukturen relativ einheitlich:

Kommunale Wohnungspolitik muß in erster Linie Versorgungsausgleich bewirken helfen. Dazu benötigt sie

– Instrumente für die Marktdiagnose (Marktanalyse, Mietenspiegel etc.),

– Zugang zu gebundenem Wohnungsbestand (z. B. Abbau von Warteschlangen durch „Ankauf" von Belegungsbindungen),

– Einfluß auf den Umfang und die sachlichen, räumlichen und zeitlichen Ziele der Modernisierungsförderung,

– Einfluß auf eine bedarfsgerechte Baulandausweisung, direkten Zugang zu Bauleitplanungsverfahren und Einfluß auf die kommunale Liegenschaftspolitik,

– Zugang zu und Handhabung der bauordnungsrechtlichen Instrumente in Verknüpfung mit der Neubauförderung.

Referat Arndt Schulz, Köln

Tendenzen der Wohnungsbauentwicklung im Ballungsraum
– dargestellt am Beispiel der Region Köln

1. Problemaufriß

Die Region Köln kann sicherlich als ein typisches Beispiel für die aktuelle Entwicklung der Wohnungsversorgung in den Ballungsräumen der Bundesrepublik Deutschland herangezogen werden. Welche extremen Veränderungen sich hier innerhalb nur weniger Jahre vollzogen haben, sei schlaglichtartig anhand von Protokollauszügen des Ratsausschusses für Hoch- und Wohnungsbau der Stadt Köln verdeutlicht.

1973 lautete eine Anfrage: „Sind der Verwaltung auch in Köln Schwierigkeiten von Bauträgern bei der Vermietung öffentlich geförderter und freifinanzierter Wohnungen bekannt?" In nachfolgenden Anfragen heißt es ergänzend: „Sowohl Pressemeldungen als auch Auswertungen von Immobilienanzeigen in den Tageszeitungen bestätigen, daß in Köln zur Zeit mehrere hundert freifinanzierte Wohnungen in verschiedenen Größen nicht vermietbar sind."

Zur Frage der leerstehenden Wohnungen im sozialen Wohnungsbau wurde von der Verwaltung folgende Antwort gegeben: „Die Zeiten, als Bewerber im Zeichen der allgemeinen Wohnungsnot (irgend) *eine* Wohnung suchten, sind vorbei. Jetzt wünscht der Wohnungssuchende *die* Wohnung, in der er sich mit seiner Familie entwickeln kann. Er hat auch ganz bestimmte Vorstellungen über Lage, Größe, Beschaffenheit und Miethöhe der gesuchten Wohnung. ... Bezeichnend ist die Tatsache, daß jede Wohneinheit im Durchschnitt 3–4mal – im Einzelfall bis zu 17mal – angeboten werden muß, ehe der Erfolg sich einstellt." Soweit *1973*.

Im gleichen Ratsausschuß wird *1980* mehrfach über die besorgniserregenden Wohnungsengpässe debattiert. Am 22. 7. 1980 heißt es in der Begründung einer Anfrage: „Angesichts der in Köln vorherrschenden Wohnungsnot mit 17 000 wohnungssuchenden Haushalten ... müssen Lösungen gesucht werden, damit wir dem Ziel einer Wohnungsnotlinderung in Köln... zumindest teilweise näherkommen."

Diese Zitate kennzeichnen recht deutlich die veränderte Situation auf dem Sektor der Wohnungsversorgung. Dabei müßte, rein statistisch gesehen, der Wohnungsmarkt in Köln längst ausgeglichen sein. Seit 1975 ist ein Rückgang der Einwohnerzahl um rd. 8 000 eingetreten; im selben Zeitraum erfolgte ein rechnerischer Zugang des Wohnungsbestandes um etwas über 21 000 Wohneinheiten. Dennoch hat sich die Wohnungssituation zunehmend verschärft. Ganz abgesehen von der Fehlerhaftigkeit statistischer Daten, auf die hier nicht näher eingegangen werden soll, hängt diese Engpaßentwicklung im wesentlichen mit der sich verstärkenden Teilung des Wohnungsmarktes zusammen:

1. Auf der einen Seite beobachten wir eine Verbesserung der Wohnungs- und Wohnflächenversorgung und Erhöhung des Eigentumsanteils für mittlere und gehobene Einkommensgruppen.

2. Auf der anderen Seite zeigt sich eine zunehmende Verknappung des Wohnungsangebotes für Einkommensschwache und besondere Problemgruppen, die in der Kernstadt des Ballungsraumes an Zahl zunehmen.

Durch den allgemeinen Rückgang des Wohnungsneubaus, insbesondere des öffentlich geförderten, bei gleichzeitig anhaltender Modernisierungstätigkeit und Zweckentfremdung im Wohnungsbestand wird diese Engpaßentwicklung weiter verschärft.

Diese Situation läßt sich für den Kölner Raum anhand verschiedener Fakten und Trends belegen. Zunächst die Entwicklung auf dem Sektor des Wohnungsangebotes:

2. Entwicklung des Wohnungsneubaus

Anfang der 70er Jahre verzeichnete die Stadt Köln noch eine jährliche Wohnungsbauleistung zwischen 7 000 und 8 000 WE. 1978 fiel diese Zahl bereits unter 5 000 und erreichte 1980 gerade noch 2 900 WE. Die niedrigen Bauüberhangwerte lassen einen weiteren Rückgang erwarten. Für die Wohnungsversorgung besonders ungünstig wirkte sich der Rückgang des öffentlich geförderten Wohnungsbaus aus, der in Köln über dem Landesdurchschnitt liegende Abnahmewerte verzeichnete.

Im Jahre 1980 wurden gerade noch 968 WE gefördert, darunter aber nur 167 WE ohne besondere Zweckbindung. Die bekannten Ursachen dieser Entwicklung brauchen hier nicht wiederholt zu werden.

Beim Wohnungsneubau insgesamt zeigte sich ein starker Trend zu Einraumwohnungen auf der einen Seite und großen Wohnungen mit vier und mehr Zimmern auf der anderen Seite; letztere vorwiegend in Ein- und Zweifamilienhäusern. Der Anteil dieser Kategorie hat stark zugenommen. So entfielen von sämtlichen neuerstellten Wohnungen 1980 fast 50% auf Ein- und Zweifamilienhäuser. Anfang der 70er Jahre betrug dieser Anteil nur 5% und weniger.

Diese Relation ist erwartungsgemäß im *Kölner Umland* umgekehrt. Die Wohnungsbautätigkeit im Umland, hier aufgrund der bestehenden Wanderungs- und Berufspendlerverflechtungen definiert, ist absolut wie auch relativ in den letzten Jahren höher gewesen. Die Zuwachsraten liegen in fast allen Gemeinden über der Kölner Zuwachsrate. Welchen Einfluß dieses höhere Wohnungsangebot auf die Wanderungsbewegungen zwischen Kernstadt und Umland hat, wurde vom Statistischen Amt in einer größeren Untersuchung analysiert. Von der günstigeren Entwicklung des Wohnungsbaus im Umland ist jedoch keine entscheidende Entlastung für die bestehenden Engpässe auf dem Kölner Wohnungsmarkt zu erwarten, da sich die größere Neubautätigkeit im Umland hauptsächlich an einkommensstärkeren Familien und Wohneigentumsnachfragern orientiert. Zwar werden durch Abwanderungen in Köln wahrscheinlich auch Wohnungen freigesetzt, die über den sogenannten Sickereffekt zum Teil auch den wohnungspolitischen Problemgruppen zugute kommen, doch kann diese selektive Abwanderung nicht als Perspektive zur Lösung wohnungspolitischer Probleme betrachtet werden. Hier müssen vor allen Dingen die negativen Folgen einer weiteren Zersiedlung im Umland sowie die daraus resultierenden Verkehrsprobleme gesehen werden, ganz abgesehen von den hohen Transportkosten bei Aufrechterhaltung des Arbeitsplatzes in Köln.

Nach einer eigenen Modellrechnung der monatlichen Transportkosten von Pendlern aus dem Umland gegenüber innerstädtischen Pendlern ergeben sich je nach Fortbewegungsmittel und Entfernung finanzielle Mehrbelastungen von monatlich bis zu 236,00 DM. Dadurch wird z. B. für Wohnungsmieter das in der Regel im Umland billigere Mietniveau, das im Durchschnitt 1,50 DM pro Quadratmeter niedriger liegt als in der Kernstadt, größtenteils wieder aufgezehrt.

3. Veränderungen im Wohnungsbestand

Die akuten Engpässe beim Wohnungsangebot sind aber nicht nur aufgrund des Rückgangs der Neubautätigkeit entstanden, sondern werden auch durch Modernisierungsmaßnahmen, Zweckentfremdungen und Umwandlungen billiger Mietwohnungen in Eigentumswohnungen bewirkt.

In Köln hat in den letzten Jahren neben der frei finanzierten Wohnraummodernisierung, die in ihrem Umfang kaum quantifiziert werden kann, auch die öffentlich geförderte Modernisierung stark zugenommen.

1978 wurden insgesamt 6 250 WE, 1979 10 293 WE und 1980 sogar 11 524 WE gefördert, was zum größten Teil auf das Energiesparprogramm zurückgeht. Die Stadt Köln fördert zusätzlich mit einem eigenen Modernisierungsprogramm entweder als einmaliger Zuschuß zu den förderbaren Kosten oder als laufender Aufwendungszuschuß, um den Mietpreis nach der Modernisierung auf eine tragbare Miete zu senken.

Im wesentlichen entstehen durch Modernisierungen, dieses gilt für öffentlich geförderte, vor allem aber die freifinanzierten Modernisierungen, zwei das Angebot an billigen Altbauwohnungen verringernde Effekte: Zum einen werden durch Modernisierungsmaßnahmen billige Mietwohnungen verteuert. Zum zweiten werden durch Wohnraumzusammenlegungen, Teilabbrüche sowie durch die nach Modernisierungen oftmals folgenden Umwandlungen von Miet- in Eigentumswohnungen dem Wohnungsmarkt billige Mietwohnungen entzogen.

Wieviel billiger Wohnraum in Köln durch Modernisierungsmaßnahmen tatsächlich verlorengegangen ist, läßt sich kaum ermitteln.

Bezüglich der in der Regel modernisierungsbedingten Umwandlung von Miet- in Eigentumswohnungen ist eine grobe Schätzung möglich. Aufgrund längerer Beobachtung des Anzeigenmarktes in der Kölner Tagespresse ließ sich ermitteln, daß pro Jahr in Köln zwischen 400 und 800 zumeist billige (Altbau-) Wohnungen in Eigentumswohnungen umgewandelt werden. Hochgerechnet auf einen Zeitraum von 5 Jahren würde dies eine Größenordnung von ca. 3 000 Wohnungen ergeben, die dem Wohnungsmarkt als billige Mietwohnungen verlorengehen. Diese Schätzung scheint eher zu vorsichtig zu sein, da nicht alle Umwandlungen im Anzeigenmarkt angeboten werden.

Nicht zu unterschätzen sind schließlich noch die eigentlichen Wohnungsabgänge. Zwischen 1974 und 1980 wurden in Köln mehr als 1 800 Wohnungsabgänge durch Abbrüche und Umwidmungen registriert. Ein großer Teil dieser Abgänge wird zwar durch Neubauten wieder ersetzt, in der Regel geht hierdurch aber Billigwohnraum verloren.

Ein besonderes Problem bilden die Wohnungsabgänge infolge Leerstand und Umwidmungen, z. B. für gewerbliche Nutzung, die nur im Falle von Genehmigungsverfahren oder Anzeigen bei Wohnraumzweckentfremdungen bekannt werden. Im Jahre 1980 kamen in Köln rd. 450 Genehmigungsverfahren sowie Ermittlungsverfahren in Gang. Bei Leerständen und Umwandlungen wird mit einer erheblichen Anzahl von unbekannt gebliebenen und damit ungenehmigten Wohnungsabgängen gerechnet.

4. Entwicklung der Wohnungsnachfrage

Den geschilderten Veränderungen bzw. Trends auf der Angebotsseite stehen folgende Entwicklungen im Bereich der Wohnungsnachfrage gegenüber: Bislang ging die Stadt Köln aufgrund einer normativen Wohnungsbedarfsschätzung aus dem Jahre 1976/77 von jährlich 4 400 – 5 000 neu zu bauenden Wohnungen aus. Dabei wurde u. a. auf der Grundlage einer älteren PROGNOS-Untersuchung versucht, die wichtigsten für Köln geltenden Nachfragebedingungen einzukalkulieren und im Hinblick auf Standort, Wohnungstyp und Wohnungsgröße der neuzubauenden Wohneinheiten zu steuern. Mit diesem Konzept wurden zwar wichtige wohnungs- und stadtentwicklungspolitische Zielsetzungen erreicht und auch die als Zielgröße angestrebte Gesamtzahl von mindestens 4 400 neuen WE pro Jahr bis Ende 1978 verwirklicht.

Durch die verstärkten Veränderungen in der Bestandsstruktur und die einseitig strukturierte Neubautätigkeit, insbesondere aber die im folgenden aufzuzeigenden Entwicklungen auf der Nachfrageseite hat sich jedoch die Wohnungsversorgung in bezug auf bestimmte Wohnungsgrößen und -typen sowie Mietpreisklassen erheblich verschlechtert. Wichtigster Indikator für diese Entwicklung sind die knapp 19 000 wohnungssuchenden Haushalte, die Ende 1980 bei der städtischen Wohnungsvermittlung registriert waren, darunter rd. 12 900 Dringlichkeitsfälle.

Besonders betroffen sind hiervon:

– Einkommensschwache und kinderreiche Familien,

– Ausländer,

– Aussiedler, Flüchtlinge und Asylsuchende und

– Studenten

Die Nachfrageentwicklung stellt sich bei diesen Gruppen wie folgt dar:

a) Einkommensschwache Familien

Die Wanderungsprozesse führen zu Segregationserscheinungen dergestalt, daß untere Einkommensschichten in der Kernstadt verbleiben bzw. verstärkt zuziehen. Die Nachfrage nach preiswerten Wohnungen erhöht sich, während durch die bereits erwähnten Faktoren das Angebot an solchen Wohnungen sich zusehends verringert.

Zur Zeit sind rd. 14 000 wohnungssuchende Haushalte, die 20% unter der Einkommensobergrenze für den Sozialen Wohnungsbau liegen, in Köln registriert. Ihre Zahl ist steigend. Für sie sind die Neubaumieten von 6,10 DM im Sozialen Wohnungsbau kaum noch bezahlbar, d. h., sie sind auf den älteren Sozialwohnungsbestand sowie auf Altbauwohnungen angewiesen. Die älteren, billigen Sozialwohnungen sind aber aufgrund der vielen Fehlbeleger blockiert. Im Althausbestand verschlechtert sich die Angebotssituation durch Verteuerungs- und Verknappungstendenzen aufgrund der Modernisierungstätigkeit, permanenter Wohnungsabgänge, Zweckentfremdungen und Umwandlungsprozesse.

b) Kinderreiche Familien

Die Wohnungssituation kinderreicher Familien in Köln zeigt im Prinzip ähnliche Probleme. Hinzukommt jedoch bei großen Haushalten ein gewisser Nachholbedarf an Wohnfläche, da viele von ihnen am heutigen Wohnstandard gemessen in noch zu kleinen Wohnungen leben.

Der Anteil großer Haushalte (5 oder mehr Personen) im Verhältnis zur Gesamtbevölkerung liegt in Köln bei 5%. Der Anteil registrierter wohnungssuchender, kinderreicher Familien beträgt 14%; rd. 2 650 Haushalte.

c) Ausländer

Ein besonderes Problem bei der Wohnraumversorgung in Köln bildet die Gruppe der Ausländer: Ihre Zahl ist trotz des Anwerbestops im Jahre 1974 in Köln aufgrund intensiver

158

Familienzusammenführung bzw. Wanderungsgewinne erheblich angewachsen. Ende 1980 betrug ihre Zahl 137 000. 1980 verzeichnete Köln einen Wanderungsgewinn von 5 300 Ausländern.

Ausländer leben häufig in nach deutschen Maßstäben überbelegten und extrem schlechten Wohnungen und Wohngegenden, so daß insbesondere bei zunehmender Aufenthaltsdauer auch diesbezüglich ein Nachholbedarf an quantitiav und qualitativ befriedigenderen Wohnverhältnissen sich einstellen wird. Hinzu kommt, daß vor allem Ausländer Verdrängungsprozessen durch Umwandlungen, Umwidmungen, Modernisierungs- und Sanierungsmaßnahmen unterliegen. Dem steht ein sich verringerndes und verteuerndes Angebot an preisgünstigen Wohnungen gegenüber. Zudem haben Ausländer gegenüber anderen Wohnungssuchenden geringere Vermittlungschancen bei der Wohnungssuche. Die Zahl der Wohnungssuchenden ist hier von 2 386 im Jahre 1973 auf 4 926 im Jahre 1980 angestiegen. Ihre Vermittlungschancen sind in demselben Zeitraum von 56 % auf 31 % gesunken. Immerhin sind 79 % der wohnungssuchenden Ausländer als Dringlichkeitsfälle eingestuft worden.

d) Flüchtlinge, Asylsuchende

Köln hat z. Zt. monatlich einen Zugang von 100–150 Asylsuchenden. Insgesamt waren 1980 1 740 Asylanten, die um Unterkunft nachfragten, registriert. Für sie müssen Wohnunterkünfte gefunden werden. Ende 1980 standen hierfür rd. 1 200 Heimplätze zur Verfügung. 500 Flüchtlinge mußten bereits in 16 Hotels untergebracht werden. Obwohl sie nicht in Normalwohnungen untergebracht werden, müssen mehr und mehr Normalwohnungen bzw. Häuser zu diesem Zweck angemietet oder umgebaut werden. Sie gehen damit dem allgem. Wohnungsbestand verloren.

e) Studenten

Köln ist das größte Ausbildungszentrum in NW; im Wintersemester 1980/81 waren rd. 56 000 Hochschüler eingeschrieben. Insgesamt stehen aber nur ca. 4 000 Wohnheimplätze und 2 000 privat vermittelbare Wohnungen und Zimmer regelmäßig für Studenten zur Verfügung. Dies bedeutet nach dem Förderungsplan für den Studentenwohnheimbau und dem Bildungsgesamtplan für Köln ein Defizit von 3 000 bis 4 000 Wohnheimplätzen.

Angesichts dieses Defizits und steigender Studentenzahlen sind also Jahr für Jahr mehr Studenten gezwungen, auf dem Wohnungsmarkt andere Wohnungen nachzufragen. Sie treffen vor allem im Bereich billiger Mietwohnungen auf ein zunehmend knapper werdendes Angebot sowie auf eine auch durch andere Nachfragegruppen hervorgerufene sich verstärkende Nachfrage. Da die Vermittlungschancen der Studenten gegenüber denen, die ein festes Einkommen haben, geringer einzuschätzen sind, sehen sie sich zunehmend vor Wohnversorgungsprobleme gestellt. Die gestiegene Nachfrage nach Studentenwohnungen in größtmöglicher Nähe zum Ausbildungsort verschärft vor allem das Wohnungsproblem in der Innenstadt und dem ersten Vorortgürtel.

Unter dem Eindruck stark steigender Mietpreise bilden darüberhinaus viele Studenten Wohngemeinschaften. Bei der derzeit angespannten Lage auf dem Mietwohnungsmarkt ist diese Entwicklung jedoch nicht unbedingt als positiv zu bewerten, da sie das ohnehin geringe Angebot an großen, preisgünstigen Wohnungen für kinderreiche Familien weiter verringern. In gewisser Weise stellt diese Form der Wohnungsbelegung damit eine Fehlbelegung dar.

5. Wechselwirkungen zwischen Wohnungsangebot und -nachfrage

Durch die steigenden Baukosten, ein erheblich gestiegenes Zinsniveau, steigende Bewirtschaftungskosten und eine zunehmende Baubodenknappheit mit daraus folgenden Bodenpreissteigerungen, erhöhen sich die kalkulatorischen Kostenmieten derart, daß sich eine zunehmende Diskrepanz zu den am Markt erzielbaren Mieten entwickelt. Die Folgen sind geringere Renditeerwartungen bei den Investoren, eine nachlassende Investitionsbereitschaft und damit nachlassende Neubautätigkeit. Insbesondere der freifinanzierte Wohnungsbau ist von dieser Entwicklung betroffen. Er ist in Köln, wie in fast allen Großstädten der Bundesrepublik praktisch zum Erliegen gekommen. Im sozialen Wohnungsbau führten insbesondere die Bau- und Finanzierungskostensteigerungen dazu, daß Jahr für Jahr weniger Wohnungen öffentlich gefördert werden können.

Eine Konsequenz der relativ geringen Neubautätigkeit liegt in dem zunehmenden Interesse mittlerer und gehobener Einkommensgruppen an Altbauwohnungen. Sie bezogen vor einigen Jahren noch durchweg freifinanzierte Neubauwohnungen. Durch die verstärkte Modernisierungstätigkeit gerät die Altbauwohnung als qualitativ hochwertiges Objekt immer mehr ins Bewußtsein der Öffentlichkeit. Ausdruck dieses Wandels ist die zunehmende Umwandlung von Altbaumietwohnungen in Eigentumswohnungen. Das Ergebnis sind überproportional steigende Mietpreise auf diesem Teilmarkt, wo bisher überwiegend ein preisgünstiges Wohnungsangebot vorherrschte.

Auf der anderen Seite wird das Angebot an diesen bisher recht preisgünstigen Altbauwohnungen infolge von Gebäudeabbrüchen und Nutzungsumwandlungen zunehmend knapper. Aufgrund der besonderen Lage der Altbauwohnungen in der Kölner Innenstadt und im ersten Vorstadtgürtel steht die Wohnnutzung mitunter in Konkurrenz zu gewerblichen Nutzungen, die sich aufgrund höherer Ertragschancen gerade in guten Lagen oftmals durchsetzen.

Das geringer werdende Angebot an älterem preisgünstigen Wohnraum und die erheblich steigende Nachfrage nach diesen älteren Wohnungen durch einkommensstärkere Gruppen haben Verdrängungsprozesse derjenigen zur Folge, die überwiegend diese Wohnungskategorie frequentieren: die einkommensschwachen und kinderreichen Haushalte sowie wohnungspolitische Problemgruppen wie Ausländer, Studenten und ältere Menschen. Durch die steigenden Mieten, insbesondere infolge von umfangreichen Modernisierungen, sind viele aus wirtschaftlich-sozialen Gründen gezwungen, auszuziehen. Eine solche Verdrängung wird zwar durch mietrechtliche Bestimmungen und tatsächliche Rücksichtnahme von Hauseigentümern auf alteingesessene Mieter eingeschränkt. Nicht selten reicht jedoch die Ankündigung des Vermieters, umfassend modernisieren zu wollen, aus, daß viele Mieter aus ihren Altbauwohnungen ausziehen.

Betroffen von der Wohnungsmarktentwicklung sind vor allem diejenigen einkommensschwächeren Wohnungssuchenden, die bisher noch keine eigene Wohnung hatten, zu einem Umzug gezwungen sind oder eine größere Wohnung aufgrund von Familienzuwachs benötigen. Hinzukommen die durch Abbrüche, Umwidmungen und Modernisierung verdrängten Wohnungssuchenden. Diese meist einkommensschwächeren Gruppen konkurrieren mit einkommensstärkeren Wohnungssuchenden um die freiwerdenden älteren preisgünstigen Wohnungen. Da die Mietpreise bei einer Neuvermietung relativ frei vereinbart werden können, setzen sich in der Regel einkommensstärkere Nachfrager durch, insbesondere dann, wenn der Hauseigentümer beabsichtigt, die Wohnung zu modernisieren.

Die Chancen, eine öffentlich geförderte Wohnung ohne längere Wartezeiten zu bekommen, sind dagegen angesichts 19 000 registrierter Wohnungssuchender, 13 000 sogenannter Dringlichkeitsfälle und jährlicher Neubauraten von nur 900 Sozialwohnungen sehr gering geworden. Hinzu kommt, daß die Neubaumieten im Sozialen Wohnungsbau inzwischen so hoch sind, daß sie für viele Sozialwohnungsberechtigte schon nicht mehr tragbar sind. Sie sind auf den älteren Sozialwohnungsbestand angewiesen, der nicht zuletzt infolge von Fehl- oder Unterbelegung nur zu einem sehr geringen Teil verfügbar ist. Diese Situation wird sich in Zukunft eher noch verschärfen, da in den nächsten Jahren die ersten Kontingente der seit 1948 entstandenen Sozialwohnungen durch normale Ablösung aus der Bindung fallen (ab 1983 in Köln ca. 3 000 Sozialwohnungen pro Jahr).

Die hier für die Stadt Köln geschilderte Situation gilt nur zu einem geringen Teil für sein *Umland*. Zwar wurden auch hier einige Kommunen, u. a. Leverkusen, Brühl und Wesse- ling, jüngst von der Landesregierung Nordrhein-Westfalen zu Gebieten mit erhöhtem Wohnungsbedarf erklärt. Die dort vorhandenen Engpässe sind jedoch quantitativ und quali- tativ nicht mit denen der Kernstadt vergleichbar. So ist vor allem der Nachfragedruck der wohnungspolitischen Problemgruppen, insbesondere der einkommensschwachen und aus- ländischen Haushalte, ungleich geringer. Auf der anderen Seite sind die meisten Umland- ge- meinden nach wie vor bestrebt, durch umfangreiche Baulandausweisungen insbesondere den Eigenheimbau zu forcieren. Eine besonders starke Tendenz in diese Richtung weist das linksrheinische Kölner Umland auf. Hier verzeichneten die meisten Nachbargemeinden Zuwachsraten des Wohnungsbestandes in den letzten Jahren, die bis zu vier mal höher lagen als in Köln. Eine wesentliche Ursache für diese Entwicklung sind die bereits erwähnten ge- ringeren Baulandpreise. Im Jahre 1975 betrug der Durchschnittspreis für sämtliches Bauland in der Stadt Köln 121,00 DM pro/qm. Die Nachbarkreise verzeichneten demgegenüber fol- gende Durchschnittspreise: Rhein-Siegkreis 72,00 DM, Rheinisch-Bergischer Kreis 70,00 DM und Erftkreis 42,00 DM pro Quadratmeter. Durch die größere und insbesondere einseitig strukturierte Neubautätigkeit im Umland werden die bestehenden Ungleichge- wichte innerhalb der Region sowie die raumplanerischen Probleme (Verkehr, Zersiedlung) weiter verstärkt.

6. Perspektiven und Lösungsansätze

Die Stadt Köln bemüht sich seit langem, durch verschiedene Maßnahmen zur Verbesse- rung der Wohnversorgung beizutragen. So versucht sie z. B. durch Neuausweisung und Er- schließung von Wohnbauflächen genügend Bauland bereitzustellen. Hier kam es in den letzten Jahren wegen der bekannten Vermarktungsschwierigkeiten für Geschoßwohnungs- bau zu umfangreichen Herabzonungen. Auf diese Weise sind seit 1978 insgesamt rd. 6 800 geplante Wohnungseinheiten entfallen, für die ehemals Baurecht bestanden hat.

Von sämtlichen kurz- und mittelfristig realisierbaren größeren Wohnbaulandreserveflä- chen in Köln sind rd. 2/3 für den Eigenheim- und Stadthausbau konzipiert. Mit der verstärk- ten Ausweisung von Eigenheimgebieten wurde bisher vor allem das Ziel verfolgt, die seit Jahren seitens der Stadt Köln zu beklagenden Abwanderungen ins Umland verringern zu wollen. Obwohl entsprechende Wanderungsuntersuchungen zeigen, daß die Wohneigen- tumsbildung ein wesentlicher Grund für Abwanderungen ins Umland ist (ca. 10–13 % wan- dern aus Großstädten aufgrund der Wohneigentumsbildung ab), so bleiben doch Zweifel, ob die verstärkte Ausweisung von Einfamilienhausgebieten die gewünschte Wirkung zu er- zielen vermag. Die Stadt Köln wird durch ein vergrößertes Eigenheimangebot für viele Ziel- gruppen, was Erstellungskosten und Wohnumfeld angeht, mit dem Umland nicht konkur- renzfähig sein, falls nicht andere Faktoren, wie z. B. erhöhte Lebenshaltungskosten, ein Wohnen in der Stadt attraktiver bzw. sogar zwingend erscheinen lassen. Sieht man von den in ihrer Wirkung schwer einschätzbaren Sickereffekten für den Mietwohnungsmarkt einmal ab, so kann die Realisierung dieser Wohnbaulandreserveflächen nur zu einem Teil zur Mil- derung der angespannten Lage auf dem Wohnungsmarkt beitragen, der ja vor allem durch Engpässe bei Geschoßmietwohnungen gekennzeichnet ist.

Deshalb wird von Köln z. Zt. den kleinmaßstäbigen Wohnungsbaureserven innerhalb der vorhandenen Bebauung, d. h. Baulücken, mindergenutzte Grundstücke und Dachausbaumöglichkeiten, besondere Aufmerksamkeit geschenkt. Eine verstärkte Nutzung dieser Angebotsreserven bietet sich vor allem deshalb an, weil in den meisten Fällen durch vorhandene Erschließung kurzfristige Realisierungsmöglichkeiten, desgleichen niedrige Erstellungskosten und/oder günstige städtebauliche sowie energiesparende Auswirkungen zu vermuten sind.

In einer gutachtlichen Untersuchung für vier strukturtypische Kölner Stadtteile wurde ermittelt, daß umgerechnet auf Wohnungseinheiten in diesen Stadtteilen ein realisierbares Potential von rd. 2 400 WE vorhanden ist. Eine differenzierte Hochrechnung dieser Werte auf die Gesamtstadt ergäbe eine theoretische Wohnungsbaukapazität von fast 30 000 WE, überwiegend im Geschoßwohnungsbau.

Hier stellt sich natürlich sofort die Frage nach den Realisierungsmöglichkeiten. Die Stadt Köln arbeitet z. Zt. an einem Maßnahmenprogramm zur gezielten Verbesserung der Wohnungsversorgung. Dabei muß allerdings der begrenzte Handlungsspielraum gesehen werden, da Kommunen wie Köln schnell an die Grenze der Durchführbarkeit und Finanzierbarkeit durch unzureichende Kontingentierung der staatlichen Mittelzuweisungen und rechtliche, meist kommunal nicht beeinflußbare Probleme stoßen. Es verbleiben jedoch eine Reihe von Handlungsmöglichkeiten in kommunaler Regie, u. a. Maßnahmen zur besseren Ausnutzung des vorhandenen Wohnungsbestandes bzw. zur Erhaltung des billigen Mietwohnraums, eine verstärkte Wohnungsbauförderung mit strukturellen Änderungen, hier ist auch ein eigenes kommunales Wohnungsbauprogramm vorgesehen und schließlich die Mobilisierung vorhandener Wohnungsbaureserven und der latent vorhandenen Investitionsbereitschaft von Privateigentümern. Auch bedarf es einer besseren Koordinierung der wohnungspolitischen Bemühungen mit den Maßnahmen zur Wohnumfeldverbesserung und Stadterneuerung. Schließlich ist eine abgestimmte Wohnungspolitik mit den Umlandgemeinden erforderlich.

Diskussion

Leitung: Professor Dr. Bruno Dietrichs, München

Diskussionsbericht: Dipl-Ing. Dietmar Scholich, Hannover

Angeregt durch die vorstehend wiedergegebenen Referate ergaben sich unter Leitung von Herrn Professor Dr. BRUNO DIETRICHS lebhafte und zum Teil relativ kontrovers geführte Diskussionen. Aus der Fülle der vorgebrachten Aspekte und Anregungen sollen hier die wichtigsten in geraffter Form und thematisch gebündelt aufgezeigt werden.

Im Verlauf der Aussprachen wurde auf die folgenden Aspekte ausführlich eingegangen:

1. Zur Aufgabenverteilung zwischen Raumplanung und Wohnungswirtschaft/Wohnungsbaupolitik

1.1 Der Stellenwert von Siedlungsstruktur- und Raumnutzungskonzepten vor dem Hintergrund der spezifischen Situation in den Ordnungsräumen

1.2 Aspekte der Baulandausweisung

2. Aktuelle Indikatoren und Rahmenbedingungen

3. Modelle für den Wohnungsbau/Das wohnungsbaupolitische Instrumentarium

3.1 Modernisierung

3.2 Fehlbelegung/Unterbelegung

3.3 Strategien zur Belebung des sozialen Wohnungsbaues

4. Bilanz.

1. Zur Aufgabenverteilung zwischen Raumplanung und Wohnungswirtschaft/Wohnungsbaupolitik

Die Rolle der Raumplanung auf der einen und die der Wohnungswirtschaft auf der anderen Seite rückten zunächst in den Vordergrund der Diskussion. Dabei ging es vor allem um die Frage nach einer verstärkten regionalen Differenzierung der wohnungsbaupolitischen Maßnahmen und um die Notwendigkeit, die Wohnungspolitik als Instrument zur Umsetzung siedlungsstruktureller Ziele – wie sie in Programmen und Plänen auf Landes- und Regionalebene vorgegeben sind – einzusetzen.

Von Seiten der Wohnungswirtschaft und -politik wurde argumentiert, es sei alleinige Aufgabe des Planers, entsprechend den jeweiligen Wohnwünschen der Bevölkerung geeignete Flächen bereitzustellen und dabei auch die Belange des Landschaftsschutzes zu berücksichtigen. Für den Wohnungspolitiker spielten weniger die regionalen Aspekte als vielmehr die sozialpolitische Verpflichtung die dominierende Rolle. Es gehe in erster Linie um das übergeordnete Ziel, einen angemessenen Versorgungsausgleich in den unterschiedlichen siedlungsstrukturellen Lagen zu schaffen. Der mittlerweile schon zwanghaften Herstellung von Raumbezügen wohnungsbaupolitischer Instrumente und Maßnahmen stehe man zunehmend skeptischer gegenüber. Zahlreiche Versuche der Vergangenheit, Wohnungsbauprogramme nach Regionalkriterien auszurichten, hätten gezeigt, daß es zwecklos sei, erst Wohnungen anzubieten in der Hoffnung, Arbeitsplätze würden folgen. Etwa am Beispiel des Bergbaues ließe sich nachvollziehen, daß die Strategie entgegengesetzt verlaufen müsse.

163

Die überwiegende Ausrichtung der Regionalstruktur auf die Arbeitsplatzsituation führe dazu, daß sich die Mehrzahl der Wohnsitznahmen durch Wohnungswechsel nicht an persönlichen Motiven, sondern nur an den angebotenen Potentialen des jeweiligen Marktes orientieren könne. Ferner müsse berücksichtigt werden, daß die Wohnungswirtschaft durch die Raumplanung, konkret durch die Bauleitplanung, eindeutige rechtliche Vorgaben erhalte, die ihr zeigten, wo gebaut werden dürfe und wieweit die Baurechte auszuschöpfen seien.

Nach Ansicht von Vertretern der Planungspraxis entspricht diese sehr einseitige Sichtweise nicht dem allgemeinen raumplanerischen Anliegen, das auch die Wohnungswirtschaftler für sich in Anspruch nehmen müßten. Gerade der Bau von Wohnungen lasse sich keinesfalls auf einen rein bedarfsorientierten Hintergrund reduzieren, sondern stelle eine wesentliche raumbedeutsame Maßnahme dar.

Aus der Struktur des Siedlungsentwicklungsprozesses resultiere notwendigerweise ein komplexes interdisziplinäres Bündel an Vorgaben und Überlegungen, das auch von der Wohnungspolitik akzeptiert werden müsse. Mit wachsender Einsicht, daß die Raumentwicklung in allen Maßstabstypen über die Wohnungspolitik ganz erheblich beeinflußt werde, daß sie aufgrund der bekannten Größen schon immer einen gesamtpolitischen Stellenwert hatte, steige auch die Notwendigkeit für die Wohnungspolitik, ihre Beiträge zur Lösung der überaus komplexen Probleme – soweit dieses überhaupt möglich sei – zu intensivieren. Man erwarte von der Wohnungsbaupolitik und der Wohnungswirtschaft, daß sie eine Art Schrittmacherfunktion übernehmen, indem etwa der Fachplaner aufzeige, mit welchen Kosten zum Beispiel verdichtete Wohnformen, die auch Eigentumsbildung und konzentrierte Bebauung an geeigneten Stellen des Umlandes erlauben, verbunden seien.

Ohne Zweifel habe die Regionalpolitik dann versagt, wenn die Bebauung gestreut wurde, wo Verdichtungen möglich gewesen wären. Um Fehler dieser Art künftig einzuschränken, sei die Regionalpolitik jedoch verstärkt auf Hilfestellungen seitens der Fachplanung angewiesen. Auch müsse berücksichtigt werden, daß die Steuerungswirkung gerade der Regionalplanung durch Faktoren wie

– Tabu des Eigenbedarfes

– intraregionale Wanderungen

– erhebliche Dunkelziffern bei Baulandreserven

– Eigenkräfte des Wohnungsbaumarktes

– lokal wirkende Kräfte

stark eingeengt werde.

Die Möglichkeit des gegenseitigen Hinterfragens von Raumordnungs- und Wohnungsbaupolitik gewährleiste der räumlichen Planung, notwendige Strategien zielgerechter und effektiver zu gestalten. Am Beispiel der Hochschulstandorte und des damit verbundenen Wohnungsbedarfes wurde dieser Aspekt ausführlich erörtert.

1.1 Der Stellenwert von Siedlungsstruktur- und Raumnutzungskonzepten vor dem Hintergrund der spezifischen Situation in den Ordnungsräumen

Nach Ansicht der Diskutanten stellen sich die eigentlichen Probleme bei der Verknüpfung von Wohnungspolitik und Raumordnung in der Kategorie der Ordnungsräume. Davon zeuge nicht zuletzt die seit Jahren unter dem Schlagwort „Zersiedlung" geführte Stadt-Umland-Diskussion. Diese Diskussion spiele – so einige Teilnehmer – im Rahmen der aktuellen Hilfe seitens der Wohnungspolitik überhaupt keine Rolle; dies ergebe sich zum einen aus der mehr oder weniger einseitigen Akzentuierung der Wohneigentumsförderung und andererseits aus Äußerungen von Seiten der Wohnungswirtschaftler, räumliche Dimensionen – wie sie unter dem Stichwort „Zersiedlung" diskutiert werden – hätten gegenüber den sozialen Dimensionen in den Ordnungsräumen eigentlich ein fast nachgeordnetes Gewicht.

Wie eine Reihe von Stellungnahmen zeigte, liegen die Ursachen für die vielerorts auftretenden siedlungsstrukturellen Fehlentwicklungen nicht allein im Bereich der Wohnungspolitik und -wirtschaft. So sei nicht nur die Stadt-Umland-Diskussion in den letzten Jahren wahrscheinlich sehr stark überzeichnet worden, auch hätten die von der Raumplanung entwickelten bzw. eingesetzten Ordnungskonzepte zwar gewisse Erkenntnisse im Hinblick auf die Beschreibung der ablaufenden Prozesse erbracht, jedoch in der konkreten Regionalentwicklung – man denke etwa an die Zentrale-Orte-Diskussion – bei der tatsächlichen Lenkung von Investitionen im Raum nur sehr unzureichend gegriffen. Die Autonomie von Entscheidungen im Bereich der Wirtschaftsentwicklung hätte in den letzten 20 Jahren Prioritäten impliziert, die von staatlichen Vorgaben relativ unabhängig waren. Hinzu komme, daß mit wachsender Zunahme an Vorgaben und Prädikaten, wie Zentral- oder Entwicklungsort, die einzelnen Instrumente immer fließender und damit auch immer weniger wirksam wurden. Von daher ergebe sich die Notwendigkeit, die gängigen Siedlungsleitbilder zu überdenken und die vorhandenen raumstrukturellen Zielkonzepte möglicherweise zu revidieren. Überdenken werde dabei nicht unbedingt im Sinne des Aufgebens bestimmter Siedlungsstrukturkonzepte, wie zum Beispiel die axiale Ausrichtung der Verkehrslinien in Verbindung mit einer punktuellen Konzentration der Bebauung, verstanden; vielmehr sollte die Zielrichtung eine möglicherweise stärkere Kombination bzw. Ergänzung von einzelnen Konzepten sein – etwa die Institutionalisierung achsenverbindender, vernetzender Elemente für die Außenbereiche – und eine intensivere Berücksichtigung von sozialen Nutzen und Kosten, neben ökologischen, infrastrukturellen oder sonstigen Kriterien.

Eine Reihe von Teilnehmern sprach sich nachdrücklich gegen eine Wiederaufnahme der Leitbilddiskussion aus. Es lägen zum Großteil ganz konkrete Raumordnungspläne auf der Regionalebene vor, die nicht nur auf Grund von Leitbildüberlegungen entstanden seien, sondern bei denen ein harter Ausgleich vor Ort zwischen planerischen Vorstellungen der Gemeinden, den Siedlungswünschen der Bevölkerung und den Notwendigkeiten der verschiedensten Fachressorts stattgefunden hätte.

1.2 Aspekte der Baulandausweisung

Eine sehr lebhafte Debatte lösten Anmerkungen der Referenten aus, es fehle grundsätzlich nicht an Flächen für Bautätigkeiten. So seien etwa die Stadtflächen Dortmunds und Nürnbergs nur zu 25% bzw. 33% bebaut; in der Bundesrepublik insgesamt seien es sogar nur 5%. Zudem könnten nach 1990 mit Sicherheit nur noch relativ geringe Wohnflächenzuwächse erwartet werden, weil dann speziell die demographischen Faktoren erhebliches Gewicht erlangen würden. Auch könnte heute schon auf zahlreiche landwirtschaftlich genutzte Flächen zurückgegriffen werden, die ökonomisch wie ökologisch so gut wie keinen Nutzen brächten. Ferner würden vielfach die auf Grund vorhandener Baulücken gegebenen Möglichkeiten nicht konsequent ausgeschöpft.

Es gehe hier – so die Gegenargumente – vor allem um die zugespitzte Situation in den Städten und größeren Agglomerationen. Gerade in diesen Raumkategorien stelle der Boden nach wie vor ein knappes Gut dar, weil er als Standortfläche stark gefragt sei. Andererseits interessierten auch nur jene Flächen, die sich in die jeweiligen Konzeptionen integrieren ließen, d. h. im Einzugsbereich eines Haltepunktes des Nahverkehrs liegen, mit der vorhandenen Infrastruktur vereinbar sind u. a. m. Erst wenn diese Voraussetzungen erfüllt und keine zusätzlichen Kostensprünge zu erwarten seien, hätten unrentable landwirtschaftliche Nutzflächen für die Siedlungstätigkeit überhaupt Bedeutung.

Am Beispiel der Region München wurde aufzuzeigen versucht, daß nicht unerhebliche Flächenpotentiale vorhanden seien, die auf Grund ihrer Erschließungsqualität und noch unzureichender Auslastung bestehender Nahverkehrslinien geeignet seien, zur Besiedlung herangezogen zu werden. Wegen massiver Widerstände seitens der Gemeinderäte der Umlandgemeinden schieden jedoch die Bebauungsmöglichkeiten aus. Die regionalpolitische Tabuisierung derartiger Situationen werde für sehr bedenklich gehalten. Hauptleidtragende seien vor allem jene mit mittlerem und unterem Einkommen, die durch die offensichtliche Zurückhaltung bei der Baulandausweisung auf der Strecke blieben.

Dem wurde u. a. entgegengehalten, es sei ein wesentliches Grundrecht der Demokratie, daß Gemeinden für ihr Terrain autonom entscheiden könnten. Beschlüsse der oben geschilderten Art müßten von der Regionalpolitik akzeptiert werden.
Nach Ansicht der Regionalplanung sei es fraglich, die Wohnungsnot nur durch Ausweisung von Neubauland um jeden Preis beseitigen zu können. Einseitige Argumente dieser Art gefährdeten die angestrengte Politik, Baugebiete nach ökologischen und erschließungsmäßigen Gesichtspunkten oder anderen raumspezifischen Notwendigkeiten auszuweisen.

Als entscheidender Faktor, daß in den planerisch sinnvollen Gebieten der Verdichtungsräume die Bebauungsmöglichkeiten nachhaltig behindert würden, müßten im Grunde die Baulandpreise angesehen werden. Die Preise hätten in der Regel Höhen erreicht, die einen sinnvollen Wohnungsbau nicht mehr möglich machten.

Vor dem Hintergrund dieser prekären Situation müsse folglich auch zweifellos die Wirksamkeit des Instrumentes der Wohneigentumsförderung mehr als kritisch beurteilt werden. Speziell die Politiker seien hier aufgerufen, die Diskussion um Lösungsansätze zu forcieren. Als Strategie wäre denkbar – so Vertreter der Wohnungswirtschaft –, Bodenvorratspolitik, wie sie die Kommunen vereinzelt schon in den 20er und 30er Jahren praktiziert hätten, zu betreiben. Diesen Weg beschritten zur Zeit zum Beispiel die Wohnungsbaukreditanstalt Schleswig-Holstein und die Landesbausparkasse der West-LB, indem sie noch in der Spekulation befindliches Baugelände erwerben, parzellieren, erschließen und zu angemessenen Kosten veräußern. Dies sei jedoch letztlich kein Allheilmittel, möglicherweise jedoch ein Mittel unter vielen, um auf diesem Gebiet behilflich zu sein.

2. Aktuelle Indikatoren und Rahmenbedingungen

Wie die Diskussion zeigte, bestanden hinsichtlich der Bedeutung einzelner Rahmenbedingungen für die Wohnungspolitik recht unterschiedliche Auffassungen.

Während die eine Seite argumentierte, die fiskalpolitischen Überlegungen – auf Grund der gesamtwirtschaftlichen Entwicklung – und die demographischen Bedingungen würden sich künftig verstärkt auf die Nachfrage niederschlagen, vertraten andere die Auffassung, weniger die demographischen als vielmehr die ökonomischen und sozialpolitischen Aspekte dürften in Zukunft an Relevanz gewinnen. Allein schon auf Grund des dauernden Vermögensaufbaues durch die Bevölkerung – ca. 10% des Einkommens würden gespart – ergebe sich selbst unter Zugrundelegung eines Nullwachstums oder jährlicher Heizkostensteigerungen um etwa 10% eine Wohnflächenmehrnachfrage, die Größenordnungen von zwei Dritteln des momentanen Standes erreichen dürfte, würde allein in den nächsten zehn Jahren 20% mehr Wohnfläche gebaut werden.

Diese Mehrflächen würden, da aller Voraussicht nach in den Außenzonen der Verdichtungsräume realisiert und damit auch genau die teuersten Wohnungen, nach 1990 auf Grund der demographischen Entwicklung die ersten sein – so müsse befürchtet werden –, die nicht mehr benötigt würden.

Das Risiko, daß Wohnungen, die jetzt relativ standortungünstig gebaut werden, aus dem

Markt wieder ausscheiden würden, sahen andere Diskussionsteilnehmer nicht. Da zum einen der Geschoßwohnungsanteil in den großen Städten 60–70% betrage und andererseits allem Anschein nach die Nachfrage nach niedriggeschossigem Wohnungsbau mit dem Einkommen und den allgemeinen Ansprüchen steige, könne davon ausgegangen werden, daß eher ungeeignete Geschoßwohnungen ausscheiden dürften als Wohnungen, die den Wohnungswünschen der letzten Jahre entsprächen.

3. Modelle für den Wohnungsbau
Das wohnungsbaupolitische Instrumentarium

Im Vordergrund der Erörterungen standen Aspekte der Modernisierung, der Fehl- und Unterbelegung und der Belebung des sozialen Wohnungsbaues.

3.1 Modernisierung

Mehrere Teilnehmer vertraten die Auffasssung, Modernisierung und einfache Stadterneuerung seien die einzige Politik, die künftig vom Bund überhaupt noch betrieben werden könne. Sie sorge dafür, daß die qualitativen Standards zumindest gehalten und die Nutzungsmöglichkeiten der betreffenden Wohnungen weiter hinausgeschoben würden. Es handele sich hier – so andere Stimmen – um eine überaus heikle Thematik, bei der man in der Öffentlichkeit einfach von falschen Vorstellungen ausgehe; hier müsse ein gewisses Umdenken stattfinden. Die Modernisierungswelle sei staatlicherseits zu früh in Gang gesetzt worden. Angesichts des nach wie vor stark steigenden Wohnflächenbedarfs scheine es offensichtlich die falsche Politik zu sein, zuviel Investitionen in den Bestand zu stecken, ohne damit auch Wohnflächenwirkungen zu erzielen. Die Folgen seien vielmehr, daß gerade den unteren Einkommensgruppen der Wohnraum genommen werde. Eine umfassende Stadtsanierungs- und Modernisierungspolitik könne man sich im Grunde erst bei Nachlassen des Wohnflächendrucks ab 1990 leisten.

Eine nicht unwesentliche Ursache für die vielerorts zu beobachtende Forcierung des Modernisierungstempos resultiere aus der Konkurrenzsituation zwischen Kernstädten und ihrem Umland. Da die Umlandgemeinden in der Mehrzahl nicht die Verantwortung für die unteren Wohnungsteilmärkte übernehmen wollen, weil sie nicht darauf angewiesen sind, und keine Rahmenbedingungen vorhanden seien, die sie dazu zwingen könnten, ruhten unter regionalpolitischen Aspekten die Lasten allein auf den Schultern der Kernstädte. Es müßten von daher Wege gefunden werden, den Kernstädten aus dieser Konkurrenzsituation herauszuhelfen, zumal, wenn man berücksichtige, daß das Volumen für Grundmodernisierungen der gemeinnützigen Wohnungswirtschaft – zum Beispiel in Niedersachsen – in den nächsten 3 bis 5 Jahren erschöpft sein dürfte.

Auch sollten neben Standort- und sonstigen Bedingungen vor allem auch ökonomische Kriterien stärker für die Entscheidung zwischen Neubau und Bestandserhaltung herangezogen werden. Bei einem Vergleich der Barwerte sei eine Modernisierung, rein ökonomisch betrachtet, nur solange sinnvoll, wie sie unter Zugrundelegung bestimmter Annahmen 75% der Neubaukosten nicht übersteige.

Nicht zuletzt durch Modernisierungsmaßnahmen werde das Handwerk gezwungen, aus den Kernbereichen abzuwandern, würden Wohnstrukturen zunehmend verdrängt bzw. sich selbst verlagern. Deshalb sei es erforderlich, auch Fragen nach den volks- und wohnungswirtschaftlichen Kosten von Raumstrukturen intensiver zu diskutieren, um nicht letzten Endes Gefahr zu laufen, Raumstrukturen zu entwickeln, in denen dann später niemand mehr leben will. Speziell auf der Stadtteilebene werde zur Zeit ein Funktionswandel forciert, der sich zu Ungunsten der Versorgungsfunktion unterer Wohnungsteilmärkte auswirke.

3.2 Fehlbelegung/Unterbelegung

Konsens unter den Teilnehmern herrschte allgemein hinsichtlich der Bedeutung des Problems der Fehl- bzw. Unterbelegung. Unterschiedlich wurden jedoch die Wirkungen der zur Diskussion stehenden Modelle, der Fehlbelegungsabgabe einerseits und der Anhebung der Sozialmieten andererseits, eingeschätzt.

Angesichts der großen faktischen Probleme, die mit jeder administrativen Lösung verbunden seien, spreche zwar alles dafür, daß es im Endeffekt doch zur marktwirtschaftlichen Lösung, d. h. zur Heraufsetzung der Mieten für ältere Wohnungen komme, doch dürfte auch diese Strategie kaum zur Verringerung der Wohnungsnachfrage führen. Es sei im Grunde – so wurde argumentiert – lediglich ein Problem der richtigen Umverteilung der Wohnungen, um den Bedarf angemessen zu befriedigen. Wenn überhaupt, sei etwa die Unterbelegung, also die Wohnraumhortung von Restfamilien, von Witwen, die letztlich dann 100 oder mehr qm bewohnen, allein über eine Verteuerung zu lösen.

Durch den Preis müsse ein Druck auf das Konsumverhalten gewisser Bevölkerungskreise ausgeübt werden, mit der Konsequenz, daß diese gezwungen würden, z. B. Untermieter aufzunehmen oder die Wohnung für andere freizumachen. Die Wohnungswirtschaftler seien sich einig darüber, daß durch Fehlbelegungsabgaben kein Bestand frei werde, der einer Umschichtung zugeführt werden könne, weil da, wo Fehlbelegungsabgaben eigentlich gebraucht würden, ohnehin Wohnungsmangel herrsche und die Marktmieten für neu zu mietende Wohnungen erheblich höher lägen als die Sozialmieten einschließlich der Fehlbelegungsabgabe.

Eine Reihe von Diskutanten hielt eine Problemlösung auf der Basis von Umverteilungen grundsätzlich für nicht realistisch. Die Möglichkeiten, Wohnungen sozusagen gerecht zu verteilen, seien in einem demokratischen Staat erheblich eingeschränkt. Man werde das Problem der Fehl- und Unterbelegung folglich auch nie perfekt lösen können. Realistische Chancen böten sich allein über die Mehrproduktion von Wohnflächen.

3.3 Strategien zur Belebung des sozialen Wohnungsbaues

Um die Stagnation zu überwinden, werde es künftig vor allem darum gehen – so von Seiten der Referenten –, sozialen Wohnungsbau mit geringem Zuschußbedarf zu entwickeln. Unter marktwirtschaftlicher Betrachtung sei das Mietenniveau das entscheidende Problem, das es zu lösen gelte, weil bei allgemein angehobenen Mieten auch die Nachfrage auf ein vernünftiges Maß reduziert und damit ein Ausgleich geschaffen werden könne. Zur Zeit würden soziale Mietwohnungen angeblich für Gruppen gebaut, die diese dann letztlich doch nicht in Anspruch nehmen könnten, weil sie nicht in der Lage seien, die Mieten aufzubringen. Damit subventioniere man überflüssigerweise Wohnungen für die Wohlhabenden unter den Berechtigten, die in den Genuß dieser Wohnungen kämen, weil die Berechtigungs- und Einkommensgrenzen ständig angehoben würden. Es wäre nachdenkenswert, möglicherweise auf die Wohnungsbaubürokratie ganz zu verzichten und das Ganze dem Markt zu überlassen. Auch wesentliche Vertreter aller Parteien seien der Meinung, daß eine stärkere Orientierung am Markt – gerade auch im Wohnungswesen – den Subventionsbedarf einerseits etwas mindern und auf der anderen Seite auch in vieler Weise zu mehr Gerechtigkeit beitragen würde. Man müsse dem Marktmechanismus als einem effizienten Abstimmungsverfahren zwischen Wohnungsnachfrage und -angebot mehr vertrauen, jedoch immer wissend, daß der Markt sozial blind ist und deshalb sozial schwache Gruppen auf staatliche Hilfe angewiesen bleiben.

Andere Strategien zielten darauf ab, die Förderungsraten künftig regional in Form von Stadt- und Landzuweisungen zu differenzieren. Damit würden gleichzeitig auch Steuerungsmöglichkeiten geschaffen. Im Bereich der Wohnungswirtschaft selbst gäbe es eigentlich keine andere Förderungsstrategie.

168

Gegen die oben skizzierten Modelle wurden von Seiten der Diskutanten erhebliche Bedenken vorgebracht.

So würde man zwar die Möglichkeit eines sozialen Wohnungsbaues mit geringem Zuschußbedarf sehr begrüßen, man habe jedoch gravierende Zweifel im Hinblick auf die Umsetzung dieses Verfahrens. Im Grunde gehe es nicht allein um die Frage nach mehr Markt oder mehr Staat, als vielmehr um die Frage der Finanzierung. Das Wohnungsbauministerium müsse den für den sozialen Wohnungsbau erforderlichen Mehrbedarf nicht nur quantitativ errechnen, sondern gleichzeitig auch die finanziellen Möglichkeiten der Förderung aufzeigen, oder aber endlich klar sagen, daß für den sozialen Wohnungsbau keine Mittel vorhanden seien. Solange diese eigentlichen praktischen Fragen nicht geklärt werden, könne auch von gemeinnützigen Wohnungsbauunternehmen – geschweige denn von Privaten – keine Bereitschaft zu Investitionen erwartet werden.

Zur Frage der Differenzierung in Stadt- und Landzuweisungen trugen vor allem die Planer zahlreiche Einwände vor. So sei u. a. völlig unklar, in welchen Größenordnungen sich die jeweiligen Förderungsraten bewegen sollten, wie Stadt und Land definiert werden und die Grenzziehungen erfolgen müßten bzw., in welchen Kategorien dann die einzelnen sozialen Bereiche festgestellt werden sollten. Abgesehen davon müßten schwerste Bedenken dagegen vorgebracht werden, allein dem Markt die Steuerung der Bodennutzung zu überlassen.

Speziell im Hinblick auf eine verstärkte Förderung der unteren Wohnungsteilmärkte werde es notwendig sein, die zur Zeit noch praktizierte Eigentumspolitik und Subventionsstruktur zu ändern. Es wurde dabei die Meinung vertreten, die Grundfinanzierung des sozialen Wohnungsbaues sei in der Weise zu modifizieren, daß vor allem eine höhere Bewilligungsmiete gefordert und durch eine Subjektförderung ergänzt werden müsse. Zur Zeit sei die Förderung einer Mietwohnung von 80 qm Wohnfläche etwa dreimal so teuer wie die Förderung einer Eigentümerwohnung von 120 qm Wohnfläche. Daraus folge in erster Linie eine Angebotspolitik, bei der man die mittleren Einkommensbezieher in den Großstädten über die Einkommensschwelle hinweghebt. Ein Teil der so freiwerdenden Mietwohnungen könne dann für die unteren Gruppen zur Verfügung gestellt werden. Das Eintreten dieses Effektes sei jedoch das wesentliche Kriterium bei der Entscheidung zwischen direkter Förderung über sozialen Mietwohnungsbau und indirekter Förderung der unteren Gruppen über Eigentümerwohnungsbau. Grundsätzlich sollte jedoch versucht werden, die vorhandenen Instrumente besser auf die aktuellen Fragestellungen auszurichten.

4. Bilanz

Insbesondere von Seiten der Praktiker wurde kritisiert, es seien im Verlaufe der Veranstaltung in erster Linie Diagnose und Analyse betrieben worden. Dagegen sei auf die Therapie, auf Perspektiven, neue Instrumente oder Zielvorstellungen zur Behebung der Wohnungsnot im Grunde nicht eingegangen worden.

Auch im Hinblick auf die Verknüpfung von Wohnungsbaupolitik und Raumordnung, etwa zu Fragen nach den Möglichkeiten des Einsatzes der Wohnungsbaupolitik als Instrument für die Belange der Raumordnung, nach übergreifenden Ansätzen, habe man konkretere Antworten erwartet. Es sei entweder ausschließlich fach- und ressortbezogen argumentiert oder seien Detailprobleme angesprochen worden.

Statt einer mehr oder weniger eindimensionalen Durchleuchtung der Thematik habe man sich erhofft, einerseits Aktuelles über die Probleme der Wohnungsbaupolitik, andererseits aber vor allem über die räumlichen, siedlungsstrukturellen oder ökologischen Konflikte aus dem jetzt entstandenen Wohnungsbedarf zu erfahren.

Demgegenüber sei jedoch als Quintessenz offenbar geworden, daß die Raumordnung schlicht als Abfallprodukt der Fachplanung – hier des Wohnungsbaues – verstanden werde.

Andere Teilnehmer hoben hervor, daß man zwar nicht zu weitreichenden neuen Ergebnissen gekommen sei, daß es aber außerordentlich wichtig war, zu dieser Aussprache überhaupt zusammengekommen zu sein.

Es habe sich letztlich gezeigt, daß Raumordner und Wohnungsbaupolitiker gleichermaßen nachdenken müssen. Eine Reihe der Raumprobleme gerade in den großen Ballungsräumen wäre sicherlich nicht entstanden, wenn man die konkreten räumlichen Verhältnisse und die Regionalplanung nachhaltiger beachtet hätte.

Vor dem Hintergrund einer stetig wachsenden Überlastung des Raumes mit der Konsequenz, daß insbesondere in den Verdichtungsräumen die Wohnwünsche nicht mehr in ordentlicher Weise befriedigt werden können, müsse gerade auch der Staat aufgrund seiner Mitverantwortung für die Belange des Wohnungsbaues konkreter Stellung beziehen. Entweder müsse die bestehende Raum- und Siedlungsstruktur bei der Verstandortung zusätzlichen Wohnbaulandes überdacht, oder aber es müsse eingestanden werden, daß die sozialen Verpflichtungen nicht mehr erfüllt werden können.

Die Wohnungswirtschaft sei eben nicht in der Lage, notwendige Schrittmacherfunktionen zu übernehmen, den Druck von den Verdichtungsräumen zu nehmen, indem sie den Wohnwünschen adäquate Siedlungen dezentral errichtet.

Die Defizite lägen also keinesfalls allein bei der Wohnungswirtschaft oder Wohnungsbaupolitik, weil sie sich etwa nicht um regionale Vorstellungen kümmerten, sondern in gleicher Weise auch bei der Interessensabgleichung vorort in den Gemeinderäten oder bei der Landesplanung, wenn sie unter dem Druck der ökonomischen Verhältnisse nicht selten gegen ihre eigenen rechtsverbindlich festgelegten regionalen und landesplanerischen Zielsetzungen entscheiden. Die Situation sei nur dann in den Griff zu bekommen, wenn bei den Arbeitsplätzen, der Bildungs- oder Technologiepolitik angesetzt werde.

Auch müßte die Regionalplanung einen höheren Stellenwert bekommen. Zwar habe sie aufgrund fehlender Subventionsmittel einen relativ schwachen Standpunkt bei dem Interessenausgleich, gerade von daher sei sie auf der anderen Seite wieder stark, weil sie nicht bezichtigt werden könne, irgendwelche besonderen Interessen zu vertreten. Speziell in der augenblicklichen Misere der Wohnungsbaufinanzierung böte sich hiermit die Möglichkeit, auch wieder Raumordnungspolitik durchzusetzen.

170

Forschungs- und Sitzungsberichte
der Akademie für Raumforschung und Landesplanung

Band 131 (17. Wissenschaftliche Plenarsitzung):

Die ökologische Orientierung der Raumplanung

Aus dem Inhalt:

Der gesamte Band umfaßt 75 Seiten; Format DIN B 5; 1979; Preis 32,– DM.
ISBN 3-507-91435-2

Auslieferung
CURT R. VINCENTZ VERLAG · HANNOVER

Forschungs- und Sitzungsberichte
der Akademie für Raumforschung und Landesplanung

Band 135 (18. Wissenschaftliche Plenarsitzung):

Die Kommune als Partner der Raumordnung und Landesplanung

A u s   d e m   I n h a l t :

Der gesamte Band umfaßt 95 Seiten; Format DIN B 5; 1980; Preis 36,— DM.
ISBN 3-507-91705-x

Auslieferung:

CURT R. VINCENTZ VERLAG · HANNOVER